Ullstein Sachbuch

ÜBER DAS BUCH:

Ob Religionsstifter, indische Seher, Mystiker oder Heilige – sie alle waren beseelt von einer Kraft, die sie zur spirituellen Vollendung brachte. In den ältesten Yoga-Schriften wird solch eine Kraft zur Bewußtseinserweiterung als ›Kundalini‹ bezeichnet, als die an der Basis der Wirbelsäule aufgerollt ruhende Kraft, daher auch Schlangenkraft genannt. Über sechs Nervenzentren, die ›Lotus‹ genannt werden, steigt die Kundalini zum Gehirn auf.
Gopi Krishna liefert keine Gebrauchsanweisung zum Kundalini-Yoga; er untersucht anhand alter indischer Quellen und naturwissenschaftlich-westlicher Erkenntnis die verschiedenen Ebenen der Kundalini. Er sieht in ihr eine göttliche Kraft des Menschen, an die zu erinnern in unserem rationalen Zeitalter notwendig ist.

ÜBER DEN AUTOR:

Gopi Krishna gilt als der im Westen bekannteste Vertreter des Kundalini-Yoga (Tantra-Yoga). Unter anderem wurde er von Prof. C. F. von Weizsäkker protegiert, mit dem er *Die biologische Basis der Glaubenserfahrung* (2. Aufl. Bern, München 1973) veröffentlichte.
Weitere Veröffentlichungen: *Die verborgene Kammer des Bewußtseins* (Bern, München 1980).

Gopi Krishna

Die neue Dimension des Yoga

Kundalini und Naturwissenschaft

Ullstein Sachbuch

Ullstein Sachbuch
Ullstein Buch Nr. 34549
im Verlag Ullstein GmbH,
Frankfurt/M – Berlin
Titel der amerikanischen Originalausgabe:
The Secret of Yoga
Übersetzt von Ursula von Mangoldt

Ungekürzte Ausgabe

Umschlagentwurf:
Elżbieta Woźniewska-Krüger
Unter Verwendung eines Fotos
von Transglobe/Agency

Printed in Germany 1988
Druck und Verarbeitung:
Ebner Ulm

ISBN 3 548 34549 2

Januar 1989

CIP-Titelaufnahme
der Deutschen Bibliothek

Gopi Krishna:
Die neue Dimension des Yoga: Kundalini
u. Naturwiss. / Gopi Krishna. [Übers. von
Ursula von Mangoldt]. – Ungekürzte Ausg.
– Frankfurt/M; Berlin: Ullstein, 1989
(Ullstein-Buch; Nr. 34549:
Ullstein-Sachbuch)
Einheitssacht.: The secret of yoga
<dt.>
ISBN 3-548-34549-2
NE: GT

Inhalt

1 *Das Ziel des Yoga*

Das starke Interesse für Yoga und andere okkulte Lehren einer großen Anzahl von Menschen im Osten und Westen ist ein deutliches Zeichen für den zunehmenden Drang des Menschen, mehr über sich selbst, über seine Geburt, seinen Tod zu wissen und über die wirkliche Natur des bewußten Seins, das ihn belebt, sowie über das Mysterium des ihn umgebenden Universums. Die Äußerung eines solchen Impulses ist nicht neu. Er war in verschiedenster Form seit dem Tag lebendig, an dem der Mensch begann, das Leben eines vernünftigen Wesens zu führen, grobgefertigte Werkzeuge aus Stein zu benutzen und ein Leben in Familie und Gesellschaft primitivster Art zu führen. Daß dieser Drang immer in der einen oder anderen Weise vorhanden war, erhärten die frühen Überreste der Primitiven, die an verschiedenen Orten der Erde gefunden wurden. Zweifellos gibt es eine unterschiedliche Intensität des Ausdrucks dieses Impulses und der Form seiner Darstellung, aber es besteht nicht der geringste Zweifel, daß der Drang nicht schwächer geworden ist.

Manche Menschen scheinen irrtümlich zu glauben, daß Yoga eine leichte und bequeme Methode sei, um Zugang zum Okkulten zu erlangen. Diese Ansicht ist vor allem im Westen verbreitet. Dort herrscht die Vorstellung, daß es geheime Praktiken gäbe, die das Wunder bewirken können, die Menschen in das Reich des Geistes zu führen. Eine solche Auffassung aber ist nicht nur auf unsere Zeit beschränkt, sondern war in den verschiedensten Formen von alters her vorhanden, seit jenen Zeiten, in denen der Primitive mit verschiedenen Methoden zu experimentieren anfing, um psychische Kräfte zu erlangen, Geister und Gespenster zu beschwören, magische Heilungen zu vollziehen oder mit Zauberkräften und Hexenkünsten Handel zu treiben. Die Menschen, die solche Künste ausführten oder sich zu ihnen bekannten, waren stets ein Gegenstand der Bewunderung und eine Attraktion für diejenigen, die begierig nach gleichen Kräften waren. Diesem Glauben, der auch heute noch existiert, liegt die Vermutung zugrunde, daß latente Möglichkeiten im menschlichen Bewußtsein vorhanden sind. Wenn diese durch geeignete Methoden entwickelt werden, können sie dem Befehl eines Meisters unsichtbare, vernunftbegabte Kräfte der Natur zur Verfügung stellen, durch die er außergewöhnliche Leistungen vollbringen kann, die völlig außerhalb der Fähigkeiten gewöhnlicher Menschen liegen. Wieweit diese Vorstellung auf Wirklichkeit beruht oder wieweit sie ein Mythos ist, will diese Arbeit erklären.

Genau genommen ist Yoga ein Zusatz zur Religion und wurde stets in diesem Sinne in Indien, dem Lande seiner Herkunft, betrachtet. Das Wort *Yoga* stammt aus der Sanskrit-Wurzel *yuj*, »anjochen« oder »verbinden«. Demnach bedeutet Yoga die Vereinigung der individuellen Seele mit dem universalen Bewußtsein oder – in der Sprache der Upanishaden – mit dem ungeschaffenen, alles durchdringenden Brahman. Mit anderen Worten bilden die geistigen Übungen, die unter dem gemeinsamen Namen Yoga eingeordnet sind, verschiedene Methoden zur Erlangung geistiger Ziele, zum Bezeugen der von Propheten und Weisen formulierten Lehren und zur Erfahrung der Transzendenz. Yoga ist nicht von der Religion verschieden oder getrennt. Er ist ein erfahrbarer Teil der Religion und bietet dem befähigten Schüler Wege und Mittel, um die Gültigkeit der religiösen Lehren und die Ergebnisse, die jene erlangten, die erfolgreich den vorgeschriebenen Pfad befolgten, selbst zu erproben. Vorbereitung hierfür ist Disziplin und Befolgung der dargebotenen Methode.

Yoga als empirischer Teil der Religion ist in unserem rationalen Zeitalter besonders wertvoll, da der zunehmende Verstand der Menschen einen Beweis für die Existenz der transzendenten Wirklichkeit im Universum verlangt. Solange dieser Beweis nicht geliefert wird, auch wenn dies nur in einer subjektiven Form geschieht, wird es immer schwerer sein, den Intellekt mit den bestehenden Dogmen der Religion auszusöhnen, und der Agnostizismus wird weiter einen hohen Tribut in den Reihen der Gelehrten und Wissenschaftler fordern. Seit frühesten Zeiten hat Yoga die Antwort auf Agnostizismus und Atheismus in Indien gegeben. Die Antwort auf die Frage: »Kannst du die Existenz einer Wirklichkeit innerhalb der Welt der Erscheinungen beweisen?« lautete: »Ja.« Und wie? Die Antwort hierauf wäre: »Übe Yoga und mache deine eigene Erfahrung.«

Man sollte nicht meinen, es hätte in Indien keine hochintelligenten Skeptiker und Atheisten gegeben, die nicht ihre Stimme laut erhoben haben. Es gab sie sogar vor der Geburt von Buddha im sechsten Jahrhundert v. Chr., und sie streuten unter verschiedenen Masken ihre zerstörenden Lehren weiter aus, bis auf den heutigen Tag. Dennoch verstärkte sich der Erfolg des Yoga, und er blieb weiter das wichtigste Instrument der Wirklichkeit für fast alle der unzähligen und sich manchmal gegenseitig bekämpfenden Glaubensformen und Sekten in Indien. Dabei gab er offensichtliche Beweise seiner Vitalität wie seiner Wirksamkeit und Volkstümlichkeit, selbst unter schwierigen Bedingungen.

Die Gültigkeit des Yoga in seinen verschiedenen Formen als bezeugte Methode zur Erlangung geistiger Erfahrung wurde niemals angezweifelt. Andererseits aber blieb die Lehre von einem Heiligenschein umgeben, der bis heute an Kraft nicht verlor. Ein solcher Heiligenschein, eine solche Verehrung, die Yoga jetzt auch in Indien erfährt, wäre niemals möglich gewesen, wenn nicht von Zeit zu Zeit Menschen von höchster Genialität, die für sich selbst und für andere auf glänzende Weise die Möglichkeit höchster, von ihm verlangter Erfüllung bezeugten, seine Wurzeln mit Wasser versorgt hätten. Yoga vermochte den Angriff von Jahrhunderten zu überdauern, weil eine erlesene Schar ungewöhnlicher geistig Erleuchteter hinter ihm steht, und erweckt weiter den Wissensdrang und die Bewunderung von Unzähligen, die Yoga anerkennen. Es gibt eine Fülle von Beweisen dafür, daß die verschiedenen Methoden, die im Yoga angewendet werden, selbst im Indien des Vedischen Zeitalters bekannt waren, lange vor der Geburt von Patanjali, dem berühmten Autor der Yoga-Sutras. Diesem großen Weisen der Vergangenheit aber ist es zu verdanken, daß er die verstreuten Fäden dieses ehrwürdigen Kultes zusammenfügte und zum ersten Mal in ein methodisch-logisches System wissenschaftlicher Untersuchung und Philosophie einordnete.

Frei von Aberglauben und Mythos, die alle Religionen umgeben, enthält Yoga absolut nichts, was mit irgendeinem Glauben oder Bekenntnis unvereinbar ist. Auf der anderen Seite benutzt er die meisten Methoden, die von den Gründern großer Religionen, von Mystikern und Weisen als Mittel zur Gotteserkenntnis und zur Vorbereitung des Körpers zum geeigneten Gefäß geistiger Erleuchtung befürwortet werden. Im Gegensatz zu einer allgemeinen Ansicht galt Yoga niemals als abgekürztes Verfahren zur Selbstverwirklichung. Wenn auch einige Autoren über Yoga sogar in der Vergangenheit ihre besonderen Methoden für außergewöhnlich wirksam hielten, bleibt die Tatsache bestehen, daß dieses sehr alte System niemals einen leichten Zugang zum Göttlichen bot. Im Gegensatz waren alle, die mit Gewissenhaftigkeit diesen Weg verfolgten, vollkommen überzeugt, daß sie eine sehr ernsthafte Suche aufnahmen und Glück hatten, wenn sie einigen Erfolg in ihrem Leben erlangten.

Wie ernsthaft die Suche in Indien genommen wird, zeigt in einem gewissen Maß die große Zahl von Menschen, die Heim und Familie verlassen, und in der Einsamkeit oder in Gemeinschaft bei Meistern leben, um diesem Weg zu folgen. Ihre Zahl geht in die Millionen. Außer ihnen machen in Indien Menschen in verschiedenen Lebensstellungen Yoga zu einem integralen Teil ihres Lebens und widmen ihm alle Zeit und Energie, die sie zur Verfügung haben. Dabei vernachlässigen sie sogar ihre weltlichen Bestrebungen, um im Yoga erfolgreich zu sein. Das Leben der meisten dieser Menschen ist ein großes Opfer für diesen heiligen Weg. Sie geben sich keiner Täuschung hin über die Tatsache, daß sie ein mühsames Unterfangen auf sich genommen haben und sich allen Schulungen, die ihnen auferlegt werden, vollkommen unterwerfen müssen. Sie wissen, daß Voraussetzung für eine ernsthafte Schulung und Übung dieses ehrwürdigen Systems die Anerkennung dieser bedeutsamen Tatsache ist und die Bereitschaft zum Opfer und daß schließlich Yoga zu einem fortwährenden, wesentlichen Teil des eigenen Lebens gemacht werden muß. Die derzeitigen verschiedenen Mißverständnisse über Yoga, die in ihm eine Schatzkammer von leicht zu befolgenden, geheimen Methoden zur Erfahrung von Visionen, von der Wirklichkeit oder von psychischen Kräften sehen, sind völlig unbegründet und enden oft in einer leidvollen Ernte von Enttäuschung und Frustration.

Viele Disziplinen und Übungen des Yoga sind allen großen Menschheitsreligionen zu eigen, oder zumindest ihren esoterischen Aspekten. Der Hauptunterschied besteht darin, daß sie im Yoga zu einem methodisch-logischen System zusammengefaßt wurden, von jedem anderen Ritual entkleidet. Dies gibt Yoga den Anschein eines unabhängigen Kultes.

Man begegnet dem Ausdruck Yoga zum ersten Mal in den Veden, in der Katha-Upanishad, und einige Beschreibungen über Yoga sind in der Svetasvatra enthalten, der letzten der frühen Upanishaden. Man trifft ihn häufiger in den Puranas, den Epen und in anderer späterer Literatur an. Er wird manchmal gleichbedeutend mit *tapa* und *dhyana* (religiöse Enthaltsamkeit und Meditation) gebraucht. Im Grunde ist Yoga nicht mehr oder weniger als systematisierte Konzentration. Die Hauptübung jeder frühen Form von Yoga ist das Fixieren der Aufmerksamkeit auf einen Gott oder eine Göttin, auf ein Symbol oder Diagramm, auf die Leere oder irgendein materielles Objekt, auf ein *mantra* oder irgendeinen besonderen Körperbereich. Er ist zur gleichen Zeit der immer in ähnlicher Weise angetroffene Eckstein jeder religiösen Disziplin und okkulten Praxis, die dem Menschen bekannt ist. Warum dies so ist, wird andernorts in diesem Buch erklärt.

In der einen oder anderen Form war Yoga als geistige Disziplin, verbunden mit physischen Übungen, in verschiedenen Teilen der Erde seit undenkbaren Zeiten bekannt und bildete einen Teil – manchmal einen abstoßenden Teil – primitiver Kulte und Glaubensformen. Einige dieser geschmacklosen Übungen bestehen noch heute und wurden in obszöne Rituale und Zeremonien gewisser Yoga-Kulte aufgenommen. Angesichts dieser Tatsachen ist es falsch, Yoga als unabhängiges System von Übungen zu betrachten, das ersonnen wurde, um geistigen Frieden oder Zugang zur okkulten Welt denen zu bringen, die es üben. Es sollte eher als ein wertvolles System erprobter religiöser Übungen angesehen werden, die gesammelt, geordnet und dazu bestimmt wurden, einen sehr notwendigen Zusatz zu jeder Religion der Menschheit zu bilden, um die Möglichkeit geistiger Entwicklung zu bestätigen.

Die moderne Neigung, Yoga in verschiedene, voneinander unabhängige Arten wie etwa in Karma-Yoga, Jnana-Yoga, Dhyana-Yoga, Mantra-Yoga und ähnliches einzuteilen, stammt aus einer falschen Bewertung der Umstände, die zur Entwicklung dieser Wissenschaft führten, und aus einer unrichtigen Kenntnis ihrer Geschichte. In der frühesten Literatur Indiens gibt es keine solchen Trennungen. Sicher haben immer zahlreiche Schulen geistiger Zucht bestanden, um den verschiedenen Neigungen, religiösen Überzeugungen, verschiedenen intellektuellen Ebenen der Menschen, ihrer unterschiedlichen moralischen Entwicklung zu entsprechen. Diese Schulen werden natürlich, wie es auch heute noch geschieht, ihre Systeme auf verschiedene Weise bezeichnet haben, um ihnen Gewicht zu geben und die Schüler anzuziehen. Dieser Unterschied aber bezog sich nur auf die Modelle der angewendeten Methoden und nicht auf die grundlegenden Begriffe des Yoga.

Die Aufzählung mehrerer Yoga-Formen in der Bhagavad-Gita ist ein Versuch der Synthese, und eine jede erhielt ihr Lob. Dies wird auch deutlich durch die dort erwähnte Verweisung auf die Identität von *sankhya* und Yoga. Vom ersten bis zum letzten Wort der Gita wird Yoga als ein machtvoller Weg zur Befreiung betrachtet, als ein integraler und wesentlicher Teil des religiösen Zieles der Menschen. Die gleiche Ansicht wird in anderen wohlbekannten Büchern der Hindus vertreten. Im Lauf der Zeit wurden die verschiedenen Formen des Yoga auch in die heiligen Bücher des Buddhismus eingegliedert und drangen nach Tibet, China, Japan und in den übrigen Fernen Osten. Die verschiedenen Yoga-Formen, die in Indien seit frühen Zeiten bekannt sind, umfassen fast alle Methoden, die von Menschen in verschiedenen Zeitaltern und Gegenden angenommen wurden und von den groben primitiven Versuchen zum Erlangen übernatürlicher Kräfte des Heilens, des Exorzismus, der Schwarzen Magie, Prophetie und ähnlichem bis zu dem nachfolgenden höchsten Streben nach geistiger Erleuchtung reichen. Im weiteren Sinn kann der Begriff Yoga für jede systematische Bemühung eingesetzt werden, die der Mensch unternimmt, um den Durst nach geistiger Erfüllung durch geeignete psychosomatische Übungen zu lindern, die aus dem großen Bestand der in Yoga-Texten und anderen religiösen Dokumenten erwähnten Methoden stammen. Die Hauptsache dabei ist die Tatsache, daß Yoga nicht ein zufällig entdeckter königlicher Weg zu geistiger Erfahrung ist, auch nicht die geheime Schatzkammer magisch wirksamer Verfahren zum Erlangen unheimlicher Kräfte. Er ist unter seinen verschiedenen Formen in Wirklichkeit die Ansammlung von fast allen Methoden, die zu übernatürlichen Zuständen des Bewußtseins führen und die der religiöse Eifer des Menschen erdenken konnte.

Mit anderen Worten: Yoga bedeutet im wahren Sinn dieses Wortes und im Licht seines Zieles für den übersinnlichen Teil des Menschen das gleiche wie die empirische Wissenschaft für seinen sichtbaren oder physischen Teil.

Yoga bietet Verhaltensweisen, die die geistigen Wahrheiten bestätigen, die Forschungsstätte aber ist der Mensch selbst. In diesem erhabenen Unternehmen muß er mit sich selbst experimentieren, um die wirklichen Tatsachen über seine eigene Existenz zu erkennen oder über das Wesen, das niemals seine eigene Natur oder Eigenart von Geburt an bis zum letzten Tag seiner Pilgerschaft auf Erden enthüllt. Immer läßt es ihn im Dunkel über seine Vergangenheit und Zukunft, eine Beute von Zweifeln und Befürchtungen vom ersten Tage an, wo er in Zusammenhängen zu denken beginnt, bis zu seinem letzten. Yoga war niemals – und kann es auch niemals sein – ein leicht erwerbbarer Talisman, der den klaffenden Abgrund zwischen Sichtbarem und Unsichtbarem, Psychischem und Übersinnlichem für jeden beliebigen Suchenden überbrückt. Dennoch ist die geistige und körperliche Konstitution des Suchenden und die Sorgfalt und Reinheit des Zieles, womit er sich dieser Bemühung hingibt, ein äußerst wichtiger Maßstab seines Erfolges. Man muß sich klarmachen, daß Yoga nicht, wie manchmal angenommen wird, einen Weg zur Flucht aus dem irdischen Teil unseres Lebens gewährt oder eine Hintertür zum Göttlichen, um religiösen Verpflichtungen und geistiger Verantwortlichkeit auszuweichen, die in einem allgemeinen, nicht bornierten Sinn dem Menschen aufgetragen sind.

Patanjali, der die Yoga-Lehre zum ersten Mal als gesondertes und methodisches System geistiger Übungen und Philosophie einführte, erklärt diese in seinen Yoga-Sutras als Zurückhalten der Schwingungen des Gedanklichen. Mit anderen Worten: Yoga bedeutet einen Zustand der Gedankenbeherrschung, in dem die überkörperliche Existenz des Bewußtseins, jenseits des Bereiches der Sinne und des Denkens, dem Schüler wahrnehmbar wird. Nach den Yoga-Sutras ist eine für die Einweihung notwendige Eigenschaft *astikta*, der Glaube an Gott. Dieser Begriff ist in keinerlei beschränktem Sinn zu verstehen. Als *astikta* kann man an einen menschenähnlichen Gott oder an eine Vielfalt von Göttern, an einen Gott ohne Form oder an eine transzendente Wirklichkeit in Gestalt von Brahman oder Shiva glauben oder an eine Gottheit in irgendeiner sichtbaren Gestalt. Man muß aber an die Veden und an die geistige Bestimmung des Menschen glauben. Wer *sankhya* befolgt, was nicht einen Glauben an Gott verlangt, sondern an die Vielheit individueller Seelen und *prakriti* oder die Materie, erforscht Yoga zur Prüfung seiner eigenen Grundsätze. In ähnlicher Weise benutzen Buddhisten Yoga, um die Gültigkeit ihrer eigenen Vorstellungen nachzuweisen. Diese halten die menschliche Existenz für eine Reihe von Inkarnationen nicht einer individuellen Seele, sondern einer Verbindung von Elementen, bis nach rechtem Streben diese in Nirvana eingehen, dem Ende des Kreislaufs von Geburt und Tod.

Monotheisten, Dualisten und Pantheisten Indiens blicken auf Yoga und benutzen ihn, um ihre eigenen geistigen Glaubensweisen und Lehren darzulegen. Anhänger des Vedanta üben Yoga, um zu beweisen, daß die Seele oder *atman* und Brahman das gleiche sind und die Welt der Erscheinungen ein Trugbild ist, hervorgegangen aus den Handlungen von *Maya*, einem unergründlichen und unerklärbaren Faktor der Bedingtheit, der *atman* in einen mythischen Schleier verhüllt.

Die Anhänger von Shiva haben ihre eigenen Yoga-Formen, mit denen sie beweisen wollen, daß das Universum die Manifestation von *shakti* ist, dem schöpferischen und aktiven Aspekt der Shiva-Shakti-Verbindung, das Zwei-in-einem-Attribut von Para-Shiva, dem Herrn der Schöpfung, der sowohl Schöpfer wie das Geschaffene ist, da er das Prinzip des Bewußtseins und die bewußte schöpferische Energie vereint. Tatsächlich brauchen alle Sekten, Glaubensformen und Bekenntnisse Indiens – und es gibt deren viele – Yoga als Demonstration ihrer Wahrheit und Bestätigung ihrer verschiedenen und zeitweilig genau entgegengesetzten Glaubensvorstellungen.

Es liegt deshalb auf der Hand, daß Yoga von einem weiteren Gesichtswinkel aus betrachtet werden muß, als dies heute manchmal der Fall ist. Selbst in jüngster Zeit sind die durch Yoga-Praxis erzielten Ergebnisse von den religiös Erleuchteten in Indien verschieden gewertet und beschrieben worden. Die Anhänger des Veda, die Buddhisten, Verehrer der Shakti oder des Vishnu und auch die übrigen, die sich auf Erfolg im Yoga berufen, drücken ihre Erfahrung in den Begriffen ihrer eigenen religiösen Lehren und Glaubensformen aus. Dies bedeutet, daß der Endzustand von Yoga, der höchste Zustand geistiger Stille oder *samadhi*, nicht immer der gleiche ist, sondern sich dem Menschen und seinem Glauben entsprechend verändert. Hieraus folgt mit aller Klarheit, daß diejenigen, die sich zur Yoga-Praxis entschließen mit der bestimmten Absicht, diesen oder jenen Zustand zu erreichen, und jene, die diesen Glauben unter Menschen fördern und nicht gut bewandert in der Geschichte und der gesamten Anwendung des Yoga sind, nicht fest auf dem Boden stehen.

Diese mißverstandene Auffassung führt nicht nur zu falschem Streben, zu Enttäuschung und Frustration, sondern auch zu einem gewaltigen Verlust an menschlicher Energie. Die einzige vernünftige und sichere Einstellung sollte die sein, Yoga als eine methodische Form religiösen Strebens zu betrachten, die lebenslange Aufmerksamkeit und Opfer zur erfolgreichen Erfüllung verlangt, wie überall erkannt wurde. Was aber die Erfüllung sein wird, ist bei Beginn nicht mit Sicherheit festzulegen. Werden Übungen und angeordnete Disziplinen gewissenhaft ausgeführt, dann ist ein gewisser Erfolg zu erwarten, vorausgesetzt, daß Körper und Geist schon in einem bestimmten Reifezustand sind. Wie dieser Erfolg aber aussehen, wie die Ekstase beschaffen sein wird, welche spirituellen Erscheinungen bezeugt werden, in welcherlei Form die Vision auftreten wird, kann niemand voraussagen. Es ist also offensichtlich, daß das stereotyp festgelegte Ziel des unbewegten und unveränderten Bewußtseinszustandes, den Patanjali erwähnt, nicht für alle zutrifft. In den Yoga-Sutras wird Ishvara nicht als allmächtiger Schöpfer des Universums, als höchste Quelle und Zuflucht alles Seienden angenommen, sondern als eine Art höheres Überselbst, das ernsthaften Suchern hilft, durch Yoga-Praxis *moksa*, Befreiung, zu erlangen. Dieser Begriff des Höchsten steht im Widerspruch zum Brahman der Vedanta, zum Shiva der Shiva-Anhänger und zum Vishnu des Vishnu-Kultes in Indien. Eine solche Abweichung in der Vorstellung der transzendenten Wirklichkeit, die von der im *samadhi* erfahrenen Schau abhängt, ist ein nicht zu widerlegendes Zeugnis für die Tatsache, daß die übersinnliche Erfahrung, selbst der höchsten Yoga-Meister der Vergangenheit, nicht die gleiche war, sondern unmißverständlich selbst in Hinsicht auf die grundlegenden Wahrheiten abwich.

Das Hauptproblem, das bisher noch kein Autor früher oder jüngster Zeiten erhellt hat, ist folgendes: Wie entsteht der außergewöhnliche Bewußtseinszustand, der mit Yoga und anderen Arten spiritueller Bemühungen zusammenhängt? Wie findet sich der Schüler im Zustand der Trance oder *samadhi* in Bereiche der Allmacht erhoben, die die engen menschlichen Begrenzungen übersteigen, oder in Bereiche des Glanzes und unvergleichlicher Seligkeit, in denen kein Tod besteht? Wenn auch die Ekstase eines neuzeitlichen Mystikers oder Yogi gegenüber der selbst eingeleiteten Trance eines Schamanen einen gewaltigen Sprung vorwärts bedeutet, enthüllt doch die Erfahrung eines Zustands der Machtvollkommenheit mit umfassendem Wissen oder eines unmittelbaren Kontakts mit höheren Wesen oder höheren Bewußtseinszuständen, der beiden gemeinsam ist, eine unleugbare Ähnlichkeit in der grundsätzlichen Beschaffenheit. So stehen wir bei der Betrachtung des Yoga einem historischen Problem gegenüber, das sich über weite Zeitspannen erstreckt und in den unheimlichen Darstellungen der Medizinmänner und Hexenmeister primitiver Gemeinschaften wurzelt, jedoch verzweigt ist in den verschiedenen Erfahrungen westlicher Mystiker. Zu diesen gehören aus späterer Zeit die Sufis des Mittleren Ostens, die Taoisten Chinas, die Zen-Meister Japans, die Yogis in Indien und Tibet.

Nachdem ein radikaler Unterschied zwischen der Yoga-Vorstellung dieses Buches, die durch alte kanonische Texte und Standardwerke über dieses Thema bestätigt wird, und den heute gängigen Auffassungen besteht, ist diese klare Unterscheidung schon zu Beginn notwendig, damit keine Verwirrung entsteht. Meiner Meinung nach umfaßt Yoga unterschiedliche Methoden zur Verwandlung des Bewußtseins. Das wahre Ziel des Yoga ist nicht, eine Hemmung in dem normalen Ablauf der Gedanken durch ununterbrochene Versuche der Konzentration zu veranlassen, sondern neue Bereiche der Erkenntnis im Gehirn zu öffnen, die imstande sind, einen übermenschlichen Bewußtseinszustand zu verwirklichen. Einige moderne Autoren sind der Ansicht, daß die zum erforderlichen Grad ausgebildete Konzentrationsübung es dem *sadhaka* ermögliche, sowohl die von außen kommenden wie die unbewußten, in den Geist von innen her eindringenden Sinneseindrücke fernzuhalten und in diesem Zustand der Freiheit das Transzendente zu erfahren, geben ein höchst verzerrtes Bild von den Vorgängen, die Yoga auslöst, oder von dem höchsten Zustand, zu dem es führt. Es gibt zur Zeit noch keine Übereinstimmung zwischen den Grundregeln des Yoga und den Begriffen der modernen Psychologie. Deshalb kann kein Versuch, das eine in den Begriffen des anderen zu erklären, zu einem Verständnis der Ursachen führen, auf die Yoga zurückgeht. Das Ziel des Yoga ist die Beschleunigung eines natürlichen Vorganges, der im menschlichen Organismus schon am Werk ist: die Umbildung des Gehirns zu einem höheren Bewußtseinszustand. Die moderne Psychologie hat keine Ahnung von diesem Prozeß und berücksichtigt ihn daher nicht ernsthaft bei der Beurteilung des Bewußtseins und seiner Probleme. Die heutigen Psychologen erkennen nicht die offensichtliche Tatsache, daß sich das menschliche Gehirn noch entwikkelt zu einer bisher unbekannten Bestimmung hin. Da dies der Fall ist, kann die Psychologie auch nicht zuständig sein für den Bereich, den Yoga einnimmt. Aus diesem Grund fehlt trotz seiner alten Tradition und dem überwältigenden Zeugnis durch Hunderte von überdurchschnittlich Gebildeten in Indien die Anerkennung der Gültigkeit des Yoga als eines Weges zur Erlangung übersinnlicher Bewußtseinszustände durch die heutigen Gelehrten. Das ganze Thema ist dunkel und umstritten. Selbst in Indien bestehen stark auseinandergehende Meinungen über die Wirksamkeit der verschiedenen

Übungen ebenso wie über den höchsten Zustand, zu dem Yoga führt. Für Sankara z. B. ist die Übung des Intellekts zur Unterscheidung zwischen dem Wirklichen und Unwirklichen vor dem tatsächlichen Beginn der verschiedenen Stufen des Yoga notwendig, um die höchste Stufe zu erlangen. Dagegen wird in den Yoga-Sutras von Patanjali solche Vorbedingung nicht verlangt. In der Gita wird die größte Betonung auf leidenschaftliche Liebe und Sehnsucht nach der Gottheit gelegt, die sich in einer Gestalt oder ohne Gestalt manifestiert. Ramanuja, ein anderer berühmter Vertreter des Vedanta glaubt, daß tägliche Verehrung, fromme Meditation *(upasana)* und Selbstunterwerfung der sicherste Weg sei, um Brahman zu erreichen. In Sri Bhasya (III. 2, 23) sagt er: »Nur in dem Zustand vollkommener Zuneigung, d. h. in einer Meditation von tiefster Hingabe, wird die intuitive Kenntnis von Brahman erlangt und in keinem anderen Zustand.«

Die Veden betonen die Ausführung täglicher Riten, Enthaltsamkeit und *dhyana* (Meditation), die früheren Upanishaden rechtes Verhalten, Beherrschung der Sinne und Meditation über Brahman als Wege zur Befreiung. Die Upanishaden, die fortschrittlicher sind als die rituellen Tätigkeiten *(karmakanda)* der Veden, aufgrund der sozialen und geistigen Entwicklung während der Jahrhunderte, die zwischen beiden liegen, räumen der verstandesmäßigen Unterscheidung einen höheren Rang im Streben nach der Befreiung *(moksa)* ein als den religiösen Riten und täglichen Handlungen *(karma, agnihotra* etc.). So heißt es in der Mundaka-Upanishad (III. 1, 8): »Es, d. h. *brahman,* wird nicht durch das Auge noch das Gehör noch durch die anderen Sinne wahrgenommen, auch nicht durch Enthaltsamkeit oder Karma (tägliche Ausführung religiöser Pflichten). Nur wenn man im Geist gereinigt ist durch den Segen eines richtig unterscheidenden Intellekts, nur dann kann man durch Meditation das unteilbare Selbst erfahren.« Nach Bhagavad-Purana ebnet äußerste Unterwerfung unter den Herrn den Weg zur Befreiung. Es heißt dort: »Jene, die täglich ihre Leidenschaft, Ärger, Furcht, Liebe, Eintracht und

Freundschaft Hari hingeben, erlangen ihn« (X. 26, 15). Dies wird in der Bhagavad-Gita durch die Worte Sri Krishnas an Arjuna bestätigt (IX. 34): »Richte deine Gedanken mit aller Festigkeit auf mich, gib dich mir hin, gehorche mir, verehre mich, vereine dich auf diese Weise mit mir und sei in allem abhängig von mir, dann wirst du mich erreichen.« Krishna wiederholt dieses Versprechen noch stärker am Ende der Rede (XVIII. 66): »Unterwirf mir alle Pflichten *(dharmas)* und suche alle Zuflucht bei mir ... Bekümmere dich nicht, ich werde dich aller Sünden entbinden.«

Der größte Nachdruck unter allen Möglichkeiten, die zur Befreiung führen, wurde von den geistig Erleuchteten Indiens auf Bindungslosigkeit, intensive Hingabe und Reinheit der Gedanken gelegt. In der Katha-Upanishad (I. 11, 24) wird die Möglichkeit der Befreiung für einen, der sich nicht gereinigt hat, kategorisch verneint. »Wer nicht von den schlechten Handlungen abgelassen, wer seine Sinne nicht gezügelt hat, wessen Gedanken nicht beherrscht und frei sind von Angst, kann das Selbst nicht durch Wissen erlangen.« Die vorbereitenden Yoga-Übungen sollen tatsächlich die sehr notwendige Reinigung der Körperorgane, des Nervensystems und der Gedanken bewirken. Ohne diese Reinigung bleibt die Übung der Konzentration, *dharma* und *dhyana*, fruchtlos. Aus diesem Grund halten einige der bekannten Yoga-Heiligen Indiens die nüchterne Zucht des Yoga eher für ein Hindernis als eine Hilfe zur Verwirklichung, verglichen mit der Reinheit der Gedanken und dem intensiven Verlangen nach dem Höchsten. Surdas macht in seiner Brahmragita die Vorstellung von Yoga ohne *bhakti* (Hingabe) lächerlich, wenn er als Weg zur Erlangung Gottes dienen soll. In seinem Sursagar bemerkt er: »Wie soll ich in solcher Gesellschaft reden? Er spricht über Yoga, in dem aller Geschmack des Lebens verbrannt ist.«

Kabir, ein anderer berühmter Yoga-Heiliger, kleidet den gleichen Gedanken in die Worte: »Ohne Hingabe an Gott gehen die Schlechten in die Irre. Wem immer ich mich nahe, um meine Befreiung zu finden, ist selbst im Netz gefangen. Yogis sagen, Yoga sei das Beste, und sonst gäbe es nichts. Behaarte wie geschorene Sadhus (Asketen) behaupten, sie hätten *siddhi* (psychische Kräfte, Vollendung) erlangt. Pandit, Krieger, Dichter, Gönner – jeder sagt, er allein sei groß ... Laß Leidenschaft zu deiner Rechten und Linken und bleibe zu Füßen Haris (des Herrn).« Sankaradeva, der weithin bekannte Heilige von Assam, der im 15. Jahrhundert lebte, vermittelt die gleichen Gedanken mit den Worten: »Du hast Zauberformeln *(mantras)* gemurmelt, Enthaltsamkeit geübt ... Yoga und Logik wurden von dir beherrscht, und dennoch ist dein Geist umwölkt. Denn ohne Hingabe kann es kein Heil geben. Alles Erbarmen wohnt in dem Namen Rama. Dies ist die wesentliche Botschaft aller heiligen Bücher.« Die ernsthafte Haltung äußerster Unterwerfung und überwältigender Hingabe wird wunderbar in der Mahanarayan-Upanishad (XXXVIII. 1) mit folgenden Worten ausgedrückt: »Möge der Höchste mich annehmen. Möge der Segensreiche mich annehmen. Möge der Höchste allein, der voller Segen ist, mich annehmen. O Herr, da ich eines deiner Geschöpfe bin, bin ich dein Kind. Beende den freudlosen Traum der sorgenvollen Existenz, die ich lebe. Daß ich mich selbst als Opfergabe dir anbiete, o Herr, zugleich mit *prana,* der Lebensenergie, das hast du mir eingegeben.«

Die ganze spirituelle Literatur Indiens ist durch und durch von Äußerungen ehrwürdiger Weiser und Seher durchdrungen, vom Zeitalter der Upanishaden bis auf den heutigen Tag. Sie verkünden Reinheit der Gedanken, Freiwerden von Sorgen und Unruhe der Welt, höchste Hingabe an die Gottheit und fortwährende Meditation über sie als wirksamstes Mittel zur Selbstverwirklichung. Das organisierte Yoga-System, wie es von Patanjali vorgelegt wird, das mit *yama* beginnt und in *samadhi* endet, reicht nicht vor den Beginn der christlichen Ära zurück, wenn auch sicher die dargelegte Praxis seit undenklichen Zeiten angewendet wurde. In den Veden und Upanishaden werden als Wege zum Erlangen der Erkenntnis der Wirklichkeit genannt: *Tapas* (Zucht, strenge Einhaltung von

Geboten), *mitya karma* (tägliche Zeremonien, Observanz), *dhyana* (Meditation), *bhakti* (Hingabe), *vairagya* (Bindungslosigkeit), *viveka* (Unterscheidung), *brahmcarya* (Enthaltsamkeit), *upasana* (ununterbrochene Gedanken der Ehrfurcht und Verehrung), *jnana* (intuitives Erkennen) und ähnliches. Da Yoga etymologisch Vereinigung oder, mit anderen Worten, das Versinken der verkörperten individuellen Seele in dem alles durchdringenden Ishvara oder Brahman bedeutet, ist die Folge, daß jede Übung oder Methode, die allein oder mit anderen ausgeführt wird, um diese Vereinigung hervorzubringen, Yoga genannt werden kann.

Aus diesem Grund erwähnen die Bhagavad-Gita, die Puranas und andere Bücher verschiedene Yoga-Formen: Dhyana-Yoga, Karma-Yoga, Jnana-Yoga, Mantra-Yoga, Laya-Yoga, Bhakti-Yoga, Hatha-Yoga, Surta-Sabda-Yoga. Das von Patanjali skizzierte Yoga wird manchmal Raja-Yoga genannt, in Unterscheidung zum Mantra-Yoga und Hatha-Yoga der Tantras. Einige der in einer Yoga-Form angewendeten Methoden sind auch anderen Formen mehr oder weniger gemeinsam, wobei auf dieser oder jener Übung mehr Gewicht liegt.

Da jede Yoga-Art zur Befreiung *(moksa)* durch Erkenntnis des Selbst führen sollte, ergibt sich, daß *Citta-vrtti nirodhah* (Beherrschung der Gedankenschwingungen) nicht die einzige Weise ist, um den Zustand der Einheit zu erlangen, sondern daß dieser – vielleicht leichter und mit mehr Erfüllung – auf anderen Wegen erlangt werden kann. Zum Beispiel durch *bhakti* (Hingabe), *jnana* (intuitive Erkenntnis), *karma* (religiöse Zeremonien, selbstlos ausgeführt), auch durch *upasana* (fortwährendes frommes Denken an die Gottheit). Reinheit der Gedanken, Losgelöstheit, Selbstzucht, Keuschheit sind die allgemeinen Bedingungen, die für jeden dieser Wege notwendig sind. Die Gita bestätigt, daß das Ziel aller Yoga-Formen das gleiche ist (XIII. 24, 25): »Durch Versenkung schauen manche in sich und durch sich selbst das Selbst. Andre schaun's durch Kraft des Denkens, durch Werkübung noch andere; andere ehren es unwissend, da sie von andern es gehört. Auch sie besiegen so den Tod, der heil'gen Schrift ergeben ganz.« Dies erklärt, daß alle Yoga-Formen letztendlich zu einem Zustand innerer Erleuchtung führen. Die Gita erhellt dies noch weiter, wenn sie über die jeweiligen Verdienste von Sankhya und Yoga-Schulen der Selbstzucht spricht (V. 5): »Durch Denken und durch Andacht wird derselbe Standpunkt doch erreicht; Denken und Andacht sind nur eines, – wer das erkennt, hat recht erkannt.«

Offensichtlich macht die Bhagavad-Gita den Versuch einer Synthese. Für den einen Beobachter bedeutet dies nur, daß alle Wege letztendlich zu Gott führen. Für den Durchschnittsmenschen wird diese Ansicht in der Gita mit folgenden Worten ausgedrückt (IV. 11): »Wie diese sich mir wenden zu, so liebe ich hinwiedrum sie; es wandeln meinen Bahnen nach durchaus die Menschen.«

Der ernsthafte Sucher aber, der auf den Grund dieser Frage gehen will, stößt auf eine Anzahl von Problemen, die beantwortet werden müssen, wenn Yoga vom heutigen, hochentwickelten Intellekt angenommen werden soll. Wenn fortdauernde Übung der Meditation in einer festgelegten Haltung mit regelmäßiger Atmung *(pranayama)* und einem auf die Nasenspitze oder die Stelle zwischen den Augenbrauen fixierten Blick zu demselben übernatürlichen Zustand nach Jahren harter Bemühungen führen kann wie das alleinige Wiederholen des göttlichen Namens oder des Mantra »OM«, ohne richtige Haltung oder *pranayama*, oder allein durch das Lobsingen Gottes in einer frommen Geistesstimmung, durch rein intellektuelle Betrachtung des Wirklichen und Unwirklichen, oder einfach durch Vollbringen täglicher Arbeit in frommer Hingabe oder jede andere Art der Verehrung, dann bedeutet dies unleugbar, daß die üblichen Yoga-Techniken nicht die einzigen Möglichkeiten sind, um höhere Bewußtseinsstufen oder Zugang zu den okkulten Bereichen des Bewußtseins zu erlangen. Auf der anderen Seite wird deutlich, daß es verschiedene Zustände und Grade der Reaktionen im Bewußtsein der Suchenden gibt. Dies erklärt die verschiedenen leichten und schweren Methoden, die der Fähigkeit und der Entwicklung eines jeden Schülers entsprechen müssen, um zu einem erfolgreichen Ziel der Bemühungen zu führen.

Die modernen Bücher über Yoga, die eine gleichbleibende Darstellung der Yoga-Sutras des Patanjali oder des Hatha-Yoga nach alten Schriften geben, waren Anlaß, den falschen Eindruck vor allem im Westen zu erwecken, daß die in diesen Systemen enthaltenen Übungen durch Ausschalten sinnenhafter Eindrücke und Gedanken einen besonderen seelisch-geistigen Zustand hervorbringen, in dem der Geist, von diesen Fesseln befreit, seine eigene herrliche, immerwährend selige und unsterbliche Natur wahrnimmt. Bejaht man, daß ein übersinnlicher Zustand des Bewußtseins nur durch Unterdrückung der Gedankentätigkeit und völliges Ausschalten von Sinnesreizen entstehen kann, dann erhebt sich augenblicklich die Frage, wie der gleiche transzendente Zustand unerwartet auftreten kann bei einem *baktha* (Frommen) oder einem Karma-Yogi (selbstlos Handelnden), die allein den Herrn im Herzen verehren oder ihm alle Handlungen unterwerfen? In solchen Fällen, ebenso wie bei den Erleuchteten, die über diesen Zustand von Geburt an verfügen, kann sich der höhere Bewußtseinszustand manifestieren und hat sich dies tatsächlich gelegentlich vollzogen, ohne vorhergehende anstrengende Schulung und harte Disziplinen der Yoga-Zucht. Dieses Rätsel ist schwer zu erklären durch die üblichen psychologischen Darstellungen des Endzustandes von Yoga, des *samadhi.* Wie schwer es auch sein mag, das Rätsel zu lösen, es bleibt die Tatsache, daß in allen maßgeblichen kanonischen Büchern und in anderer geistiger Literatur der Hindus die gleiche Möglichkeit zum Erlangen des höchsten Zustandes allen Suchenden vorbehaltlos garantiert wurde, dem rechtgläubigen Yogi, dem Mann der frommen Handlung, dem religiösen Schüler, dem unterscheidenden Intellektuellen ebenso wie dem Menschen des unerschütterlichen Glaubens und des Erbarmens.

Diese Möglichkeit wurde von Patanjali in der ersten Sutra

des vierten Buches seiner Yoga-Sutras deutlich beschrieben: »*Siddhis* (psychische Kräfte und Vollendung) bestehen von Geburt an oder entstehen aus Drogen oder Zauberformeln *(mantras)*, aus Enthaltsamkeit oder *samadhi.*« Dieser Aphorismus drückt klar aus, daß die *siddhis*, die durch Patanjalis Methoden der Konzentration und des *samadhi* erworben werden, auf natürliche Weise von Geburt an bei einigen Menschen vorhanden sind oder durch gewisse Drogen, durch Zauberformeln oder Enthaltsamkeit *(tapas)* erlangt werden. Auf diese Weise hat Patanjali den Besitz psychischer Kräfte und mystischer Fähigkeiten, die einige Menschen als Naturbegabung von Geburt an aufweisen, ebenso die tranceartigen Zustände, die bestimmte Drogen, Zauberformeln, Fasten und andere Formen der Enthaltsamkeit hervorrufen, gleichgesetzt mit den *siddhis*, die aus *samadhi* und im Verlauf langer, mühevoller Disziplin und Konzentration hervorgehen, die er beschreibt. Kritisch betrachtet, ist diese Stelle von ungeheurer Bedeutung. Wenn Drogen und Zauberformeln den gleichen intuitiven Zustand der Erkenntnis und die gleichen psychischen Kräfte vermitteln können wie äußerst harte Yoga-Zucht, die zum Stillstand des Karmas und zur Befreiung führt, dem höchsten Ziel aller Yoga-Schulung, dann bedeutet dies, daß Zaubertränke und -sprüche ebenso wirksam für das Zerreißen des Schleiers der Maya und der Fesseln des Karmas sein können wie alle erforderlichen Tugenden und die schwierigen Bemühungen, die in der Yoga-Schulung viele Jahre lang verlangt werden – Selbstaufopferung, Hingabe und Rechtschaffenheit – und die alle Gott gewidmet sind. Ein solcher Gedanke würde diejenigen ohne Zweifel aufs höchste erschüttern, die an die Unfehlbarkeit der göttlichen Gerechtigkeit glauben. Er würde die Rauschgiftsucht, die in Sinnlichkeit versinkt, mit der Mystik und Heiligkeit jener reinen Menschen gleichsetzen, deren Leben ein stetes Opfer für ein heiliges Ziel gewesen ist. Offensichtlich umgibt ein geheimnisvoller Schleier dieses ganze Thema, der uns davor bewahrt, tiefer in die innersten Geheimnisse des Geistes einzudringen, um die auffallenden Ungereimtheiten aufzuheben, die jene verwirren, die eine rationale Erklärung für die verschiedenartigen Phänomene der geistigen Entwicklung suchen, um ihre Zweifel auszulöschen. Alle hier erwähnten Konsequenzen und Unregelmäßigkeiten sollen an geeigneter Stelle in diesem Buch erörtert werden. Es genügt hier, auf sie hinzuweisen als Zeichen, daß Yoga, im rechten Sinn, eine große Vielfalt von Methoden und Übungen umfaßt, die vorgeschrieben werden, um einen übernatürlichen Zustand des Bewußtseins zu erlangen, den bleibenden Schmuck der erleuchteten Weisen, Propheten und Mystiker der Vergangenheit. Viele von ihnen haben in ihrem Leben niemals Yoga geübt und kamen mit der schon vor der Geburt entwickelten Befähigung zur Welt. Andere erlangten sie durch Umgang mit Heiligen, von denen sie die Beschreibungen des höchsten Zustandes erfuhren. Wieder andere empfingen ihn durch Gebet, durch Enthaltsamkeit oder Askese. Einige übten Yoga-Zucht nur eine unglaublich kurze Zeit lang, während andere eine plötzliche Einsicht hatten, ein kurzes Aufleuchten intuitiver Erkenntnis, das wie ein Blitz die geistige Dunkelheit *(avidya)* erhellte, und sie staunend und atemlos zurückließ, gesegnet mit einer neuen leuchtenden Schau in die Natur der Dinge.

Auf verschiedenen Wegen und in verschiedenartigen Formen empfingen die Seher Indiens, die Taoisten Chinas, die buddhistischen Meister, die Sufis des Mittleren Ostens, die Zen-Meister Japans, die Siddhas Tibets und die Mystiker des Westens durch Yoga die Vereinigung des individuellen Bewußtseins mit dem universalen und stellten ihre Erfahrungen auf verschiedenste Weise dar. In manchen Fällen mag die Vereinigung einen Augenblick, in anderen länger gedauert haben, stundenlang, für andere wird sie unaufhörlich geblieben sein. Die Wirkung einer jeden Erfahrung aber war sicherlich und ohne Zweifel überwältigend. Die Gesamtheit der Erscheinung, ihre verschiedenartige Natur und die Tatsache, daß derjenige, der sie erfährt, völlig aus der Zeit herausgehoben und überwältigt wird, haben seit jeher einem verstandesmäßigen Begreifen und einer zusammenhängenden Darstellung des Zustandes im Wege gestanden. Kaum einer konnte zusammenhängend das Erfahrene beschreiben. Niemand war nach der Erfahrung derselbe wie zuvor. Niemand fiel wieder unter das Niveau, das er erreicht hatte.

Der allererste Kontakt mit dem Göttlichen, der allererste Geschmack der unbeschreibbaren Erfahrung, die allererste Schau des Unauslöschbaren veränderte das Leben und verwandelte das innere Wesen derer, die das Transzendente erreicht hatten. Tag und Nacht verzehrten sie sich nach der gleichen Erfahrung und waren unendlich viel glücklicher in der inneren als in der äußeren Welt. Die unterschiedlichen Berichte über die höchste Erfahrung berühren nicht den verwandelten Zustand. Es macht auch nichts aus, wenn große Verschiedenheiten in den Erfahrungen selbst bestehen. Die Tatsache, daß der eine mit der Vision eines angebeteten Erlösers gesegnet wurde, ein anderer mit der Schau eines verehrten Propheten, wieder ein anderer mit dem strahlenden Bild eines schon vorgestellten Gottes oder mit der Vision eines formlosen, doch alles durchdringenden allmächtigen, bewußten Seins, verfälscht nicht die Erfahrung, sondern betont lediglich die verschiedene Natur der Erscheinungen und die Unzulänglichkeit jeder üblichen Erklärung, die dafür angeboten wird. Worauf es ankommt, sind die in der Erfahrung grundlegenden Merkmale der mystischen Trance oder *samadhi* in unterschiedlichen Formen. Diese sind: ein überwältigendes Gefühl des Wunderbaren bei dem außergewöhnlichen Ereignis, die unausdrückbare, strahlende Natur der Vision, ein mächtiges Gefühl der Ehrfurcht, verbunden mit einem unausdrückbaren Glücksgefühl, überfließende Liebe und Entzücken oder ein Zustand, in dem man die Welt vollständig oder zum Teil vergißt. Zuletzt aber nicht weniger stark ist das lebendige Bewußtsein eines höheren Seins oder des Versinkens in einem Meer der Erkenntnis, in dem alles bisher Dunkle nun aufhellt.

Ziel des Yoga ist die Erhebung des engen, von Furcht gejagten Bewußtseins in einen Zustand unbeschreibbarer Schönheit, Herrlichkeit und Seligkeit. Das Ziel aller religiösen Sehnsucht und geistigen Bestrebungen ist diese Verwandlung des menschlichen Bewußtseins, deren Höhepunkt die Befreiung von den Fesseln des Ichs, der unersättlichen Begierde und der Todesangst ist. Diese weithin reichende Verwandlung der Persönlichkeit wird aber niemals allein durch eigene Bemühungen erzielt. Die bisher noch unerforschlichen Gesetze der Vererbung müssen den Boden bereitet haben, damit die Anstrengungen Früchte tragen. Dann erst kann das Sterbliche unsterblich, das Irdische göttlich werden. Dann erst wird der vom Glück begünstigte Suchende Zugang finden zu der unbestimmbaren inneren Welt, dem strahlenden Bereich des Bewußtseins, in den kein menschlicher Verstand und keine Absicht eindringen kann, einer Welt, die unendlich ausgedehnter, geheimnisvoller und atemberaubender ist als das materielle Universum und der sich nur das erkennende Selbst unmittelbar nahen kann ohne Vermittlung der Sinne und dem Eingriff des Verstandes. Denn sie ist so weit entfernt von der Welt, die der Verstand begreift und der Intellekt erforscht, wie das strahlende Licht der Mittagssonne von den dunklen Schatten der Nacht. Der bekannte christliche Mystiker, der unter dem Namen Dionysios Ende des 5. Jahrhunderts schrieb, suchte diesen Zustand mit folgenden Worten darzustellen: »Es ist das Unkennbare, jenseits von Licht und Dunkelheit, nahe an den höchsten Gipfeln, wo die einfachen, absoluten, unversehrbaren Mysterien des Gotteswissens offenbar werden und wo die Dunkelheit des Schweigens über alles Licht hinaus die Wahrheit erhellt. Denn – tatsächlich! – in diesem Schweigen enthüllen sich die Geheimnisse des Dunkels ... Du aber, mein Freund, lasse nicht davon ab, dich in mystischer Schau zu üben, entsage den Künsten des Verstandes, tue ab von dir, was immer noch den Sinnen oder der Klugheit verhaftet ist, befreie dich vollkommen von allem Sein oder Nichtsein und erhebe dich, wenn du es kannst, bis zur Höhe des Nicht-mehr-Unterscheidens, über das All hinaus, bis dicht an die Schwelle des Verschmelzens mit dem, der über jedem Wesen und jedes

Wissen ist. Denn erst, wenn du dich von allem ganz entäußert hast, vornehmlich von dir selbst, unaufhaltsam und absolut und ohne jeden Rest leer bist, erst dann wirst du dich in reinster Ekstase bis zu jenem dunkelsten Punkt erheben können, der aus der Urgottheit vor aller Erschaffung kam, jenseits von aller Welt und jenseits von allem Sein, entblößt auch noch von dem, was jedes und dich selbst erst zum Wesen macht« (Mystische Theologie).

Vergleiche dies mit der Beschreibung aus der Mandukya-Upanishad (I. 7): »Sie halten den vierten, d. h. den *turiya*-Zustand (den höchsten Zustand des Yoga) für den Zustand, der der inneren Welt nicht bewußt ist und auch der äußeren nicht, ebenso nicht den beiden Welten, der auch nicht eine Masse von Bewußtsein ist noch einfaches Bewußtsein oder Unbewußtsein; der unsichtbar ist, jenseits der Erfahrungen, jenseits des Zugriffs durch die Organe, der von nichts abzuleiten, unausdenkbar, unbeschreibbar ist; dessen gültiger Beweis allein in dem Glauben an das Selbst liegt; in dem alle Erscheinungen aufhören und der unwandelbar und glückverheißend und nicht dual ist. Das ist das Selbst und solches mußt du erkennen.«

Es ist deutlich, daß diese beiden Zitate sich auf denselben Zustand beziehen, auf die gleiche nicht mitteilbare mystische Erfahrung, wo der überwältigte Intellekt betäubt zurücktaumelt aus der Arena, in der sich der Geist entfaltet. Die krönende Erfüllung des Yoga und jede wahre und gesunde Art geistigen Strebens kann die gleiche sein. Nur die psychologische Verfassung der einzelnen Menschen ist Grund für die Verschiedenheiten.

2 *Wie dieses Ziel erreicht wird*

Der mystische Zustand ist noch ein unverständliches Phänomen des Bewußtseins. Der Umfang seines Ausdrucks ist so verschieden und der Bereich seiner Offenbarung so ausgedehnt, daß es auf der Stufe unseres heutigen Wissens schwer ist, irgendwelche gut markierten Grenzen zu ziehen. Bei der üblichen Form dieses mystischen Zustandes sind Zeit des Ereignisses und Dauer der Wirkung nicht vorauszusagen. Das Aufblitzen der inneren Erleuchtung mag nicht länger als einige Augenblicke dauern wie die blendende Helle eines Meteors, der in der Dunkelheit der Nacht durch den Himmel schießt, oder sie hält eine Stunde, mehrere Stunden an, selbst Tage hintereinander. Sie kann einmal im Leben auftreten oder einige Male, täglich oder jede Nacht zu verschiedenen Stunden. Sri Ramakrishnas Ekstasen waren ebenso von kurzer wie langer Dauer. Manchmal ereignete sich eine Entrückung mehrere Male im Laufe eines Tages. Sta. Angela von Foligno hatte dreimal ihre höchsten Gottesvisionen und Plotin, nach Aussagen seines Schülers Porphyrus, viermal in einem Zeitraum von sechs Jahren. Einem Geistlichen, den William James zitierte, »öffnete sich die Seele ins Unendliche . . . mit unauslöschlicher Freude und Jubel« nur einmal, während der Zustand der Vereinigung bei Margiad Evans von langer Dauer war und sich selbst durch den Schlaf hinzog. Shams-i-Tabriz, der mystische Dichter Persiens, blieb dauernd in einem Zustand göttlicher Verzückung: »An einem Ort jenseits des äußeren Raumes, in einem Gebiet, in dem es nicht eine Spur von Schatten gibt, lebe ich, Seele und Körper übersteigend, in der Seele meines Geliebten auf neue Weise«, so drückt er diesen Zustand aus.

Der Unterschied zwischen der einen und anderen Art von Erfahrung ist sogar beim Betrachten weniger Beispiele, die sich auf verschiedene Menschen, zu verschiedenen Zeiten beziehen, so groß und so unerklärlich, daß es äußerst schwer ist, ihre gemeinsame Verbindung zu begreifen. Die Zahl der Erfahrungen, die in die übliche Reihe der Ekstasen gehört, ist vergleichsweise begrenzt. Es gibt viele Menschen, die in ihrem Leben zu irgendeiner Zeit plötzlich die Vision der Glückseligkeit unerwartet oder unter seltsamen Umständen erfahren. Sie fühlen sich in eine neue Welt oder eine neue Ordnung der Dinge gestellt. Als wären sie zeitweilig mit einer neuen Art von Wahrnehmung begabt, sehen sie ihre Umwelt in ein Traumland verwandelt, in einen Bereich von unausdrückbarer Herrlichkeit, in dem sie eine Weile, sich selbst vergessend, die Freude einer befreiten Existenz schmecken und nicht mehr von den Problemen und Zwangsvorstellungen der Welt belastet sind. Auch das ganze kosmische Panorama kann so verändert erscheinen, so herrlich, voller Größe und Erhabenheit, daß die Gedanken unter dieser Einwirkung erdrückt werden.

Die gleiche Erfahrung begegnet in mehr oder weniger intensiver Weise vielen Menschen in Träumen oder in dem Zustand zwischen Wachsein und Traum. Sie sehen sich gleichsam in himmlischer Umgebung, in einem hoch erhobenen und glückseligen Zustand und trinken die Schönheit und Herrlichkeit des Paradieses, das sie umgibt. Oder sie erblicken ein himmlisches Objekt oder ein gottgleiches Wesen in einer Verzückung, die dem Wachbewußtsein unbekannt ist. Die meisten Menschen, die in seltenen Fällen eine Art mystischer Erfahrung hatten, sind oft zurückhaltend im Bericht dieser innersten Erlebnisse an andere. Sie haben die falsche Vorstellung, daß dieses Geschehen den Beigeschmack des Anormalen haben könnte oder daß eine solche Erfahrung, die äußerst selten und ihnen schon eigenartig erscheint, von denen lächerlich gemacht wird, denen sie das Erlebnis erzählen. Es gibt auch noch andere Abwandlungen. Das Verzücktsein, das einen unmittelbaren Durchbruch durch den normalen Bewußtseinszustand zu einem überirdischen Existenzbereich hin bedeutet, in dem man von einer Flut unaussprechlicher Seligkeit umfaßt, aufgenommen wird, kann durch den Ton einer Melodie, ein wunderschönes Objekt, durch die Atmosphäre eines heiligen Tempels, selbst durch die Umarmung der Liebe heraufbeschworen werden. Die Kraft der Äußerung und der Sinn für die Bewertung ihrer eigenen Gefühle und Gedanken ist unterschiedlich bei verschiedenen Menschen. Manche neigen dazu, belanglose Geschehnisse in einer stark ausgeschmückten und farbenreichen Sprache zu beschreiben, während bei anderen die Zurückhaltung in ihrer Äußerung einer zutreffenden Darstellung bemerkenswerter Erfahrungen im Wege steht, die mit den Berichten berühmter Mystiker und Heiliger verglichen werden könnten.

Von einem rationalen Standpunkt aus gesehen, stellen Erfahrungen übersinnlicher Natur bei Menschen, die niemals Yoga geübt haben oder irgendeine andere geistige Schulung hatten und auch nicht besonders fromm oder religiös im gewöhnlichen Sinn des Wortes waren, ein Geheimnis dar, das nicht erklärt werden kann auf der Basis eines der zahlreichen Lösungsversuche, die für dieses Problem in Anschlag gebracht wurden. Niemand kann die grundlegende Ähnlichkeit zwischen den ekstatischen Zuständen leugnen, die von Wordsworth, Tennyson, Charlotte Brontë, C. E. Montague, Plato, Whitman, Marcel Proust, Nietzsche und einer Anzahl anderer Schriftsteller und Denker beschrieben wurden oder von bekannten Mystikern des Westens und berühmten Yogis des Ostens. Es muß auch zahllose andere vernünftige Männer und Frauen vieler Länder und Kulturen gegeben haben, die zu dieser oder jener Zeit ihres Lebens solche Erfahrungen, wie einen Blitz aus heiterem Himmel, im Lauf eines gewöhnlichen, ganz weltlichen Lebens hatten und weder die Absicht noch die literarische Begabung besaßen, diese in Worten zu beschreiben. Es scheint unglaublich zu sein, daß dagegen lebenslange, fromme Hingabe an die Gottheit, das Opfer aller Verlockungen und Freuden der Welt und ununterbrochene Ausführung strenger Yoga-Schulungen keine Belohnung erwirken konnten, oder auch hier in seltenen Fällen nur eine Belohnung in fast der gleichen Weise wie einige Menschen aus der weltlich gesinnten Masse, die überhaupt keine Anstrengung gemacht haben, um ein Geschenk zu verdienen. Es ist aber eine harte, geschichtliche Wirklichkeit, die bisher nicht befriedigend erklärt wurde.

Der Zustand der Vereinigung erstreckt sich von einem einzigen augenblicklichen Gefühl der Einheit mit der Natur und einem glücklichen Befreitsein aus der durch die Welt abgenutzten Selbstheit, die in einem plötzlichen Hervortreten eines neuen, nicht identifizierten inneren Lebens empfunden wird, bis zur Erfahrung, die der bekannte Mystiker Jacob Boehme erlebte, als er in einem Blitzstrahl der Erleuchtung »empfand«, daß das Tor seiner Seele geöffnet wurde zu dem Zustand nicht endender Ekstase. Er sah und erkannte, was kein Buch zu »lehren« vermag und die Abhinava-Gupta mit folgenden Worten beschreibt:

> O Bhairava-Natha (Gott Shiva),
> du Zuflucht des Freundlosen, Höchstes der Wesen,
> das lebende und nicht lebende Welten durchdringt.
> Reines Bewußtsein, du Eines, Ewiges, Unendliches . . .
> Durch die Macht deiner Gnade erscheint mir heute
> deine Person die Welt Mahestra zu sein
> und du mein Atman für immer. So fühle ich
> insgesamt diese Schöpfung als eigenes Selbst.

Die Wurzel der mystischen Erfahrung liegt im Bewußtsein, aber nicht jeder hat das gleiche. Die eine große Lektion, die diese Erfahrung uns bringt, ist die Tatsache, daß der grundlegende Bestandteil der Persönlichkeit, das Bewußtsein, unterschiedlich in verschiedenen Menschen ist. Wenn wir von einem Menschen sagen, er sei intelligent, und von einem anderen, er sei dumm, oder daß der eine ästhetischer oder sensitiver sei als ein anderer, dann unterstellen wir ihm häufig eine bewußte

Persönlichkeit, wie es unsere eigene ist, aber mit dem Unterschied, daß er mehr oder weniger intelligent oder empfindsam ist. Dies ist ein Fehler, der auf einer grundsätzlich verkehrten Denkweise beruht. Ebensowenig wie zwei Gesichter und zwei Gedankenströme genau die gleichen sind, so werden auch keine zwei Arten oder Schichten des Bewußtseins, die die Persönlichkeit oder den Außenbereich der Manifestation der Seele darstellen, sich in zwei Personen gleichen, Zwillinge eingeschlossen. Jedes menschliche Bewußtsein hat sozusagen sein eigenes Volumen, seinen eigenen Bereich, seine eigene Tiefe, seine eigene Kraft der Wahrnehmung, des Zugriffs und der Einsicht. Jedes Bewußtsein hat sein eigenes Erinnerungsvermögen, den Grad seiner Leidenschaft und die Intensität seines Verlangens. Jede Persönlichkeit hat einen bestimmten Stempel, ein besonderes Muster, das ihr deutlich aufgeprägt ist, dem es sich mehr oder weniger stark im Leben anpaßt. In dem echten mystischen Zustand verflüchtigt sich diese Alltagspersönlichkeit, die in der tiefsten Schicht des menschlichen Bewußtseins wurzelt, für einige Zeit und öffnet ihre sonst fest eingeschlossenen Bezirke dem Einfluß eines wilden Stromes, der den jetzt leeren Bereich mit einer neuen Art von Leben überflutet, mit einem neuen Modell von Bewußtsein. Durch das Überschwemmen der früher engen Begrenzungen entstehen gemischte Gefühle der Verwunderung, Verzückung, der Seligkeit, Ehrfurcht und ein Gefühl des alles Durchdringens, der Unendlichkeit und der Herrschaft in der nunmehr verdunkelten ursprünglichen Persönlichkeit, von der noch ein leichter Schatten im Bewußtsein verborgen liegt. Bliebe dieser Schatten nicht zurück, wäre es dem normalen Bewußtsein nicht möglich, noch irgendeine Erinnerung an die außergewöhnliche Erfahrung zu behalten. Man käme aus ihr zurück wie ein Mensch, der aus einem traumlosen Schlaf erwacht und keinen Eindruck von ihm zurückbehält. Selbst in *nirvikalpa samadhi* (Kontemplation) funktioniert ein geringer Schatten des normalen Selbst weiter und bringt die Erinnerung der gewaltigen Vision zurück. Zitternd und bebend hat das verdunkelte Ich, das vor der unermeßlichen Gegenwart, in der es jetzt steht, fast zu einem Nichts zusammengeschrumpft ist, die Fähigkeit zurückbehalten, einen Vergleich zwischen sich selbst und dem wahren Universum des Seins zu ziehen, das im Gegensatz zu irgend etwas ihm Bekannten auf der Erde völlig jenseits jeder Beschreibung ist und mit dem er eine atemlose Zeitspanne in unaussprechlicher Verzückung vollkommen identisch war wie ein Tropfen Wasser im Meer. Die Beschreibung des kosmischen Seins, die im elften Kapitel der Bhagavad-Gita beschrieben wird, zeigt den ehrfürchtigen Arjuna (das menschliche Element bleibt selbst in der höchsten Form mystischer Kontemplation erhalten) in einem Zustand äußerster Unterwerfung dem unendlichen, unbeschreiblichen Universum des Lebens gegenüber, das sich ihm in einer göttlichen Vision durch die Gnade Krishnas (des Kosmischen Selbst) offenbarte. Wenn mystische Vereinigung eine echte Erfahrung des menschlichen Bewußtseins ist und nicht ein Zustand der Verblendung, dann muß eine Übereinstimmung in den wesentlichen Umständen des voll entfalteten Zustandes visionärer Erfahrungen aller Religionen liegen, unabhängig von Zeit und Kultur, zu der sie gehörten. Die sicherste Art, die Gültigkeit des Phänomens und damit die Grundlage der Religion überhaupt in Frage zu stellen, besteht darin, daß die Anhänger eines Glaubens die Echtheit der Erfahrung von Angehörigen einer anderen Religion oder eines anderen Kultes schmälern oder bezweifeln. Das Bestreben einiger Autoren, die über Mystik schrieben, die erhabene Erfahrung der Upanishaden über das Versinken des *atman* in dem eigenschaftslosen *brahman*, in dem man für alles verstandesmäßig Greifbare verloren ist, zeigt nur den Mangel an unmittelbarer, eigener Kenntnis des höchsten Zustandes mystischer Kontemplation. Die Ansicht, daß der höchste Zustand der indischen Mystiker jener der Trägheit, des totalen Selbstverlustes und der Vernichtung sei, entspringt einem sektiererischen Begriff der Gottheit. Die Vorstellung, daß das höchste Wesen mit diesem oder jenem Bild übereinstimme oder nur in dieser oder jener Form erfahren werden könne, heißt ihn, der jenseits des weitesten Zugriffs unserer Gedanken existiert, auf die nüchterne Ebene eines niedrigen menschlichen Seins herunterzuholen. Die Vorstellung ist in sich selbst widersprüchlich. Denn wäre die Erfahrung nihilistischer Art und ein völliger Verlust der beobachtenden Kraft der Seele, wie könnten dann die Seher eine lebendige Beschreibung dieser Erfahrung geben, wenn sie in den normalen Zustand zurückgekehrt sind, auch wenn dies durch negative Begriffe geschieht – es ist nicht dies ... noch das ..., auch das nicht ...?

Es ist offensichtlich, daß selbst unter den Intellektuellen ein Mißverständnis über die wahre Natur der Ekstase besteht. Jemand, der niemals diesen Zustand erlebte, kann sich unmöglich die Verfassung eines kontemplativen Bewußtseins vorstellen zu der Zeit, in der die Seele sich zu dem Unaussprechlichen emporschwingt. Könnte man Gott oder das Absolute wie Sinnesgegenstände oder die in unserem Bewußtsein gegenwärtigen Vorstellungen begreifen, dann würde der gesamte mystische Vorgang zu einer alltäglichen Begebenheit der materiellen Welt reduziert. Es wäre vielleicht ein großartigeres, noch eindrucksvolleres und erhabeneres Ereignis, aber dennoch eine weltliche Erfahrung. Keine Anstrengung der Phantasie kann eine übersinnliche Erkenntnis der Gottheit dem Erkennen im gewöhnlichen Sinn dieses Wortes zugänglich machen. Eine neue Fähigkeit muß sich entwickeln, ein neuer Kanal der Wahrnehmung sich öffnen, oder es muß eine radikale Verwandlung und eine Erweiterung der natürlichen Beobachtungsfähigkeit der Seele eintreten, damit sie auch nur einen flüchtigen Blick des höchsten Wesens erlangen kann. Da Gott nach allen semitischen Religionen Schöpfer und Herr der menschlichen Seele und nach dem Vedanta das Absolute wie auch *atman* selbst ist, folgt daraus, daß im ersten Fall die Seele, um ihn zu erfassen, Begrenzungen des Fleisches überschreiten muß oder jene, die Maya der Seele auferlegt hat. Nur so vermag sie einen übermenschlichen Zustand der Erkenntnis zu erreichen, in dem das Meer des Seins oder das grenzenlose Bewußtsein, die Grundlage des gesamten Universums, erfaßt wird.

Dies bedeutet mit anderen Worten, daß die menschliche Seele, wenn sie das Unendliche begreifen will, in dieser Zeit selbst ihre Endlichkeit verlieren und teilhaben muß an übermenschlichen Eigenschaften und an einem übermenschlichen Zustand der Erkenntnis, um auch nur ein flüchtiges oder bruchstückhaftes Wissen von ihm oder dem »Das« zu empfangen, die im normalen Zustand jenseits des Begriffs seiner Sinne und seines Denkens liegen. Wie kann in diesem Zustand der Transzendenz, in dieser entrückenden Vereinigung zwischen dem Schöpfer oder dem Wesen der Seele und dieser selbst, sowohl in östlicher wie westlicher Vorstellung des Phänomens, der verzückte Mystiker, der in andere Bereiche der Existenz erhoben wurde, bestimmen, wo das Licht seiner Erkenntnis endet und die Herrlichkeit Gottes beginnt? Wie ein Salzkorn, das in das Meer geworfen wird, löst sich seine begrenzte Persönlichkeit auf und schwindet im Augenblick, in dem sie mit dem uferlosen Lebensstrom in Beziehung tritt. Voller Freude unterwirft sie alle Inhalte ihres Bewußtseins und stößt freudig jeden individuellen Zug ab, der zwischen ihr und dem verzückten unkörperlichen Zustand des Seins steht, über alle Maßen glücklich in der Einheit mit dem glorreichen, immerwährenden All und nicht mehr ein gesondertes sterbliches Wesen, das von Verlangen, Tod und Verfall gequält wird.

»Immer warst du mir nah«, sagt die berühmte mystische Dichterin von Kashmir, Lalladed, »und dennoch habe ich dich gesucht, bis der Abendschatten fiel. Doch siehe, als ich dich am Ende in mir selbst erblickte, erfaßte ich sofort meinen Abstand von der Erde, das heißt von dem Körper und der Identität mit dir.« An einer anderen Stelle fügt sie hinzu: »Nachdem ich dich erkannt habe, empfinde ich, daß du alles und ich nichts bin.« Was einige westliche Schriftsteller für »Auslöschen« oder »Vernichtung« nach der Beschreibung der »Vereinigung mit *brahman*« oder Nirvana halten, ist tatsächlich das Fortnehmen der Trennungslinie zwischen dem individuellen und dem kosmischen Bewußtsein. Wer würde, wenn er in ein Meer verwandelt würde, wieder zurückkehren wollen in die Ungewißheit und die Qualen einer vergänglichen Seifenblase?

Der Fehler liegt in der irrtümlichen Annahme, daß in diesen erhabenen Zuständen der mystischen Vereinigung die Persönlichkeit vollkommen ausgelöscht wird. Dies geschieht nicht, da ein solches Ereignis die höchste Erfahrung all ihrer Glückseligkeit und Größe berauben würde. Das gleiche Mißverständnis kann durch den Begriff *fana* ausgelöst werden, der in der Sufi-Literatur angewendet wird. Das Wort *fana* bedeutet auslöschen. Die ichgebundene, begrenzte menschliche Persönlichkeit muß sich auslöschen, um einem höheren Seinszustand Raum zu geben, damit sie die Begrenzungen der Sinne übersteigen und die Möglichkeit bekommen kann, das bis dahin Unfaßliche erfassen zu können und das zuvor Unerkennbare zu erkennen. Wenn der Kontakt stattfindet, wirkt er wie ein göttlicher Rausch, wie es die Sufi-Dichter so wundervoll ausdrücken. In diesem Zustand des *sat-chit-ananda* (Sein-Bewußtsein-Glückseligkeit) verliert die entrückte Seele nach Zerbrechen der hemmenden Fesseln des Ichs alle Gedanken an den Körper, die Welt und die Sinnesobjekte in der Kontemplation eines unsagbar seligen, intensiv lebendigen und äußerst faszinierenden Seinszustandes, den die menschliche Sprache nicht darstellen kann. Verkörpertes menschliches Leben, auch wenn dessen Bewußtsein, intellektueller Scharfsinn und intensives, höheres Gefühlsleben hundertfach vergrößert wäre, könnte an die Verzückung und Seligkeit in der Erfahrung dieses strahlenden Zustandes doch nicht heranreichen.

Diese Ekstase der Seele wird von St. Macarius von Ägypten in einer seiner Homilien geschildert: »Und es geschah, daß er sich in dieser einen Stunde dem Gebet hingab, und sein innerer Mensch versank im Gebet in die unermeßlichen Tiefen der anderen Welt, in einer solchen Süßigkeit, daß sein Bewußtsein weit entrückt ist, sanft dorthin geführt, so daß ihn das Vergessen überkommt, nachdem sein Bewußtsein ganz erfüllt und in Besitz genommen wurde von göttlichen und himmlischen Dingen. Er wurde hingeführt zu dem Unendlichen und Unbegreifbaren, zu so wunderbaren Dingen, daß menschliche Sprache sie nicht auszudrücken vermag. In dieser Stunde betet er: Möge meine Seele mit dem Gebet dahingehen.«

Wenn durch Gebet und Meditation oder allein durch Hervorrufen des Bildes der Gottheit die Seele sich einmal mit dem Unauslöschlichen verbunden hat, dann wird sie tiefer und tiefer mit unwiderstehlicher Kraft gezogen, bis man im vollkommensten Zustand – mit Shams-i-Tabriz – sagen kann, daß die Seele nun, von allen Unterscheidungen entblößt und frei von den Ketten, die sie an die Erde binden, so völlig identifiziert wird mit dem Überselbst, daß kein Unterschied mehr besteht. Das Individuum, das fortgerissen ist vom Anker körperlicher Selbstheit und die Welt und ihre Probleme vergessen hat, taucht nun ein in das Unendliche wie ein Regentropfen, der in das Meer fällt.

Man darf mystische Erfahrung nicht gesondert, nur eine Gruppe von Menschen betreffend, ansehen oder vom Standpunkt irgendeines besonderen Glaubens aus betrachten, sondern eher als ein Phänomen von universalem Charakter, über dessen Natur wir noch im dunkeln sind. Es gibt keinen grundlegenden Unterschied zwischen dem echten mystischen Zustand vor dreitausend Jahren im Zeitalter der Veden und den heutigen Erfahrungen. Mag es auch noch so paradox klingen, wahr ist, daß es keinen Fortschritt hierin gibt, der mit dem Fortschritt auf der allgemeinen intellektuellen Ebene Schritt hält, sondern daß ein Rückschritt in dieser Richtung stattfand. Trotz der Tatsache, daß der Durst nach diesen Erfahrungen nicht geringer wird, hat die Zahl derer abgenommen, die in jüngsten Zeiten mystischen Kontakt mit dem Göttlichen hatten, verglichen mit denen in alten Zeiten oder noch im Mittelalter. Wenn die mystische Erfahrung tatsächlich eine Begegnung von Angesicht zu Angesicht mit der Göttlichkeit oder einen unmittelbaren Kontakt mit dem universalen Bewußtsein bedeutet, kann es dann etwas Interessanteres und Wichtigeres geben, als dieses zu erforschen? Daß die Forschung noch nicht in ernsthafter Weise aufgenommen wurde, ist ein deutliches Zeichen dafür, daß von den Zuständigen entweder das Phänomen nicht für echt gehalten oder ihm aus anderen Gründen keine Bedeutung beigemessen wird.

Was immer der Grund sein mag, so bietet doch die echte mystische Erfahrung im Licht der in diesem Buch erwähnten Tatsachen eine Aufgabe, deren Bedeutung die meisten anderen Probleme weit übersteigt, die die Aufmerksamkeit und Arbeitskraft zahlloser gewissenhafter Forscher heute beschäftigen. Die Mystik galt als Krönung des Glaubens durch ihre Verbindung mit der Religion und durch die Tatsache, daß die Mehrzahl ihrer ernsthaften Anhänger in der Vergangenheit der Meinung waren, daß die Schulungen oder die Härten, denen sie sich unterzogen, den einzigen Weg zu Gott oder zur Befreiung von dem Kreislauf von Geburt und Tod in einer leidvollen Welt ermöglichten. Dadurch aber wurde die Mystik unlösbar mit Mythen und Aberglauben aus den verschiedenen Glaubensformen vermischt, und das ist bis heute so geblieben. Sogar dort, wo ein Mystiker oder eine Gruppe von Mystikern sich gegen Meinungen oder Lehren einer bestimmten Religion oder Glaubensform auflehnten, entstanden neue Glaubensrichtungen mit eigenen Riten und Lehren, die sich im Laufe der Zeit als ebenso starr und wenig fortschrittlich erwiesen wie jene, an deren Stelle sie traten. Manche der Mystiker identifizierten unter dem gewaltigen Eindruck ihrer Visionen sich selbst vollständig mit dem, was sie für Gott oder das Absolute hielten, und hielten die Welt und jedes menschliche Problem für ganz bedeutungslos, unwürdig der Aufmerksamkeit eines mit der höchsten Glückseligkeit der Gottvereinigung Gesegneten. Diese geistige Haltung von Übereifrigen und Unwissenden mußte zu Extremen führen: zur Negierung der Welt und ihrer Probleme, zur Vernachlässigung des Körpers und seiner Bedürfnisse, zu übermäßiger Selbstverleugnung, Selbstquälerei und Kasteiung, zum Widerwillen gegen das Leben, zur Perversion und Zerstörung des Intellekts und schließlich zu einer besessenen Besitznahme der anderen Welt, die sich in Phantasie und verblendeten Geisteszuständen ausdrückte.

Es ist eine historische Tatsache, daß während der Jahrtausende seit etwa 2000 v. Chr. von Zeit zu Zeit in verschiedenen Teilen der Welt besonders begabte Menschen auftraten, die voll Kühnheit behaupteten, sie ständen in Beziehung zu einer überirdischen Quelle der Intelligenz. Durch außergewöhnliche Äußerungen und Schriften, durch hohe Ethik und Intelligenz stellten sie ihre Behauptungen unter Beweis zur Genugtuung der vielen, die ihnen folgten, und hinterließen Spuren in der Geschichte, die heute noch so frisch sind wie dazumal. Sie geben ein Rätsel auf, das selbst in diesem Zeitalter hoher Intelligenz und wissenschaftlicher Vollkommenheit noch ungelöst ist. Sie sind die Begründer des Yoga und jeder bekannten allgemeinen oder esoterischen geistigen Schulung. Fast alle diese bedeutenden Menschen haben gewisse gemeinsame Züge, die später in diesem Buch erörtert werden, und fast alle hatten visionäre Erfahrungen und rissen die Menschen ihres Landes und ihrer Zeit zu beispiellosen Wogen der Begeisterung hin für die Verwirklichung der ihnen offenbarten Ideale. Wie später erläutert werden soll, liegt die einzige Erklärung dieses bisher unerklärbaren Phänomens in der Annahme, daß der menschliche Körper ein noch unerschlossenes Reservoir an psychischer Energie und das menschliche Gehirn eine verborgene Kraftmöglichkeit besitzen, die in dem größten Teil der Menschheit ungeweckt, in diesen außergewöhnlichen Menschen aber irgendwie lebendig geworden ist. Wenn dieses erst einmal anerkannt ist, beginnt ein Lichtstrahl in das bisher undurchdringliche Dunkel zu fallen, das mystische Erscheinungen umgibt. Die unterschiedliche Natur der visionären Erfahrungen, die Verschiedenheit der Wirkung auf viele anders geartete Menschen, das Vorhandensein dieser Fähigkeit bei einigen von Geburt an und die Notwendigkeit der Anwendung verschiedener Methoden entsprechend der psychophysischen Beschaffenheit des einzelnen, sind jetzt zum Teil geklärt. Es wird offensichtlich, daß wir durch die Beschäftigung mit den sogenannten übernatürlichen Phänomenen und religiösen Genies, die in der zivilisierten Welt immer etwas Unerklärliches waren, nicht in eine übernatürliche, unheimliche Welt noch den Bereich eines launischen Gottes oder einer anderen geistigen Wesenheit eintreten, die nur den wenigen Auserwählten Erleuchtung verleiht, die ihr Lob singen, während sie sich selbst kasteien, und die den Rest in völliger geistiger Dunkelheit lassen, sondern daß wir hier wie anderswo in der biologischen Sphäre mit einem noch unverständlichen Naturgesetz und einem noch unentdeckten Lebensmechanismus im menschlichen Körper konfrontiert werden, der diesem großen Mysterium zugrunde liegt. Dieses Gesetz und der Kräftemechanismus müssen wie andere Aspekte der Natur auf ein bestimmtes Ziel gerichtet sein. In Anbetracht der Tatsache, daß alle diese außerordentlichen Männer und Frauen, bei denen dieses Kraftzentrum von Geburt an lebendig war oder die es zur Aktivität erwecken konnten, fast immer außergewöhnliche Geisteskräfte besaßen, wird ganz ohne jeden Zweifel klar, daß das Ziel dieses geheimnisvollen Mechanismus das Aufsteigen des menschlichen Bewußtseins zu einem Gipfel hin ist, über den wir im Augenblick nur Vermutungen aussprechen können.

Recht gesehen, bringt der Mystiker der Menschheit eine Botschaft von ungeheurer Bedeutung. Er ist nicht der passive, introvertierte oder träge Visionär, wofür ihn manche halten, der, in Selbsttäuschungen versunken, für die Welt verloren ist, noch ist er dazu verdammt, sich als Einsiedler aller Freuden des Lebens zu enthalten, wie die Frommen sich dies gewöhnlich vorstellen oder von ihm erwarten. Vielmehr ist er der noch unvollkommene Vorläufer des zukünftigen Menschen, der Vorfahre einer späteren Nachkommenschaft, von Natur aus mit einem Bewußtsein transzendenter Art begabt, das der Mystiker nur selten für kurze Zeit in unaussprechlicher Verzückung erfährt und nicht zu beschreiben vermag. Es ist der selbstbeherrschte Seher, den die Upanishaden und die Gita idealisieren. Versunken in der Kontemplation des inneren

Universums des Seins, hat er ruhig und gelassen alle Leidenschaft und Lust überwunden und erfüllt alle seine Pflichten im Geist der Hingabe nicht nur zu seinem eigenen Wohl, sondern auch für das der ganzen Welt. Er ist der arbeitsame, sich selbst aufopfernde Weise, der so notwendig in unseren Tagen ist. Ruhig und konzentriert erforscht er die Geheimnisse der Natur zum Wohle der Menschheit. Er stellt, kurz gesagt, die Elite der Menschen der nahen Zukunft dar, den Meister des Denkens und den Herrscher der Nationen, der das Transzendente erfährt und im Besitz übernatürlicher Weisheit ist. Er hat die Probleme seines eigenen Seins gelöst und Zugang zu den höheren Stufen des Lebens erlangt. Er bringt Frieden und Ordnung in die gegenwärtig schlecht verwaltete, von Begierden erfüllte und von Leidenschaften regierte Welt.

Diese Vision von Mystikern der Zukunft, die zu einem geistig beherrschten, intellektuellen Zeitalter führt, mag den Rationalisten unwirklich, übertrieben, selbst phantastisch erscheinen, denn diese sehen keine Möglichkeit einer solchen drastischen Veränderung in der menschlichen Natur, die stets ihren Trieben unterworfen ist. Sogar jene, die an geistige Entwicklung glauben und an die Möglichkeit göttlicher Kräfte im Menschen, halten das Kommen eines wirklich großen Mystikers für ein seltenes Ereignis, und der Gedanke, daß eine Hierarchie von Mystikern jemals entstehen würde oder, wenn dies möglich wäre, daß diese sich den Angelegenheiten der Welt in gleicher Weise widmen würden wie normale Menschen, mag zu utopisch klingen. Wenn man aber in aller Ruhe die geschichtlichen Zusammenhänge betrachtet, unabhängig von den agnostischen Bestrebungen der gegenwärtigen Zeit, dann wäre die entgegengesetzte Meinung unwirklicher und widersprüchlicher als die tatsächlichen Lehren der Vergangenheit. Kann man leugnen, daß in der Vergangenheit die größten Umwälzungen des menschlichen Denkens und der sozialen Ordnungen weder durch Männer der Macht bewirkt wurden noch von intellektuell hochbegabten, aber ungeistigen Menschen, sondern von jenen, die eine große mystische Neigung besaßen? Beherrschen nicht die Ideen von Yajnavalkya, Moses, Buddha und anderen Sehern der Upanishaden, die Propheten des Alten Testaments, Sokrates, Plato, Christus, Mohammed, Sankara und andere – alle Mystiker höchsten Ranges – die Welt? Die Umwälzungen, die Darwin, Marx, Freud und andere in unserem Zeitalter verursacht haben, waren nicht größer. Ihrer materialistischen und mechanischen Weltanschauung fehlt es an Beweisen; die Zeit wird sie auf die Probe stellen.

Die Mystiker haben eine entscheidende Rolle im Wandel der Menschheit und in der Gestaltung der Geschichte gespielt. Wir werden an anderer Stelle noch ausführen, daß kein großer Abgrund zwischen einem hochintelligenten Menschen und einem Visionär besteht und daß die herablassende Haltung vieler heutigen Intellektuellen gegenüber der Religion und der Vorstellung verborgener geistiger Kraftmöglichkeiten im Menschen aus der skeptisch-materialistischen Einstellung des Menschen unserer Zeit stammt. Die Hauptfaktoren, die zu einer Atmosphäre des Zweifels führten, zum Mißtrauen gegenüber Religion und dem Jenseits, sind erstens die Unfähigkeit der Religion, Schritt zu halten mit der Entwicklung der materiellen Wissenschaft, die hervorgerufen wird durch die allgemeine dogmatische Haltung ihrer Vertreter, und zweitens die Unfähigkeit der geistigen Führer, ihre Ideen und Glaubenssätze so gültig darzustellen, daß sie einem nicht überzeugten Verstand genügen.

Wenn fünfhundert Jahre vor der Geburt Christi Gautama Buddha den intellektuellen Scharfsinn besaß, Fehler in den Veden nachzuweisen und die metaphysischen Spekulationen der Upanishaden zu verwerfen, die selbst heute noch die Gelehrten anziehen, wie viel stärker muß dann der moderne Intellektuelle dazu neigen, Zweifel gegenüber den religiösen Lehren und Handlungen zu hegen, denen er sich stillschweigend, ohne Kritik oder Fragen anpassen soll. Vor allem, wenn er sich der modernen Entdeckungen der Wissenschaft bewußt ist und die irrationalen Dogmen kennt, die manchmal in den heiligen Schriften aller Religionen und Glaubensbekenntnisse enthalten sind.

Der neuzeitliche Mensch, Laie oder Fachmann, ist kaum darauf vorbereitet, daß gegenwärtig der angezweifelte mystische Zustand der erhabenste und produktivste des menschlichen Bewußtseins ist. Außerdem muß er noch lernen, daß die Verehrung, die von Menschen dieser Kategorie verlangt wird, nicht zufällig oder ihre eigene Erfindung ist, mit der sie sich hervortun wollen, sondern das Ergebnis eines tief verwurzelten Dranges, einen Menschen zu verehren, der von Natur aus mit einem erhöhten, für die Entwicklung der Menschheit notwendigen Bewußtsein begabt ist. Er hat auch keine Ahnung, daß dieser einzigartige Zustand erhöhter Wahrnehmung außergewöhnliche Kräfte des Geistes verleiht und sich als unschätzbar in der Führung der Menschheit durch die Gefahren einer unkontrollierten Technologie und der Kernwaffen erweisen könnte. Der Ekstatiker ist der Mensch an sich, der von der Natur geschaffen wurde, um Vorbild für die Vielen zu sein, die nach Glückseligkeit hungern in einer verdunkelten Welt, wo das höchste Ziel der menschlichen Existenz noch verdeckt ist. Wenn man bejaht, daß das transzendente Bewußtsein vieler Propheten und Seher der Vergangenheit nur ein Kennzeichen des hohen mentalen und spirituellen Vermögens ist, das dem künftigen Menschen eigen sein wird, dann kann man sich nicht einmal vorstellen, welche Höhen hervorragende Persönlichkeiten der Zukunft erreichen werden.

Um jede Unklarheit zu vermeiden, muß erläutert werden, daß der Begriff »Mystiker«, so wie er hier gebraucht wird, jede Art von Menschen einschließt, die auf eine oder andere Weise Zugang zu einem übermenschlichen Bewußtseinszustand erlangen und durch eigenes Beispiel und Verhalten einen unwiderleglichen Beweis außergewöhnlicher geistiger Kräfte und intellektueller Begabungen liefern. Die Bedeutung dieser Menschen, zu denen alle bekannten Propheten, Weisen und Seher der Vergangenheit gehören, wurde in frühen Zeiten um ihrer außergewöhnlichen Gaben willen voll erkannt. Tragisch ist nur, daß durch ein schweres, heute weit verbreitetes Mißverständnis, nämlich daß der Mensch alles Wissenswerte nur durch seinen Verstand erfahren könne, die Menschen im allgemeinen unter dem Eindruck stehen, ein Seher sei irdischen Dingen nicht gewachsen. Die Folgen dieses Mißverständnisses sind offensichtlich. Der neuzeitliche Mensch vermag noch nicht seine in ihm schlummernden geistigen Möglichkeiten nutzbar zu machen und verläßt sich zu sehr auf seinen Verstand, sogar in Angelegenheiten, an die der Verstand nicht herankommt. So geschieht es, daß ihm trotz aller Annehmlichkeiten und Reichtümer, die ihm die Wissenschaft vermittelt, sich der Frieden und die Ruhe nicht einstellen, die notwendig sind für ein befriedigendes und glückliches Leben. Aus dem Mangel an geistiger Erfüllung gibt er sich Ersatzbefriedigungen hin wie Alkohol, Drogen, einem unersättlichen Hunger nach Besitz und Macht, sexueller Überreizung und anderen verkehrten Handlungen und Beschäftigungen, um den ungestillten, natürlichen Hunger seines Bewußtseins zu beschwichtigen.

Infolge der Anerkennung der wichtigen Rolle, die Propheten und Seher in der Antike spielten, wurden von verschiedenen Menschen zahlreiche Methoden erdacht, um die außergewöhnlichen Bewußtseinszustände zu erlangen, die ihnen eigen sind. Der Durst nach Erfüllung geistiger Bestrebungen oder das Verlangen nach magischen Kräften oder psychischen Begabungen gab den Anstoß für solche schwierigen Unternehmungen. Das am besten durchgearbeitete System erprobter Schulungen und Lehren, das hierfür – wo immer auch – angewendet wurde, ist durch Yoga entstanden. Wenn wir die überragende Natur der Verwandlung betrachten, die bewirkt werden muß, und die außergewöhnlichen Ergebnisse, die bei erfolgreichen Schülern auftreten, dann ist es kein Wunder, daß Yoga bis zum heutigen Tage stets von einem Heiligenschein umgeben war. Nur die allgemeine Unwissenheit über die außergewöhnliche Natur der Veränderung in der Persönlichkeit des Suchenden hält den heutigen Verstandesmenschen davor zurück, ein glühender Bewunderer dieses Systems zu werden. Im Augenblick bezieht sich der übliche Zulauf zu Yoga, abgesehen von den wahren religiösen Asketen, auf Menschen, die zusätzlich zu ihrem Beruf Yoga als eine Nebenbeschäftigung üben, entweder um psychische Kräfte oder Erfolg in ihren weltlichen Ambitionen zu erlangen, oder um geistigen Frieden inmitten der ablenkenden Konflikte eines auf Konkurrenz aufgebauten Lebens zu finden. In manchen Fällen ist das Ziel Transzendenz oder Bezug zum Göttlichen. Man kann beobachten, daß eine große Mehrzahl dieser drei Kategorien von Suchenden durchschnittliche, zeitweilig auch unter dem Durchschnitt stehende geistige Fähigkeiten besitzen. Vielen fehlen die Charaktereigenschaften und das feste Ziel, die wesentlich sind für den Erfolg in diesem außergewöhnlichen Unternehmen.

Die Lehre von Kundalini, der wichtigste »Hebel« in jeder Yoga-Form, besitzt, unter einer großen Menge geheimnisvoller Formeln verborgen, unbekannte Übungen und strenge Disziplinen, die von ihrer mythischen Sprache nicht zu lösen sind, und ist eines der größten Geheimnisse der Natur. Wie schon erwähnt, bezieht sich der Begriff Yoga in diesem Buch auf alle Methoden, die überall in der Welt bekannt sind oder bekannt werden und die Menschen zu übersinnlichen Bewußtseinszuständen und nicht nur zu den üblichen Yoga-Stufen führen. In diesem weiten Sinne trägt Yoga eine Verheißung und eine Hoffnung in sich, die die höchsten Erwartungen weit übersteigt, die seine begeisterten Anhänger heute haben. Yoga ist die einzig mögliche Brücke zwischen der sichtbaren und der nicht wahrnehmbaren Welt, die einzige Leiter zu den glanzvollen Höhen der Selbsterkenntnis, die einzige Methode, um die angeborenen Mängel des Gehirns oder angeborene organische Schäden des Körpers zu heilen, und der einzige Weg für die menschliche Entwicklung und das Verhalten der einzelnen, um sich dieser anzugleichen. Die Wohltaten, die gewöhnlich mit Yoga verbunden werden, geistiger Frieden, Transzendenz, psychische Begabungen und körperliche Gesundheit, umfassen nur einen Bruchteil der ungeheuren Möglichkeiten, die im Yoga liegen. Der Grund hierfür ist einfach. Der Mensch benutzt bei seiner gegenwärtigen Lebensweise nur einen kleinen Teil der seinem Körper innewohnenden psychischen Kraft. Die ganze Skala des bis heute errungenen Fortschrittes, der in der Mond-Raumfahrt gipfelt, wurde ermöglicht durch Einsatz dieses kleinen Teils der auf natürliche Weise zu erlangenden psychischen Energie, die von Zeit zu Zeit in einzelnen durch einen kleinen Tropfen aus dem unbenutzten verborgenen Reservoir verstärkt wird. Wären bekannte Menschen, die geistige Wunder vollbrachten, und überragende Genies anders ausgestattet gewesen, so hätten sie mehr von dieser psychischen Energie einsetzen können. Sie bilden den unerschöpflichen Born, aus dem die ersten winzigen Flüßchen originellen Denkens, auf materiellem wie geistigem Gebiet, ausgehen, um sich zu einem allmählich erweiternden und schnell dahinfließenden Strom zu vereinen. Ihnen wären kleine Zuflüsse durch die dauernde Bemühung einiger dankbarer Menschen gefolgt.

Wir bezwecken mit der Ausweitung des Yoga-Bereiches, der jeden gesunden und systematischen Aspekt religiöser Bemühungen einschließen soll, die Aufmerksamkeit auf das von physischen wie geistigen Gesichtspunkten aus überaus wichtige Ergebnis zu lenken, daß alle Phänomene, die in Verbindung mit Religion, Yoga und dem Okkulten jeder Art stehen, der in dem menschlichen Organismus bestehenden Möglichkeit entspringen, unter bestimmten Umständen den Ausstrom psychischer Energie zu verändern und eine ungewöhnliche Verwandlung des inneren Menschen zu bewirken. Diese vermag in ihren stärker betonten Formen zu einem Zustand unvorstellbarer Herrlichkeit zu führen, zum Aufstieg des Bewußtseins aus der engen Oberfläche einer verdunkelten Grundlage, zu dem atemberaubenden Gipfel des universalen Bewußtseins, das zum erstenmal seine unbegrenzten Dimensionen und seine unsterbliche Natur erkennen läßt. Die erste Einwirkung dieser überwältigenden Vision hat etwas Furchterregendes für den Schauenden, und es ist nicht erstaunlich, daß mancher unter der Anspannung der Gefühlserregung bei diesem atemberaubenden Schauspiel sofort sein Bewußtsein verliert. Diese wunderbare Erfüllung der geistigen Bemühungen wurde, wenn auch nur selten, von Zeit zu Zeit ernsthaften Suchern aller Epochen und Länder zuteil. Die Verwandlung kann zu einem andauernden Besitz des Menschen werden, der nunmehr ein Leben von so großer Erfüllung, von Frieden und Glückseligkeit empfängt, daß es nur dem eines gottgleichen Bewohners im Paradies zu vergleichen wäre.

Das Bestreben, mystische Erscheinungen in mehrere willkürliche Bereiche einzugliedern und nach eigener Wahl oder Neigung diesen oder jenen besonders hervorzuheben, entstammt der Tatsache, daß noch ein hoher Grad an Unwissenheit besteht über den Faktor, der diesen Phänomenen zugrunde liegt und für sie verantwortlich ist. Wenn es auch nach menschlicher Ansicht keinen wesentlichen Unterschied zwischen westlicher Mystik, Sufitum, Taoismus oder Yoga gibt, so herrscht doch eine allgemeine Tendenz, sogar unter den Intellektuellen, sie als voneinander gesondert und verschiedenartig zu behandeln. Der Hauptgrund für diese unangebrachte Unterscheidung liegt wahrscheinlich darin, daß im allgemeinen als Folge der Verbindung der mystischen Erfahrung mit den verschiedenen Religionen und Kulten die gemeinsame, stark betonte, seit alters her unveränderte Neigung besteht, Glaubensformen zu unterscheiden und dies natürlicherweise auch auf den Bereich mystischer Phänomene auszuweiten. Seltsam ist, daß keine Unterschiede gemacht werden bei den Phänomenen der genialen und begabten Menschen, die diesen vom Himmel geschenkten Funken in sich tragen und aus allen Ländern und Zeiten stammen. Diese wurden in eine Gruppe zusammengefaßt, unabhängig von ihrem Glauben oder ihrer Herkunft aus Osten oder Westen. Die Mystiker aber, die ebenso eine vom Himmel gewährte außergewöhnliche Fähigkeit empfangen haben und in gleicher Weise Besitz der ganzen Menschheit sind, werden in Kategorien eingeordnet oder nach ihrem Glaubensbekenntnis unterschieden.

Dies Thema ist zu umfassend und muß anderswo in Einzelheiten erläutert werden. Es mag genügen, daß alle Menschen, zu welcher Rasse oder zu welchem Teil der Erde sie auch gehören, gleiche psychische und physische Reaktionen, Emotionen und Leidenschaften haben, identische Symptome bei körperlicher Krankheit und geistiger Störung und vor allem die gleiche Beschaffenheit der verschiedenen Organe, des Nervensystems und des Gehirns besitzen. Dennoch werden einige der vorherrschenden Ideen über den Zugang zum Göttlichen und Transzendenten, vor allem von Religiösen wie Leichtgläubigen, die zu unterschiedlichen Glaubensrichtungen und Schulen geistiger Disziplin gehören, voneinander unterschieden und in ungleicher Weise betrachtet. Diese Menschen sind zumindest infantil. Sie wären längst als absurd und lächerlich abgetan worden, wenn sie nicht einen großen Teil der Gläubigen in ihrem Griff hätten. Wenn mystische Erfahrung in der Wirklichkeit wurzelt und nicht nur ein traumartiger Geisteszustand ist, dann muß sie eine allgemeine Grundlage haben, einen gleichgerichteten Verlauf nehmen und eine übereinstimmende Charakteristik, einen gleichen Höhepunkt für alle Menschen besitzen. Dabei mag es kleine Unterschiede durch Temperament und verschiedene Konstitution geben wie auch bei jeder anderen psychischen Manifestation im Menschen. Die mystische Erfahrung muß einem oder mehreren Gesetzen unterworfen sein und eine Aktivität ausbilden, für die im menschlichen Körper schon vorgesorgt ist. In keinem Fall kann es ein willkürlicher Ausflug des menschlichen Bewußtseins in unbekannte Bewußtseinsbereiche sein, die der Mensch sich selbst organisiert ohne Sanktion der Natur oder Gottes.

Die glückselige Schau kann nicht eine Vision von Gott oder eine Vereinigung mit *brahman*, dem Absoluten, sein – aus dem einfachen Grund, weil die geistige Ausstattung des Menschen und das Bewußtsein, das sie durchläßt, zu zerbrechlich und matt sind, nicht einmal mit dem schwachen Schimmer eines Glühwürmchens im Meer der Dunkelheit zu vergleichen, als daß sie die Fähigkeit hätten, den allmächtigen Schöpfer dieses wankenden Universums zu begreifen oder in Beziehung zu ihm zu treten. Wenn wir die Tatsache betrachten, daß sich das Bewußtsein auf Erden in einer unzähligen Vielfalt von Formen ausdrückt, von kleinsten Lebewesen einer Zelle bis zu der Flut an Wahrnehmung im Menschen, sind wir dann so sicher, daß kein höherer Bewußtseinszustand auf unserem Erdball möglich ist und auch in keinem anderen Teil des Weltalls existiert? Wenn wir davon nicht überzeugt sind, wie können wir dann annehmen, daß der Mensch den höchsten Gipfel des Wissens und die Grenze erreicht hat, von der aus der ausschließliche Bewußtseinsbereich Gottes beginnt? Es könnte möglich sein, daß die Beispiele mystischer Erfahrung und die Bedeutung des Yoga den Erwerb einer höheren Bewußtseinsebene oder den Kontakt mit ihr bedeutet, zu der sich die Menschheit allmählich, aber unausweichlich in einer den Gelehrten unserer Zeit unbekannten Weise hin entwickelt. Der Übergang von diesem Zustand zu der höchsten Bewußtseinsebene könnte einen nicht weniger auffallenden und nicht weniger wunderbaren Aufstieg bedeuten als der Fortschritt vom Menschenaffen zum Menschen. Alle Propheten, Mystiker und Seher wie auch Einzelne (zum Beispiel der Dichter William Wordsworth) können kurze oder längere, ja sogar bleibende Verbindungen mit diesen höheren Seinsebenen besessen haben, die so wunderbar und atemberaubend wirken, wie ein plötzlicher Aufstieg auf die Ebene des menschlichen Bewußtseins mit seinem ganzen Universum an Denken und Vorstellungen für den Affen bedeutet haben mag.

Dies könnte eine Erklärung für alle auftretenden übernatürlichen und mystischen Phänomene seit den Anfängen des Denkens bis auf den heutigen Tag sein, gleichgültig, ob sie eine angeborene Begabung oder durch eine bestimmte Schulung erworben sind. Diese Erklärung wird nicht im Geist der Überheblichkeit gegeben, noch als unfehlbare Schlußfolgerung aus einer übernatürlichen Quelle mitgeteilt, sondern in aller Demut als ein bescheidener Beitrag zur Erkenntnis eines Menschen, der diese Erfahrung von der einfachsten bis zur höheren

Ordnung gemacht hat, der viele dieser Phasen bezeugen kann und in objektiver Weise seine eigenen mentalen Bedingungen und Reaktionen studierte. Und dies Jahrzehnte lang, bevor er sich entschloß, die Ergebnisse seiner Beobachtung der Welt zugänglich zu machen, nicht um sofort angenommen oder vorbehaltlos abgelehnt zu werden, sondern zum Studium und zur Erforschung. Viele Schwierigkeiten werden bei einer unqualifizierten Annahme dieser Ansicht von seiten der Religion und Wissenschaft aufsteigen. Das vorliegende Buch hat keinen Raum für eine Diskussion der vielen Implikationen dieser Ansicht, auch nicht für die Einwände, die wahrscheinlich dagegen erhoben werden. Der Gedanke, daß der Mystiker oder Yogi in dem ekstatischen Zustand von *samadhi* nicht den Schöpfer oder das Absolute schaut, sollte kein Schock für die religiös Eingestellten sein. Tatsächlich wäre die gegenteilige Ansicht ein viel größeres Sakrileg, weil es keinen Grund gibt anzunehmen, daß der Mensch in all seiner Gebrechlichkeit und seinen begrenzten Denkmöglichkeiten den Gipfel der Evolution erreicht habe und es nun keine Zwischenstufen der Vollendung und Intelligenz mehr gäbe zwischen ihm und dem allmächtigen Schöpfer des Weltalls. Mystiker und Yoga-Heilige sind über diese wichtige Frage selbst geteilter Meinung. Von unserer gegenwärtigen Kenntnis der Ausdehnung des Universums und der bedeutungslosen Stellung der Erde aus ist es schwerer, die Behauptung aufrechtzuhalten, daß im Zustand der Vereinigung der Kontemplative den unvorstellbar mächtigen Herrn dieser Schöpfung, den einzigen Erhalter der zahllosen Sonnen und Planeten, die Zuflucht der zahllosen Lebensformen im gesamten Weltall zu begreifen, zu erblicken oder sich mit ihm zu identifizieren vermag, als zu erklären, daß der mystische Zustand oder *turiya* nur eine andere Stufe darstellt auf der Leiter der Entwicklung, die den Menschen auf eine höhere Bewußtseinsebene hebt – eine Stufe, auf der eine gewaltige Verstärkung seiner Beobachtungskraft stattfindet und neue Kanäle der Wahrnehmung sich öffnen, die durch das normale Bewußtsein nicht sichtbar werden. Die erste Verwandlung, die bei seinem Eintritt in dieses Stadium erfolgt, besteht darin, daß er deutlich gewahr wird eines allwissenden und alldurchdringenden Seinszustandes, der sich auf seine Wahrnehmungsfähigkeit mit oder ohne körperliche Form projizieren kann und der vollkommen unähnlich allem auf Erden Bekannten ist. Wie immer die Vision oder die Wandlung im eigenen Selbst beschaffen sein mag, die einmalige übernatürliche Natur der Erfahrung ist unmißverständlich. Der Schauende, der jetzt in Berührung ist mit der gewaltigen, unbeschreiblichen Welt des Bewußtseins, deutet es als einen Kontakt mit einem allmächtigen, allwissenden göttlichen Sein und kann als Wirklichkeit erfahren, daß das Sein in ihn eingetreten ist oder er eins mit ihm geworden ist.

Das tatsächliche Geschehen ist die Wahrnehmung seiner selbst in einer stark erhöhten, übersinnlichen Form des Bewußtseins, nunmehr in Kontakt mit dem feinstofflichen Universum des Bewußtseins, das zuvor seiner inneren Schau nicht zugänglich war. Die Ekstasen und Verzückungen, die Verwirrungen und Widersprüche, die wechselnden Empfindungen und Vermutungen, die Vielfältigkeit der Visionen und Werte und die abweichenden Deutungen der Erfahrung durch die Mystiker selbst, die den Schüler in Verlegenheit bringen, können niemals eine treffende Beschreibung des Zustands sein, in dem wahrhaftig eine Vereinigung zwischen dem Allmächtigen und dem Menschen sich ereignet. Anomalien, Konflikte und Abweichungen treten auf, weil sich das Gehirn der neuen Entwicklung anpassen muß. Da die Anpassungsfähigkeit bei Menschen verschieden ist und die Erfahrung durch ihre Konstitution beeinflußt wird, ebenso durch Temperament, Gedanken und Einbildungen, durch religiöse und soziale Umgebung, persönliche Besonderheit und durch die Anregungen der Lehrer, ist es kein Wunder, daß das ganze Phänomen beim gegenwärtigen Stand unseres Wissens eine solche Menge von Abweichungen und Ungereimtheiten darstellt, daß es dem verwirrten Intellekt schwerfällt, seinen Ursprung auf die gleiche Ursache zurückzuführen. Dies bedeutet nicht, daß der Mensch durch solche Verwandlung sich nicht näher zur Gottheit hin erhebt oder daß er nicht göttliche Eigenschaften entwickelt, um diesen erhabenen Zustand zu erreichen. Sicherlich steigt er empor auf der Leiter der Evolution und erwirbt neue Talente und Kräfte, neue Kanäle der Erkenntnis und neue Visionen des Universums und seines eigenen Lebens, und sicherlich bedarf er einer umfassenden ethischen Entwicklung als Voraussetzung für den Aufstieg. Aber er ist noch weit, weit entfernt von Gott oder dem Allmächtigen, selbst vom Höhepunkt seiner eigenen Evolution. In den vollkommensten Fällen kann er ein Übermensch werden, ein Arhat, ein Buddha, ein Prophet, ein Erlöser, *jivan-mukhta* (ein im Leben Befreiter), ein Meister oder ein erleuchteter Weiser.

Wie ereignet sich diese unglaubliche Verwandlung? Welche unsichtbaren seelischen Kräfte werden durch Hingabe, leidenschaftliche Sehnsucht, durch Enthaltsamkeit, Meditation oder andere Schulungen erweckt und kommen der Seele zu Hilfe, um sie aus ihrem Gefängnis zu befreien und sie in einen Zustand unvergleichlicher Herrlichkeit und universalen Seins zu erheben? Was führt die Seele zu den äußersten Grenzen des Wissens und der Existenz, daß nichts Größeres oder Erhabeneres im menschlichen Leben kennengelernt oder erfahren werden kann? Es kann nicht eine äußere Kraft sein, wie allgemein angenommen wird, die diesen Schulungen innewohnt oder von ihnen hervorgerufen wird und dem Gläubigen zu Hilfe kommt, um ihn aus der Dunkelheit zum Licht, aus dem menschlichen zum kosmischen Bewußtsein emporzuheben. Wahrscheinlicher und mehr in Übereinstimmung mit den von der Natur angewandten Methoden ist die Annahme, daß es in der Seele-Leib-Verbindung, die wir Mensch nennen und die noch eine Quelle des Staunens und Mysteriums für die Gelehrten ist, etwas gibt, das den ganzen Organismus mit Hilfe einer noch nicht identifizierten, in der Tiefe des Leibes verborgenen Energiequelle umzugestalten vermag und das an der Wurzel aller transzendenten Phänomene liegt, die durch den Menschen offensichtlich werden. Dieses Etwas muß auch die verborgene Kraft hinter dem Yoga sein, das weite Reservoir der psychischen Energie, die von der Natur bestimmt ist für die Evolution des Menschen. Wird sie richtig gelenkt, dann vermag sie Wunder in seinem Körper und Gehirn zu bewirken, um den Menschen ein neues Leben und ein neues Bewußtsein zu geben. Es gibt unumstößliche Beweise dafür, daß dieser Kräftemechanismus in verschiedener Weise gekannt und gehandhabt wurde, um magische Kräfte oder transzendente Bewußtseinszustände seit alters her zu erlangen. Aber bisher ist noch kein Versuch unternommen worden, um diese Kraftwirkung von dem Wunderbaren und Übernatürlichen zu trennen und in den Kreis eines beweisbaren Naturgesetzes zu stellen, das die Evolution der Menschheit beherrscht.

3 *Kundalini – Wirklichkeit und Fiktion*

Kundalini wird im Osten und Westen allgemein für eine geheimnisvolle und phantastische Kraft gehalten, die schlafend im Menschen liegt und, zur Tätigkeit erweckt, erstaunliche psychische Begabungen und übermenschliche Bewußtseinszustände auf den Eingeweihten übertragen kann. In Indien und auch anderswo glaubt man allgemein, daß die Schüler, in denen die Energie das siebente Zentrum im Gehirn aktiviert, verwandelt werden und unbegrenzte Herrschaft über die Kräfte der Natur erlangen. Dieser Glaube wird durch die großen Forderungen genährt, die in der alten Literatur über Kundalini-Yoga gestellt werden, in Hinsicht auf die unendlichen Möglichkeiten der Erhöhung und Vergöttlichung der Menschen, die diese göttliche Kraft günstig stimmen.

Der Aufstieg der Kundalini von Chakra* zu Chakra wird, wie es heißt, von fortschreitender Zunahme psychischer Kräfte begleitet, bis der Sterbliche im siebenten Zentrum eins wird mit der höchsten Wirklichkeit, dem Herrn Shiva, dem Schöpfer, Bewahrer und Zerstörer der drei Welten. Der Yogi soll, so wird behauptet, unbegrenzte Kräfte der Herrschaft über Menschen erlangen, Faszination für Frauen und Überlegenheit über die Naturkräfte. Es heißt im Mahanirvana-Tantra (VII. 39, 40, 41, 50), daß derjenige, der Adya-Kali (Kundalini), die Herrin der drei Welten, verehrt, »in seinem Wissen Brhaspati (dem Guru der Himmlischen), in seinem Reichtum

* Chakra bedeutet in der Sprache des Yoga ein Zentrum psychischer Kraft, das auf der cerebro-spinalen Achse liegt. Das erste ist *muladhara*, das Zentrum an der Wurzel des Rückgrats. Heute spricht man allgemein von sechs Chakras, durch die Kundalini zu *sahasrara* im Scheitelpunkt des Kopfes aufsteigt. Nach den alten Texten sind diese Zentren kreisförmig.

Kubera (dem Gott der Reichtümer) gleich sein wird ... Menschen verneigen sich in Ehrfurcht allein beim Nennen seines Namens. Die acht *siddhis* (die Kräfte, durch die man außerordentlich groß oder klein, leicht wie eine durch den Raum fliegende Feder oder unsichtbar wird, mit deren Hilfe man in die Körper anderer eingehen, hellsichtig, hellhörig werden, oder Herrschaft über alle Mächte etc. gewinnen kann) betrachtet er wie einfaches Gras.«

Die alten Schriften versprechen, daß die *siddhis* (übernatürliche Kräfte) bei dem Schüler, der Kundalini zu erwecken vermag, niemals aufhören werden. Im Sat-Cakra-Nirupana (Vers 21) wird gesagt: »Durch Meditation auf den Nabel-Lotos (*nabhi-padma*) wird die Kraft erlangt, (die Welt) zu zerstören und zu erschaffen. Vani (die Göttin der Sprache) nimmt mit der ganzen Fülle ihres Wissens für immer Wohnung in dem Lotos seines Gesichts.«

Weiter heißt es in Vers 31: »Wer vollkommenes Wissen des *atman* (*brahman*) erlangt hat, wird durch unablässige Konzentration seiner Gedanken (*citta*) auf diesen Lotos zu einem großen Weisen (*kavi*), beredsam und wissend und wird ununterbrochen geistigen Frieden genießen. Er sieht die Zeiträume (Vergangenheit, Gegenwart und Zukunft) und wird der Wohltäter aller, frei von Krankheit und Sorgen. Lange lebend wird er wie *hamsa* die endlosen Gefahren zerstören.«

Die Möglichkeit, die der tantrische *sadhana* anbietet, um Langlebigkeit, Gesundheit und wunderbare Kräfte zu erlangen, ist offensichtlich von den alten Vertretern dieses Weges bis zum äußersten erforscht worden, um die Aufmerksamkeit der vielen anzuziehen und Schüler für diesen Kult zu finden. Die Verheißung dieser außergewöhnlichen Leistungen wurde nicht nur Männern gegeben, sondern auch Frauen. So bestätigt Hathayoga-Pradipika (III. 102): »Die Frau, die (durch die Übung von *vajroli mudra* die Sekretion der Fortpflanzung nach oben leitet, d. h. in den Kopf emporzieht), wird zu einer Yogini, die Vergangenheit, Gegenwart und Zukunft zu erkennen und in der Luft zu schweben vermag.«

Ich habe diese Stelle zitiert, um zu zeigen, daß schon in den alten Schriften das angeboten wurde, was viele Suchende unserer Zeit im höchsten Flug ihrer Gedanken von Yoga erwarten und nach einigen Texten schon auf ihre Frage hin erlangen.

Man kann leicht feststellen, daß die Ergebnisse höchst übertrieben sind, eine übliche Neigung bei antiken Autoren, und daß es nicht nur kein Ende für die versprochenen leuchtenden Zusicherungen gibt, sondern auch unverhohlene Widersprüche in den Behauptungen. Denn einige betonen, daß lebenslängliche Bemühung und harte Zucht notwendig sind, um die Gunst der Göttin zur Erfüllung dieser oder jener *siddhi* zu erlangen; andere dagegen halten Befähigung in nur einem *asana* oder *pranayama* oder auch nur die Wiederholung (*japa*) eines *mantra* für ausreichend, um die höchsten übernatürlichen Gaben zu empfangen. Bedauerlich ist, daß kein Versuch unternommen worden ist, um die Spreu vom Weizen zu sondern. In der geläufigen Literatur über dieses Thema werden unaufhörlich nur die alten Rituale, hinab bis zu den obszönsten, die alten Schulungen, Formeln und Versprechungen wiederholt, ohne jede Bemühung zur Klärung, was glaubwürdig ist oder was als reiner Aberglaube oder als Übertreibung in diesem rationalen Zeitalter abgelehnt werden muß. Man kann zuversichtlich behaupten, daß ein solider Kern von Wahrheit in den Versprechungen der alten Autoren liegt, der so übertrieben und verherrlicht wurde, daß sich Zweifel über das ganze System legten. Das Wichtigste vom gegenwärtigen Standpunkt ist die Tatsache, daß in diesem zuverlässigen Kern die einzige Möglichkeit liegt, empirische Anhaltspunkte zu seiner Erhärtung zu liefern, die sogar die skeptischsten Intellektuellen befriedigen. Ziel dieses Buches ist, die Möglichkeit darzulegen, indem die alten wie die heute geläufigen Ideen und Theorien über Kundalini-Yoga einer kritischen Analyse im Licht des modernen Wissens über den menschlichen Geist und Körper unterzogen werden. Die Haltung, die in Indien während der vergangenen Jahrhunderte im Hinblick auf die alten Abhandlungen über Yoga eingenommen wurde und auch heute noch gilt, ist eine kritiklose Zustimmung unter dem Eindruck, daß die Autoren zu erhaben sind und das Thema zu heilig ist, als daß man es in diesem profanen Zeitalter nachprüfen dürfte. Diese passive Einstellung hat niemandem gut getan, sondern hat im Gegenteil eine der größten jemals vom Menschen geleisteten Entdeckungen in Vergessenheit geraten lassen, allein aus dem Grund, weil die Entdeckung im Augenblick in einer Weise dargeboten wird, die im Widerspruch zu dem gesunden Menschenverstand steht.

Bedauerlicherweise gibt es kein Buch über Kundalini-Yoga, das von einem modernen Intellektuellen geschrieben wurde, der mit den wissenschaftlichen Begriffen der Gegenwart vertraut ist und selbst die göttliche Kraft erfahren hat. Die meisten Autoren über dieses Thema geben entweder den Inhalt der alten Bücher wieder oder versuchen die Schriften durch ihre eigenen geistigen und metaphysischen Vorstellungen zu erklären. Die Natur der geheimnisvollen Kraft ist weder in einer alten noch in einer neuen Abhandlung auf rationale Weise näher bestimmt oder geklärt worden. Der allgemeine Eindruck über die Erweckung der Kundalini bei den an diesem Thema Interessierten ist die Vorstellung eines plötzlichen Sprunges aus der sichtbaren Welt des strengen Kausalgesetzes zu einem überweltlichen Seinszustand, in dem alles möglich ist. Dies ist eine gefährliche Haltung in diesem Zeitalter der Vernunft, die von Schriftstellern begünstigt wird, die eine Vorliebe für das Übernatürliche und Unheimliche haben und deshalb jedem Wort der alten Schriften das Gewicht eines Evangeliums beilegen. Die heutige Physiologie hat mit Ausnahme der Nervenenergie, von der die mannigfaltigen Tätigkeiten des Körpers in einer höchst erstaunlichen Weise vermittelt und jeden Augenblick Tausende von Signalen aus den verschiedenen Organen und Gliedern zum Gehirn und umgekehrt ausgeschickt werden, ein fast vollkommenes Bild des menschlichen Körpers, seiner Organe und ihrer Funktionen gezeichnet und keinen ungeklärten Bereich oder Spalt gelassen. Nur über einige Teile des Gehirns und über die Wirbelsäule ist das Wissen noch äußerst spärlich. Scheinbar ist keine biologische Anlage im Körper zu erkennen, die fähig ist, eine geistige Energie von der sagenhaften Kraft hervorzubringen, die in der Literatur erwähnt wird. Die Organe an der Wurzel der Wirbelsäule sind der Mastdarm und die Geschlechtsteile, ihre Funktionen sind wohlbekannt. Wie sollte dann dieser Bereich, mag ein Skeptiker verständlicherweise fragen, der Sitz einer magischen Kraft sein, die eine solche radikale Veränderung im menschlichen Organismus bewirkt, daß er zu übermenschlichen Leistungen fähig wird?

Die frühen Vertreter dieses Yoga begegnen diesem offensichtlichen Einwand mit dem Argument, daß Kundalini, im umfassenden Sinn des Wortes, die kosmische Lebensenergie oder *prana-shakti* ist, die Quelle aller Erscheinungen des Lebens im Universum, und daß im Mikrokosmos, den der Mensch darstellt, Shakti – in einer entsprechenden Form – an der Wurzel der Wirbelsäule in Gestalt einer Schlange lebt, dreieinhalbmal zusammengerollt, und mit ihrem Mund die untere Öffnung des Durchgangs schließt, der zu der Wohnung von Shiva oder Brahman im Scheitel des Kopfes führt.

Beim durchschnittlichen Menschen schläft sie oder ruht in einer statischen Form, d. h. zusammengerollt, und bringt dadurch das menschliche Bewußtsein in den Zustand, daß es sich, seine eigene göttliche, unsterbliche Natur vergessend, in den Mühen der unablässig sich wandelnden Welt der Erscheinungen fangen läßt. Wenn Shakti durch angemessene Mittel zur Tätigkeit erweckt wird, schießt sie wie ein Blitz durch *susumna* empor und erhellt die Dunkelheit, die den verkörperten, an die Erde gebundenen Geist umgibt. Entsprechend dieser Vorstellung der alten Wissenden ist Shakti ihrer Natur nach göttlich, der überintelligente schöpferische Aspekt des Gottes Shiva, des Schöpfers, Erhalters und Zerstörers der Welt, eins mit ihm im unmanifestierten Zustand. Doch während Shiva selbst in einer Manifestation des Bewußtseinszustandes ohne Veränderung oder Einschränkung abwartet, nicht berührt durch das

Sichtbarwerden und Wiederauflösen der kosmischen Scharen, offenbart sich Shakti, die Schaffende, sowohl in den erschaffenen Objekten als auch in der Energie, die sie erhält. »Sie ist die allwissende Kala, wunderbar begabt zum Schaffen«, heißt es in Sat-Cakra-Nirupana (Vers 12), »und ist subtiler als das Allersubtilste. Sie ist das Gefäß des unaufhörlichen Stromes von Ambrosia, der aus der ewigen Glückseligkeit strömt. Durch ihren Glanz wird das gesamte Universum und dieser große Kessel erleuchtet.«

Sie hat tatsächlich für ihre Verehrer die gleiche absolute Stellung und die gleichen unbegrenzten Kräfte wie die Vereinigung des Gläubigen mit Gott Ishvara, Allah oder Jehova. Mit einer derartigen Vorstellung der göttlichen Energie (Kundalini) wird es begreiflich, daß die alten Schriftsteller höchst verschwenderisch in ihrem Lob waren und mit aller Genialität Shakti mit den Attributen und Mächten begabten – mit Allgegenwart, Allmächtigkeit, Allwissenheit –, die der Schöpferkraft und dem absoluten Herrscher der Welt zugehören. Hier zeigt sich auch der Grund, warum den Gurus, die mit Shakti Kontakt aufzunehmen vermögen, eine fast göttliche Stellung beigemessen wird und warum sie mit allen Tugenden und unbeschränkten übernatürlichen Kräften überhäuft werden als Menschen, die die Gunst des allmächtigen Beherrschers des Universums erlangt haben.

Es ist die gleiche alte Idee, nur auf eine andere Weise ausgedrückt, daß man die allmächtige, unsichtbare Kraft hinter dem Kosmos durch Enthaltsamkeit, Verehrung und verschiedene andere Formen geistiger Schulung erwerben und damit den erhabenen Standpunkt einer unmittelbaren inneren Beziehung zu ihm gewinnen kann. Dieser Kontakt ermöglicht den Weg zu übermenschlichen Eigenschaften und übernatürlichen Kräften, der in fast allen bestehenden großen Religionen der Menschheit vorherrschend ist und ein mächtiges Führungsprinzip in primitiven Kulturen und religiösen Handlungen war.

In mikrokosmischer Gestalt wird die allmächtige schöpferische Energie (Shakti) in Form einer zusammengerollten Schlange symbolisiert, das heißt in einem Zustand der Untätigkeit, an der Basis des Rückgrats im menschlichen Körper liegend. Ziel des Kundalini-Yoga ist, die Schlange zu erwekken und sie zu zwingen, Stufe auf Stufe den Kanal des Rückgrats – *susumna* – emporzusteigen, bis sie den Sitz Shivas im höchsten Zentrum des Gehirns erreicht. Dieser Aufstieg, so stellte man fest, wird unaufhörlich von göttlichen Manifestationen begleitet und braucht Jahre bis zu seiner Vollendung, doch in Ausnahmefällen nur kurze Zeit. In jedem der fünf unteren Chakras (Lotosse) löst die aufsteigende Shakti eins der fünf Urelemente, aus denen die sichtbare Welt besteht (Erde, Wasser, Feuer, Luft und Äther), in die Grundsubstanz, das Bewußtsein, auf, bis nach weiterer Auflösung von Vernunft und Ich auch Formen der Ur-Shakti, der befreite Geist, sich in ekstatischer Vereinigung mit der ewigen Bewußtseinswirklichkeit befindet, der er das Sein verdankt.

Viele moderne Schriftsteller, die dieses Thema behandeln, haben das gleiche ausgesagt und schrieben dem Phänomen der Kundalini die Existenz einer kosmischen, astralen, ätherischen oder psychischen Kraft zu, die keine biologische Verbindung mit dem menschlichen Körper hat, ähnlich wie dies in den alten Abhandlungen der Fall war. Sie weisen die physiologischen Einwände gegen das Vorhandensein von Lotossen auf dem Rückgrat oder jede Struktur im Körper, die einer zusammengerollten Schlange an der Basis des Rückgrats ähnlich ist, oder gegen andere Dinge, die in den alten Büchern erwähnt werden, unter der Begründung von sich, daß alle diese Bildungen auf dem Rückgrat und im Gehirn, auf die sich die frühen Schriften voller Vertrauen beziehen, keine greifbare physische Wirklichkeit besitzen, sondern im Astralkörper existieren oder in der subtilen Hülle von *prana*, die den physischen Organismus umgibt. In gleicher Weise soll der Ausdruck *nadi*, der häufig in den Abhandlungen über Hatha-Yoga verwendet wird, subtile Kanäle der psychischen Energie oder des unsichtbaren *prana* ausdrücken, die mit dem Netzwerk der Nerven, Venen und Arterien im gesamten Körper nicht identisch sind. Man kann nicht leugnen, daß der mächtige Strom des *prana*, den der Körper beim Erwecken der Kundalini erzeugt, von so wunderbarer Natur ist und mit einer solch unfehlbaren Genauigkeit und übermenschlichen Intelligenz arbeitet, daß es an den Bereich des Göttlichen heranreicht. Dennoch ruht, in Hinsicht auf alle praktischen Zwecke und in seinem ganzen physischen und physiologischen Verhalten, das Fundament der Kraft fest auf der biologischen Struktur und dem menschlichen Organismus. Vom rein wissenschaftlichen Standpunkt aus sind deshalb einige der grundlegenden Voraussetzungen des Kundalini-Yoga nach der Erklärung, die einige moderne Schriftsteller den Worten *nadi* und Lotos geben, in Wirklichkeit nicht existent. In anderen Werken aber werden *nadis* mit Arterien übersetzt.

Die Chakras, auf die sich sowohl frühe wie neuzeitliche Schriftsteller wiederholt berufen und die tatsächlich durch beständigen Gebrauch so vertraut geworden sind, daß schon der Name selbst die Bedeutung von Kundalini angenommen hat, stellen nach Meinung einiger Fachleute Nervengeflechte des zentralen oder autonomen Nervensystems dar. Von anderen werden sie für feinstoffliche Wirbel der *prana*-Energie gehalten, die an verschiedenen Stellen im Gehirn und in der Wirbelsäule liegen und keine dem Auge sichtbaren körperlichen Züge haben. Es heißt, daß man sie nur durch innere Schau beobachten kann, wenn Kundalini erweckt ist. Diese Wirbel sollen in Form von Lotossen bestehen mit einer bestimmten Anzahl von Blütenblättern. Der Lotos an der untersten Stelle der Wirbelsäule, das *muladhara*-Chakra, hat vier Blütenblätter, das nächste darüber *svadisthana*, sechs, das *manipura* oder Nabelgeflecht zehn. Das nächst höhere *anahata* oder Herzzentrum hat zwölf, das *visuddha* oder Halsgeflecht sechzehn, das *ajna*-Chakra oder der Lotos zwischen den Augenbrauen zwei und das letzte, *sahasrara*-Chakra soll der Lotos mit tausend Blütenblättern sein, der im Großhirn liegt.

Die gesamte Anzahl von Blütenblättern in den sechs Lotossen vom *muladhara*- bis zum *ajna*-Chakra beträgt fünfzig, entsprechend der Zahl von Buchstaben im Sanskrit Alphabet. Jedes Blütenblatt hat einen Buchstaben. Alle zusammen bilden das Sanskrit Alphabet oder *verna mala*. Zusätzlich zu den Buchstaben ist jedem Lotos eine Shakti oder Göttin mit einer besonderen Form und Farbe zugeordnet. Die buddhistischen Tantras erkennen nur vier Chakras oder Lotosse an. Sie beginnen an der Nabelschnur und enden im *usnisa kamala* (Lotos) im Kopf, das *sahasrara* entspricht. Die anderen zwei entsprechen dem *anahata* und *visuddha* in den Bereichen des Herzens und des Kehlkopfes. Auf einigen alten Buddha-Statuen wird das geöffnete *usnisa kamala* durch eine leichte Erhöhung auf der Spitze des Kopfes dargestellt. Die jetzt gängige Annahme, daß auf der cerebro-spinalen Achse sieben Chakras liegen, ist vergleichsweise jung. In den frühen Upanishaden werden nur ein, zwei oder drei Zentren genannt, während in manchen Texten, die sich mit Kundalini beschäftigen, zehn, elf, sogar noch mehr Chakras beschrieben werden. Die Brhadarnyka-Upanishad (2, 1, 19 und 4, 2, 3) erwähnt nur das Herzzentrum als Sitz des Ursprungs des *nadi*, das *prana*-Energie zu jedem Körperteil bringt. In seiner Einführung in die Yoga-Sutras von Patanjali erwähnt Vacaspati Misra (I. 36) den Herzlotos und *susumna*. Patanjali selbst bezieht sich auf das *nabhi*-Chakra als Zentrum der Konzentration. Die anderen in tantrischen Texten aufgezählten Chakras sind *yonisthana*-, *lalana*-, *manas*- und *soma*-Chakras. Nach Shiva-Samhita (II. 28) gibt es neben den sechs Chakras noch fünf andere Zentren, die viele Namen haben. In einem verhältnismäßig jungen Sanskritwerk, Advaita Martanda, werden sogar zwanzig Chakras aufgezählt. Wie es heißt, soll die Meditation auf irgendeines der sechs Chakras zum Erwecken der Kundalini führen können. Verschiedene psychische Kräfte sind mit jedem Chakra verbunden. Die Lotosse, die Buchstaben auf ihren Blütenblättern, die *bija*-Mantras, die herrschenden Shaktis mit ihrem Äußeren und ihrem Beiwerk werden in den alten Texten deutlich erwähnt und lebhaft auf den Illustrationen aus alten Zeiten dargestellt. Sie bieten eine spannende und faszinierende Studie, die in hohem Maße dazu beigetragen hat, seit alters her bis auf den heutigen Tag die Neugier derer zu wecken, die diese Form des Yoga suchen.

Die Frage, die sich jetzt erhebt, ist die, wie weit diese Beschreibung der Chakras mit ihren Lotosblüten und anderem Beiwerk der Wirklichkeit entspricht und auf Wahrheit beruht. Einem Wissenschaftler, der mit der Anatomie des menschlichen Körpers vertraut ist, würden die Diagramme und Beschreibungen auf den ersten Blick als Erzeugnis eines Gehirns erscheinen, das zumindest den Bezug zur Wirklichkeit verloren hat und in einem Phantasiebereich der Träume lebt. Er würde das ganze Thema als völlig unwissenschaftlich und irrational ablehnen, als phantastische Ausgeburt verblendeter Einsiedler oder skrupelloser Scharlatane, um Gläubige zu täuschen. Selbst in Indien wurden – und werden noch immer – die tantrischen Riten und Verfahren streng kritisiert von den Anhängern der vedischen Rituale und Glaubensform. Angesichts dieser Tatsache ist es nicht schwierig, sich vorzustellen, wie unmöglich es für einen neuzeitlich gebildeten Menschen ist, die Beschreibungen der frühen Meister über Chakras und Lotosse in Übereinstimmung zu bringen mit den Merkmalen des cerebro-spinalen Systems in modernen Schriften über Physiologie. Darum ist es nicht verwunderlich, daß der tantrische Yoga im dunkeln gehalten wurde und daß moderne Schriften über das Thema an alten Terminologien und Beschreibungen festhalten, anstatt dieses ehrwürdige System im Rahmen moderner Erkenntnis darzustellen und dazu beizutragen, Yoga weniger unverständlich und dunkel wiederzugeben. Um die Existenz eines Kraftreservoirs der Kundalini auf eine wissenschaftliche Basis zu stellen, die vom streng rationalen Denken akzeptiert wird, ist es unbedingt notwendig, die vorhandene Unstimmigkeit in den Berichten verschiedener Autoren aufzuklären und die offensichtlich phantastischen und unmöglichen Behauptungen über Lotosse und Chakras auszuschalten, um die Spinngewebe fortzuräumen, die im Lauf der

Zeiten um dieses Thema gewachsen sind. Die alte oder die heute unrealistische Art der Darstellung dieses Yoga könnte künftig dazu führen, daß das Interesse daran abnimmt, während sie gewisse Schriftsteller unterstützt, die Illusionen derjenigen zu nähren, die leichtgläubig und unkritisch nach dem Übernatürlichen verlangen. Dies aber kann diesem ehrwürdigen System religiöser Disziplin keinen Dienst leisten noch dazu beitragen, die wichtige und einflußreiche Entdeckung aufzuzeigen, die unter dem Mantel sinnloser Formulierungen phantastischer und mythischer Wesen verborgen liegt. Wenn man die allgemeine Unwissenheit über Grundtatsachen der Physiologie in der Vergangenheit in Betracht zieht und die abergläubische Furcht, mit der die unerklärlichen Erscheinungen von Körper und Geist selbst von den Intelligenten und Gelehrten der alten Zeiten betrachtet wurden, dann ist es nicht erstaunlich, daß die frühen Meister eine ganze Heerschar von Gottheiten und seltsamen Gebilden im Körper erfanden, um die verblüffenden Wirkungen von Kundalini zu erläutern. Jetzt aber ist eine rationale Erklärung unerläßlich.

Ehe wir das Thema der Lotosse aufnehmen, das in verschwenderischen Einzelheiten beschrieben wird, wollen wir uns auf die Diskussion über die herrschenden Shaktis beschränken, die die Chakras durchdringen und bis ins kleinste von den alten Texten beschrieben werden. Ein kurzer Blick auf ihre Namen – *dakini, rakini, kakini, sakini, lakini* und *hakini* – zeigt jedem Vernünftigen klar, daß die Bezeichnungen glatt erfunden sind und nur den Unwissenden oder äußerst Leichtgläubigen täuschen können. Kein vernünftiger Mensch wird auch nur für einen Augenblick annehmen, daß es übernatürliche Wesen mit derartigen Namen geben könne. Selbst die weniger Gebildeten werden den Eindruck von künstlichen oder erdichteten Namen haben. Einige neuzeitliche Autoren haben versucht, diese Shaktis als besondere Nerven zu umschreiben, die die verschiedenen Geflechte beherrschen. Wird diese Deutung anerkannt, dann müssen wir die gleiche Erklärung auch für die Lotosse annehmen, ebenso für andere Erfindungen der alten Meister, die dem modernen Denken unwahrscheinlich und phantastisch erscheinen. Fachkundige, die in sich selbst die Phänomene bezeugen können und völlig verblüfft waren von den seltsamen Wirkungen und dem unheimlichen Entfalten des Einflusses der neu erzeugten Lebensströme in den verschiedenen Nervenpunkten der Wirbelsäule, mußten die geheimnisvollen Geschehnisse zwangsläufig der Tätigkeit verschiedener übernatürlicher Wesenheiten zuschreiben, die sie als Shakti bezeichneten, in Übereinstimmung mit der Vorstellung, daß der menschliche Körper und der gesamte Kosmos die Manifestation einer allmächtigen göttlichen Energie, *maha shakti* oder *parmeshvari* sind.

Die Verbindung der Buchstaben des Sanskrit-Alphabets mit den Blütenblättern der Lotosse ist eine andere nackte Tatsache, die dem gesunden Menschenverstand nicht einleuchtet. Würden die Lotosse auch nur auf der psychischen Ebene existieren, dann wäre es doch unglaublich, daß der Himmel ihre Blütenblätter so angeordnet hätte, daß sie genau der Zahl von Buchstaben entsprechen, die im Sanskrit-Text benutzt werden. Gleichgültig, ob sie auf der astralen oder physischen Ebene vorhanden sind, es konnte niemals die Absicht der Natur gewesen sein, einer besonderen Sprache zu dienen und die anderen auszuschließen. Es gibt keinen Grund, warum die chinesische Bilderschrift oder die ägyptischen Hieroglyphen, die Keilschrift der Sumerer oder die Schrift der frühen Bewohner des Indus-Tales, die zumindest ebenso alt sind wie Sanskrit, keinen Platz auf den Lotosblüten finden sollen, wenn sie tatsächlich Bestandteil des menschlichen Körpers sind, oder auf der astralen Ebene als sein ätherisches oder psychisches Gegenstück und nicht nur Einbildungen sind, um einen Zweck zu erfüllen, der für uns heute noch im Dunkel liegt.

Die *bija*-Mantras sind ebensowenig zu erklären. Sogar die Natur der Klänge, die aus den Mantras hervorgehen – *ham, vam, yam, lam, tham* etc. –, sind ein deutliches Zeichen dafür, daß sie erdichtet wurden und ebenso unwirklich sind wie die herrschenden Shaktis und die Buchstaben des Alphabets. Es ist offensichtlich, daß sie durch unaufhörliches Wiederholen in einem Zustand tiefster Konzentration mit verringerter Atem- und Herztätigkeit tatsächlich durch ihren nasalen Tonfall und ihren monotonen Klang einen Zustand herbeiführen können, der der Trance vorausgeht. Monotone Laute wurden seit vorgeschichtlichen Zeiten und auch jetzt noch von Hypnotiseuren und Lehrern des Okkultismus zum Hervorbringen somnambuler Zustände benutzt. Immer wurden in primitiven Gemeinschaften zu allen Zeiten der Geschichte bis in jüngste Zeiten hinein monotones Singen und eine unheimlich wirkende Musik zum Hervorrufen anomaler und tranceähnlicher Bewußtseinszustände bei sensiblen Menschen benutzt, die für okkulte Einflüsse empfänglich sind. Das Aufsagen von *bijas* oder anderen Mantras, die der Guru vorschreibt, ruft die gleiche einschläfernde Wirkung im Schüler hervor, die noch erhöht wird durch Verbindung mit anderen hinzugefügten gedanklichen und körperlichen Übungen. Man kann leicht herausfinden, daß die Mantras der Art wie *aim, hrim, krom, srim, svaha* oder *hrim, srim, krim, parameshvari svaha* (Mahanirvana-Tantra VI. 72–74 und 82) oder andere auf dem tantrischen Weg benutzte, zweifellos hypnotischer Art sind.

Offensichtlich besitzen die Lotosse, die herrschenden Shaktis, die Buchstaben des Alphabets, die *bija*-Mantras und andere Gegenstände, ebenso wie die Diagramme, die bis in die kleinste Einzelheit in den alten Handbüchern dargestellt und graphisch in den Zeichnungen abgebildet werden, keine wirkliche Existenz und sind gedankliche Schöpfungen der Meister, um eine physische Darstellung ihrer Lehren zu bilden und diese mit einem gewissen Maß an Geheimnis, Feierlichkeit und Ehrfurcht zu erfüllen. Denn sie alle sind notwendige Bestandteile jeder wirksamen religiösen Praxis und Disziplin. Man erinnere sich daran, daß Kundalini-Yoga sehr alt ist und wahrscheinlich noch in eine Zeit vor der Zivilisation vom Indus-Tal zurückreicht. Wohlbekannt ist die Tatsache, daß bis zu vergleichsweise jüngsten Zeiten hin Ärzte phantastische Vorstellungen über Blut, Schleim, Menstruation und Ähnliches hatten, ebenso über die Organe und ihre Funktionen. Krankheiten wurden auch häufig dem bösen Einfluß von Geistern, Dämonen und anderen diabolischen Wesen übernatürlichen Ursprungs zugeteilt. Oft nahmen Menschen Zuflucht zu Exorzismus, Zaubersprüchen, zu Amuletten oder anderen magischen Heilmitteln selbst bei gefährlichsten und ansteckendsten Krankheiten, die durch moderne rationale Behandlungsmethoden heute langsam unter Kontrolle gebracht werden. In einem solchen Milieu von Unwissenheit und Aberglauben ist es nicht verwunderlich, daß phantastische Geschichten über das Phänomen der Kundalini im Umlauf waren und daß ihre Vertreter selbst unheimliche Erlebnise mit dieser geheimnisvollen Kraft hatten. Sie setzten hermetische Verfahren und kabbalistische Zeichen ein und bevölkerten den ganzen Körper von der Basis der Wirbelsäule bis zum Scheitel des Kopfes (wo der stärkste Einfluß der Kraft fühlbar wird) mit seltsamen Gegenständen und übernatürlichen Wesenheiten, um die ungewöhnlichen Manifestationen zu erklären. Konnte man eine andere Reaktion erwarten auf ein seltenes und geheimnisvolles Phänomen, das selbst in unserer Zeit des Fortschritts bisher noch nicht identifiziert wurde und auch, wenn man es lokalisiert hat, wahrscheinlich für die meisten Gelehrten zu einem schwierigen Problem wird?

Neuzeitliche Autoren beziehen sich auf Schriften, die Jahrhunderte alt sind und zu den Zeiten zurückführen, in denen die Welt noch in finsterster Unwissenheit lag und die Menschen stärker den Griff des Unheimlichen und Übernatürlichen spürten. Man kann einen Beweis für die Seltenheit des Phänomens darin sehen, daß in neuerer Zeit kein Meister dieses Yoga erschien, um die alten Abhandlungen umzuschreiben und sie in Übereinstimmung zu bringen mit den gewaltigen Fortschritten in Psychologie, Physiologie und anderen Wissenszweigen, die wichtig für dieses Thema sind. Zu gleicher Zeit gebührt den alten Schriftstellern großer Dank, weil sie trotz der Schwierigkeiten, unter denen sie arbeiteten, und der Unwissenheit ihrer Zeit eine beträchtliche Kenntnis des

Nervensystems besaßen, die über die allgemeine Orientierungsmöglichkeit weit hinausging und zweifellos durch inwendiges Beobachten der Bewegungen leuchtender, durch Kundalini freigesetzter Ströme erworben wurde.

Ein Buch, das dem heutigen Wissen entspricht, müßte den Standpunkt dieser phantastischen Beschreibungen der alten Autoren klären und sich nur auf die wissenschaftliche Tragweite dieses Phänomens konzentrieren. Ein heutiger Wissenschaftler, der mit der alten Tradition belastet ist, würde nicht nur in großer Verlegenheit sein, die gesicherten Befunde der Anatomie mit den seltsamen Objekten und mysteriösen Wesen, die an verschiedenen Stellen der Wirbelsäule ihren Platz haben sollen, in Einklang zu bringen, sondern er würde auch einsehen, daß seine Bemühungen, diese Hieroglyphen zu entziffern, sinnlos wären. Der Sucher früher Zeiten, für den dieses Vorhaben Lebenszweck war, brauchte diese lange Einführung in die Mysterien und verschlungenen Pfade der Esoterik, um bei der Stange zu bleiben und ihm ein Gefühl der Ehrfurcht für den Lehrer und das Thema zu vermitteln. Deshalb mußte der Urheber es mit mythischen Gottheiten und rätselhaften Gestalten ausschmücken, damit die Neugier und das Interesse der Schüler erhalten blieben.

Dies führt zu der grundsätzlichen Frage der Chakras an sich. Ohne die phantastischen Ausschmückungen bleiben die Nervenbündel von kreisförmiger Gestalt übrig. Hier betreten wir festen Boden, der durch unser gegenwärtiges Wissen über den menschlichen Körper erhärtet werden kann. Denn an diesen Stellen, wo man den Sitz der Chakras annimmt, liegen dicke Bündel sich kreuzender Nerven, die sofort erkennbar werden, wenn der mächtige Strom der Nervenenergie, den Kundalini erzeugt, im Organismus zu kreisen beginnt. Eine kleine Verbesserung der empfindlichen Instrumente, die heute für die Messung der elektrischen Tätigkeit im Gehirn und die Schnelligkeit der Nervenimpulse gebraucht werden, könnte es ermöglichen, in nicht allzu ferner Zeit die Schwankungen in der Qualität und Potenz der Nervenströme zu entdecken.

Wenn dies geschieht, dann sind die Veränderungen, die eine aktive Kundalini im Nervensystem bewirkt, ebenso wie der Durchfluß des noch kräftigeren Stroms durch die sich kreuzenden Nervenverbindungen leicht festzustellen. Heute schon haben die alten Schriften, wenn sie vernünftig gedeutet werden, mehr als ausreichende Beweise dafür geliefert, daß die entstehenden biologischen Reaktionen, auch wenn das ganze Phänomen einer übermenschlichen Kraft zugeschrieben wird, weitgehend vernünftig verstanden und behandelt würden entsprechend dem Wissensstand der damaligen Zeit.

Da es nicht möglich ist, die Lotosse und ihr Beiwerk mit den Entdeckungen der neuzeitlichen Physiologie in Einklang zu bringen, und sie im Labyrinth der alten Schriften befangen bleiben, deuten einige die *nadis* als feinstoffliche Kanäle des *prana,* die von den Nerven unterschieden sind. Sie nehmen einen Standpunkt ein, der im Widerspruch steht zu der grundlegenden Lehre der Tantras. Alle Lehren des Kundalini-Yoga haben als Ziel *bhutta shuddhi,* die Reinigung der fünf grobstofflichen Elemente des Körpers. Diese kann nur stattfinden mit Hilfe der körperlichen Organe, die vom Nervensystem und Gehirn beherrscht werden. Die verschiedenen Formen der Hatha-Yoga-Praxis: Stellung, *shatkarma,* Konzentration oder *prana-yama,* verlangen sichere Beherrschung oder Verbesserung der Funktionen der verschiedenen Organe und haben zum höchsten Ziel die Beherrschung des Körpers, um das Erwecken der Schlangenkraft zu erzwingen. Ist sie erwacht, dann bewirkt das Leben der durch die Nerven strömenden *prana*-Kraft eine Reinigung des Körpers und Verwandlung des Gehirns, damit übersinnliche Erfahrung ermöglicht wird. Wenn wir bereit sind anzuerkennen, was die tägliche Erfahrung uns zeigt, daß der Geist, der uns belebt, trotz seines göttlichen Wesens auf den Körper und durch ihn nur mit Hilfe des Gehirns, des Nervensystems und der verwickelten Gesamtheit des biologischen Organismus wirken kann, wie können wir dann annehmen, daß irgendeine andere göttliche Kraft unmittelbar den gleichen Körper beeinflussen und grundlegende Veränderungen und Verwandlungen ohne Vermittlung von Gehirn, Nervensystem und anderen Lebensorganen bewirken kann? Wenn *nadis* lediglich nichtstoffliche *prana*-Kanäle sind, durch welche Kanäle vollziehen sich dann die Veränderungen und Manifestationen im Körper? Angesichts dieser Tatsache widerspricht es nicht nur dem Geist der frühen Schriften, sondern auch den Forderungen des gesunden Menschenverstands und der höchst wissenschaftlichen Natur dieses ehrwürdigen Systems, überkörperliche und nicht nachprüfbare Vermittler verantwortlich zu machen für ein Phänomen, das in streng rationalen Begriffen erklärt werden kann.

In seiner Einführung zu den Yoga-Sutras des Patanjali (III. 32) sagt Vacaspati-Misra, daß »die Worte (im Kopf) sich auf *susumna* beziehen, und daß Patanjali *samyama* auf diese meint.« Die Worte »im Kopf« deuten auf eine Ortsbestimmung der Röhre *susumna* hin, die ihre körperliche Natur festlegt. Dies bestätigt die Katha-Upanishad (XI. 3, 16) mit den Worten: »Es gibt hundertundein Nerven des Herzens. Einer von ihnen *(susumna)* durchläuft den Kopf. Wenn man durch diesen Nerv aufsteigt, erlangt man Unsterblichkeit. Die anderen, die in verschiedenen Richtungen verlaufen, werden zur Ursache des Todes.« Eine weitere Bestätigung gibt die Brhadaranyaka-Upanishad (IV. 2, 3): »Und die menschliche Gestalt in seinem linken Auge ist seine Frau, *viraj* (Materie). Der Raum im Herzen ist der Ort ihrer Vereinigung. Das Blut im Herzen ist ihre Nahrung. Was wie ein Netz im Herzen aussieht, ist ihre Umhüllung. Der Nerv, der vom Herzen aufwärts steigt, ist der Durchgang für ihre Tätigkeit. Er gleicht einem Haar, das in tausend Teile gespalten ist. (Zahlreiche) Nerven *(nadis)* dieses Körpers, die *hita* genannt werden, wurzeln im Herzen. Durch diese geht die Essenz der Nahrung bei der Bewegung hindurch. Daher hat der feinstoffliche Körper feinere Nahrung als der grobstoffliche.« Die Nerven ziehen die feine Essenz aus dem Körper, die als psychische Nervenenergie den Organismus durchkreist.

Dieser biologische Extrakt oder das individuelle *prana* ist das Verbindungsglied zwischen dem Körper und der unkörperlichen kosmischen Lebensenergie. Wieder bestätigt die gleiche Upanishad (IV. 3, 20): »Die Nerven *(nadis)* im Menschen werden *hita* genannt; sie sind so fein wie ein Haar, das in tausend Teile gespalten ist, und sind mit weißem, blauem, braunem, grünem und rotem Serum erfüllt.« Ohne jeden Zweifel wird hier auf die körperlichen Nerven hingewiesen, und es ist keine Übertreibung, wenn wir sagen, daß einige der Nervenfasern so fein sind wie der tausendste Teil eines Haares. Die Farben sollen aus dem Gemisch von Wind, Galle und Schleim in unterschiedlichem Verhältnis bestehen, entsprechend den Vorstellungen der jeweiligen Zeit. Pancastavi (Vers 2) vergleicht Kundalini mit den feinen Fasern des Mädchenhaarfarns, ein sehr geeignetes Bild für die schmalen Nervenfasern, die den menschlichen Körper bedecken. Diese Ansicht wird wieder eindeutig vom Hatha-Yoga-Pradipika (II. 4) bestätigt mit den Worten: »Solange *nadis* von Unreinheiten verschmutzt sind, geht die Bewegung des *prana* nicht durch den mittleren Durchgang *(susumna)*, und solange *prana* nicht durch *susumna* fließt, wie kann das Unternehmen dann erfolgreich sein? Wenn die *nadis* mit Unreinheit behaftet sein können, müssen sie körperlicher Natur sein. *Pranayama* und andere Übungen des Hatha-Yoga haben das Ziel, diese Unreinheiten zu entfernen.«

Shiva-Samhita (II. 29, 30, 31, 32) gibt eine graphische Darstellung der anatomischen Anordnung der Nerven *(nadis)*, die keinen Zweifel an ihrem physischen Charakter zuläßt. Um zu einer richtigen Auswertung der Berichte der alten Autoren zu gelangen, muß man bedenken, daß die Beschreibungen nicht so ausführlich und genau sein können wie in einem neuzeitlichen Handbuch der Physiologie. Denn die Struktur des Körpers war in ihrer Zeit ein unerforschliches Geheimnis. Wenn auch der Pulsschlag wohlbekannt war, blieb das Rätsel des Blutkreislaufs noch ungelöst. Im Licht dieser Tatsachen sagt die folgende Beschreibung des Nervensystems unerhört viel aus.

Sie lautet: »Andere *nadis* (neben *susumna*), die von *muladhara* aufsteigen, verbreiten sich zur Zunge, zum Penis, zu den Augen, den großen Zehen, zu Ohren, Bauch, Armhöhle, Daumen und zu den unteren Gliedern und enden dort. Aus diesen *nadis* entstehen durch Verzweigung und Verästelung 350 000 *nadis*, die an ihren jeweiligen Stellen liegen. Alle diese lebendigen *nadis* wirken, indem sie *prana* (von einer Seite zur anderen) tragen, und sind durch Teilung und Vermehrung über den ganzen Körper verbreitet.«

Die von Arthur Avalon und anderen wiedergegebene Ansicht, daß *nadis* feinstoffliche Kanäle der *prana*- oder Lebensenergie sind, wird nicht von den Darstellungen der alten Abhandlungen bestätigt. Wenn einmal zugegeben wird, daß die von den frühen Schriftstellern benutzte Bezeichnung *nadis* sich auf die in unserem Fleisch und Blut vorhandenen Nerven bezieht, dann würde eine Wandlung in der Vorstellung von Kundalini-Yoga eintreten, und die Lehre aus nicht nachweisbaren unkörperlichen Bereichen würde als nachprüfbares biologisches Phänomen den festen Boden der Erde berühren. Dies alles ist von tiefer Bedeutung und soll noch an anderer Stelle in diesem Buch erklärt werden. Wäre das System der Kundalini von anderen entwickelt worden, dann hätten diese möglicherweise ihre eigenen Schriftzeichen mit Kundalini verbinden können, wenn auch nicht in der gleichen Art, wie dies in Indien geschah. Um diese etwas geheimnisvolle Feststellung zu erhellen, mag folgende Erwähnung genügen. Da Offenbarung und Genius einer erwachten Kundalini entspringen und die Sprache das Hauptmedium des Ausdrucks beider ist, bedeutet die Verbindung des Sanskrit-Alphabets mit den anderen symbolischen Darstellungen der geheimnisvollen Kraft einen völlig natürlichen Vorgang. Nachdem diese Beziehung, die den alten Meistern wohlbekannt war, dennoch in keiner alten Abhandlung deutlich herausgestellt wurde, vermochte keine moderne Darlegung dieses Yoga, trotz eingehenden Studiums und Forschens, seine Bedeutung zu verstehen oder zu erklären, was höchst wichtig gewesen wäre. Die Neigung, die

Die alten Schriftsteller haben kein Geheimnis aus dieser ungeheuren Aufgabe gemacht, die menschliche Anstrengung allein nicht vollbringen kann. Die weitreichende Veränderung im Bewußtseinszustand durch Yoga wird nur möglich, weil die Natur im Körper eine Anlage vorgesehen hat, die durch bestimmte Methoden erregt werden kann. Es gibt noch eine andere unveränderliche Bedingung. Das Nervensystem des Schülers muß schon einen gewissen Grad an Bereitschaft – durch Vererbung und durch eine rechte Lebensweise – erlangt haben, ehe die Manipulation oder sogar die Tätigkeit der Anlage wirksam genug sein kann, um die gewünschte Frucht zu tragen. Weil dieses Unterfangen so ungeheuer ist und man nicht sagen kann, wie es ausfallen wird, haben die Alten die geheimnisvolle Kundalini, den Schlüssel zu diesem System und Kraftzentrum, mit einer zusammengerollten Schlange verglichen, die schlafend auf dem *kanda*, einem Dreieck, liegt, dessen Spitze abwärts weist zu dem Bereich, der vom unteren Ende der Wirbelsäule begrenzt wird. Wenn auch einige Unterschiede in den Berichten verschiedener Autoren über den Ort von *kanda*, dem Sitz der Kundalini bestehen, stimmen doch alle darin überein, daß der Bereich zwischen Damm und Nabel liegt. Die Lage des *muladhara* und der anderen Chakras wird mit großer Gewissenhaftigkeit beschrieben trotz leichter Verschiedenheiten in diesen Berichten. Auch diese Tatsachen machen deutlich, daß Kundalini, die im Raum lokalisiert ist, eine physiologische Basis hat. Deshalb müßten auch der Kanal oder die *nadis*, durch die sie wirkt, eine physische Existenz haben. Wie der ganze mit *kanda* verbundene Bereich durch das Erwachen der Schlangenkraft, die durch Ausstrahlung von Energie an alle Lebensorgane und -zentren die Verjüngung des Körpers und die Höherentwicklung des Bewußtseins bewirkt, aktiviert wird, darauf soll später noch eingegangen werden.

Angesichts dieser Tatsachen wäre es falsch anzunehmen, daß aufgrund der Berichte über *nadis*, die nicht genau mit der heutigen Darstellung des Nervensystems übereinstimmen, und wegen der angenommenen Existenz von Lotossen und anderen Attributen der Chakras, die in Wirklichkeit nicht besteht, die Andeutungen in den Tantras und in anderen Schriften über Kundalini sich nicht auf die körperlichen Nerven, sondern auf die hypothetischen Kanäle der Lebensenergie beziehen, die den menschlichen Körper durchdringen. Wäre dies der Fall, dann hätten sich die alten Meister damit begnügt, rein gedankliche Übungen zu empfehlen, um die Kanäle anzuregen, die keine körperliche Realität haben und deshalb nur durch Vermittlung des Denkens zugänglich sind, und hätten nicht die mühsame und sogar gefährliche Übung des *pranayama* vorgeschlagen, die unmittelbar sowohl das autonome wie das zentrale Nervensystem betreffen, zusammen mit *mudras* und *bandhas,* die ohne Zweifel körperliche Übungen sind. Daß seit vorgeschichtlichen Zeiten komplizierte, mühsame und schmerzhafte psychosomatische Methoden benutzt wurden, ist ein unfehlbares Zeichen, daß die Anlage, die erregt werden soll, eine objektive und konkrete Wirklichkeit besitzt. Wenn sie körperliche Existenz besitzt, dann müssen die Ergebnisse ihrer Erregung einer deutlich sichtbaren psychischen oder biologischen Aktivität gleichen so wie die Tätigkeit anderer Organe des Körpers. Daß dies der Fall ist, wird in den folgenden Kapiteln allmählich klar werden. Das universale *prana* ist gewiß eine unkörperliche Substanz wie der Geist, aber es hat ein greifbares, organisches Medium, mit dem es auf lebendige Organismen wirkt. Dies geschieht durch besondere Kanäle, das heißt durch das cerebro-spinale System. Wir wissen sehr wohl, daß das Gehirn das Instrument für den Ausdruck der Gedanken ist. Der einzige Weg, auf dem wir mit dem übersinnlichen Bereich des Geistes in Verbindung treten können, ist das Abstimmen des Gehirns auf feinere Schwingungen, die auf dem gewöhnlichen Weg nicht wahrzunehmen sind. Welche Methoden auch zur Erreichung dieses Ziels verwendet werden – Meditation, *prana-ayama, mantra* oder Gebet –, in jedem Fall ist das angeregte oder beeinflußte Organ das Gehirn oder besondere Teile von ihm, über die wir noch im dunkeln tasten. Wir wissen nicht, welche Wirkung das Schulen oder Einstimmen hat oder welche Veränderungen in den Nerven oder der grauen und weißen Gehirnmassen auftreten, aber eines ist sicher: Alle unsere Übungen und Techniken wirken sich letztlich auf das Gehirn aus. Das gleiche trifft buchstäblich für den Fall der Erregung von Kundalini zu. *Prana* wirkt auf unseren Körper mit Hilfe von Nerven und Gehirn. Um Kundalini zu wecken, ist es deshalb notwendig, unsere Bemühungen auf das Schulen und Einstimmen beider zu richten. Genau das schreiben die alten Weisen dem Schüler vor. Der somatische Kanal des cerebro-spinalen Systems ist für das Erwecken der Kundalini und ihre daraus folgende Tätigkeit so notwendig wie die Pflege und Entwicklung des Gehirns für die bessere Ausdrucksmöglichkeit des Gedankens. Kritiklose Annahme der vorhandenen Darstellungen statt Aufklärung hat das Thema noch mehr verdunkelt und kompliziert. Dies brachte falsche und irreführende Behauptungen über diese mächtige Kraft in Umlauf. Wie sehr selbst Gelehrte durch die geheim verschlüsselten Beschreibungen und kabbalistischen Zeichen und Diagramme sich haben irreführen lassen, ist erstaunlich. Der gewöhnliche Mensch hat somit völlig verkehrte Ideen von dieser Kraft und behandelt sie als eine übernatürliche Macht, die, durch Yoga-Übungen erworben oder erweckt, eine Wunderlampe in die Hände des glücklichen *sadhaka* legt, mit der er umgehen kann, wie er will.

Abgesehen von der großen irreführenden Menge von Chakras, Lotossen, Shaktis, Schlangen, *mantras* und anderen mythischen Schöpfungen des menschlichen Bewußtseins, hat dieses alles im Lichte moderner Erkenntnis einen Anschein von Glaubwürdigkeit. Was wir als Thema der Forschung akzeptieren können, ist die überraschende Tatsache, daß der menschliche Körper im Bereich nahe der Wurzel der Wirbelsäule ein Reservoir von Lebensenergie besitzt, das, wenn es durch bestimmte bewährte Methoden aktiviert wird, zu erstaunlichen Veränderungen des Erkenntnisvermögens führt und das Gehirn empfänglich für höhere Existenzstufen oder andere Dimensionen des Bewußtseins macht. Dies ist eine außergewöhnliche Erfahrung, die der Geschichte ihren Stempel fast jedesmal aufdrückte, wenn sie Schicksal eines Menschen wurde, der sich fast immer zu einem Propheten oder erleuchteten Weisen entfaltete. Aber dies ist nicht alles. Die Vorbedingungen, die die Natur für die Verwandlung fordert, um einen transzendenten Bewußtseinszustand auszudrücken, ist ein hochentwikkelter Körper, ein überdurchschnittliches Nervensystem und Gehirn. Die Verheißungen der alten Texte über Gesundheit und Langlebigkeit haben deshalb in gewissem Maße eine reelle Grundlage. Übernatürliche psychische Begabungen wie Prophetie und Hellsehen, ebenso wie die Macht der Faszination und magnetische Anziehungskraft sind in gewissen Grenzen dem Eingeweihten erreichbar. Dies ist, kurz gesagt, die Botschaft der Tantras und aller frühen Abhandlungen über Kundalini. Tatsächlich ist es, wie schon erklärt wurde, Ziel und Gegenstand jeder Yoga-Form und jeder religiösen Disziplin. Denn das höchste Ziel jedes okkulten oder religiösen Strebens ist es, die Gedanken mit dem kosmischen Bewußtsein oder dem unendlichen Universum des Lebens, das dem natürlichen Bewußtsein verborgen ist, in Einklang zu bringen. Übernatürliche psychische Begabungen, gesteigerte Intelligenz und literarische Talente begleiten stets den Gipfel der vollbrachten Verwandlungen.

Der Bereich an der Wurzel der Wirbelsäule ist von dicken Nervensträngen durchzogen und bildet auch den Schnittpunkt einer großen Anzahl von Arterien und Venen. Die Nerven kommen sowohl vom zentralen wie vom sympathischen Nervensystem. Dieser zentrale Raum des Körpers bildet den Sitz des Fortpflanzungsapparats bei Mann und Frau. Man kann die Tatsache nicht leugnen, daß menschliches Leben von diesem Bereich seinen Anfang nimmt und daß aus ihm die sexuellen Impulse ausgehen, die eine äußerst starke Wirkung auf das Gehirn ausüben. Hier ist der Sitz von Mysterien und Romanzen, von den noch unerforschten Möglichkeiten des Lebens, von der Schöpferkraft, ebenso wie von Geistesstörungen und Besessenheit, deren Tiefen die Psychologie erst jetzt zu erforschen begonnen hat. Dieser Teil der menschlichen Anatomie ist Gegenstand unaufhörlicher Spekulation seit fernster Vergangenheit. Oft ist es der erste Teil des Körpers, der die Neugierde eines Kindes weckt. Er wurde vom Himmel – aus Gründen, die er selbst am besten kennt – dazu bestimmt, neben seiner üblichen Funktion der Fortpflanzung dem noch edleren Zweck der Evolution zu dienen, zusammen mit einem besonderen Zentrum im Gehirn und einer Unzahl von Nerven, die das Lebenselixier aus allen Teilen des Körpers zur Weiterleitung durch einen schmalen Kanal in der Wirbelsäule herausziehen. Dieser Aufwärtsfluß der Nervenenergie, der teilweise benutzt wird zur Fortpflanzung (*urd-hava-retas* in Sanskrit) bildet die Grundlage des Kundalini-Yoga. Es ist tatsächlich das höchste Ziel jeder Yoga-Art, die zur Erlangung transzendenter Bewußtseinszustände geübt wird. Wie das Elixier in einen noch mächtigeren Nervenstrom verwandelt wird, welche Nerven hierbei eingeschlossen sind, welcher Gehirnbereich am meisten betroffen ist und wie die Verwandlung des Bewußtseins stattfindet, sind Fragen, deren Beantwortung die hingebungsvolle Arbeit zahlloser Gelehrter kommender Zeiten verlangt, damit eins der bedeutsamsten Geheimnisse der Natur gründlich erforscht wird, das der Religion und jeder Form von religiöser Disziplin, einschließlich Yoga, zugrunde liegt. Wenn wir nur ein Zehntel dessen, was die alten Meister für Kundalini-Yoga beanspruchen, für wahr halten: Überbewußtsein, psychische Kräfte, Langlebigkeit, strahlende Gesundheit, Genie und eine Menge anderer Gaben und Talente, so deutet dies auf eine verborgene Quelle von Energie und Körperkraft, die so wunderbar, so mächtig und so wertvoll für Frieden und Glück der Menschheit sein kann, daß kein Preis und kein Opfer für den Erwerb dieses Geheimnisses zu groß wäre.

4 Wahrer und falscher Yoga

Ein sehr wesentliches Erfordernis des Yoga, das dem Schüler gegenwärtig sein sollte, ist nach einigen Gewährsleuten *viveka* (Unterscheidung). Der Mensch muß entscheiden können, was von wirklichem Wert und von Dauer und was unsubstantiell und vorübergehend ist. Wie notwendig *viveka* auf dem Pfad der Befreiung ist, wird von Sankaracarya in Viveka-Cudamani (147) mit folgenden Worten ausgedrückt: »Diese Bindung kann weder durch Waffen noch durch den Wind zerstört werden noch durch Feuer oder Millionen von Handlungen (die in den Schriften auferlegt werden), durch nichts außer dem mächtigen Schwert der Erkenntnis, die aus Unterscheidung *(viveka)* entsteht, geschärft durch die Gnade des Herrn.« Es ist leicht verständlich, daß keine Aussicht auf Erfolg in einem so schwierigen Unterfangen wie Yoga besteht, solange nicht der Schüler ein genaues Gefühl für Werte hat und die Fähigkeit besitzt, das für ihn wahrhaft Segensreiche oder sein Gegenteil zu bestimmen. *Viveka* ist somit der Grundstein, auf dem die folgenden Bemühungen eines ernsthaften Suchers ruhen können, weil er allein das Ziel und den Pfad wählen muß, die er erreichen will. Studium von Büchern und heiligen Schriften oder der Rat von Kennern und Lehrern können nur helfen, eine Sammlung verschiedener Ziele und dahin führender Wege aufzuzeigen, die von verschiedenen Kennern befürwortet werden, die ebenso gelehrt wie fromm und überzeugend sind. Die Auswahl aber muß von dem Schüler aufgrund seiner eigenen Fähigkeiten und Unterscheidungen selbst getroffen werden, unabhängig von den Vorschlägen anderer. Dies ist das Hauptproblem, von dem der zukünftige Erfolg abhängt.

Denken wir nicht gründlich nach, erwägen wir nicht tage- und wochenlang die Wahl eines Berufes, eines Partners oder die Ausführung eines gefährlichen Unternehmens, auch dann noch, wenn wir unsere Freunde um Rat gefragt haben, ehe wir die endgültige Entscheidung treffen unter dem Gesichtspunkt dessen, was uns am geeignetsten erscheint? Wie müßte hiernach unsere Entscheidung ausfallen, wenn wir versuchen, Gott, den Schöpfer, zu erreichen, oder wenn wir den Zugang zu höheren Bewußtseinsebenen gewinnen wollen, die, solange wir sie nicht gefunden haben, unzugänglicher sind als das tiefste Meer und weiter entfernt als der entfernteste Gegenstand auf Erden?

Wenn wir aber ein echtes Verlangen nach dieser Suche haben, sollten wir uns dann nicht mit ganzem Herzen zuerst einem eingehenden Studium der Literatur über dieses Thema widmen, vor allem dem Studium von Leben und Äußerungen derer, die – wie berichtet wird – das Ziel erlangt haben, damit wir herausfinden, welche Art Menschen sie waren, welche Hindernisse ihnen auf dem Weg begegneten und welche Belohnungen sie für ihre Bemühungen, Opfer und Leiden letztendlich empfingen? Diese Untersuchung, verbunden mit dem Studium heiliger Schriften wie der Bibel, des Korans, der Bhagavad-Gita, des Dhammapada oder eines anderen überlieferten buddhistischen Textes wird wahrscheinlich genügen, um einem ernsthaften Sucher genügend Einsicht zu verschaffen, daß er das Ziel festlegen kann, das er sich stellen sollte, und die Erwartung, die er sich am Ende erhofft, wenn seine aufrichtigen Bemühungen Frucht tragen sollen. Wird auf diese Weise, nach Abwägung des Für und Wider, der Zugang zum Yoga gewonnen, dann werden die Vorstellungen über diese heilige Wissenschaft im Bewußtsein der meisten Menschen im Osten und Westen eine gründliche Wandlung erfahren, und diese wird zu einer gesünderen und nüchterneren Anschauung führen. Dann wird Yoga keine magischen Eigenschaften mehr besitzen, wie die Menschen bisher glaubten, sondern wird sich als objektive Wirklichkeit beweisen, in der Risiken, Schwierigkeiten, Enttäuschungen und Verwirrungen ebenso vorkommen wie bei jedem anderen menschlichen Unternehmen.

Daß der höchste Vollzug im Yoga so selten erreicht wird, ist in der Hauptsache darauf zurückzuführen, daß die meisten, die sich auf den Weg machen, oftmals kein klares Bild des gewünschten Zieles haben und nicht wissen, wie sie sich ausrüsten sollen oder was sie auf dem Weg erwarten können. Gewöhnlich nehmen sie die Darstellungen der Lehrer an, die sie um Führung bitten, die aber häufig selbst nicht Weg und Ziel kennen. Sie sitzen weiter in der Stellung und führen die Übungen aus, die sie von solchen Lehrern empfangen haben. Auf diese Weise bringen sie eine Lehrmethode, die in ihrer echten Form in die Tiefen des menschlichen Bewußtseins eindringen soll, um grundlegende Veränderungen in der ganzen psychologischen Haltung eines Menschen zu bewirken, auf die Ebene eines mechanischen, physischen oder gedanklichen Trainings. In einem Kommentar über die Eigenschaften, die für einen die Erleuchtung Suchenden notwendig sind, heißt es in Updesa-Sahasri: »Er muß ruhigen Geistes sein, die Sinne beherrscht haben, frei sein von (Charakter-)Fehlern, gehorsam, voller Tugenden (dem Lehrer gegenüber), stets fügsam und ohne Unterlaß nach Befreiung suchen.«

Unterscheidung und Leidenschaftslosigkeit sind zwei der wesentlichsten Eigenschaften, die der Schüler benötigt. Ihnen haben alle heiligen Schriften Indiens den Vorrang gegeben. »Er aber (der Wagenlenker, das heißt der Körper), der durch seinen nicht unterscheidenden Intellekt und einen unbeherrschten Geist immer wieder unrein wird, erlangt nicht dieses Ziel«, heißt es in der Katha-Upanishad. »Er erlangt nur weltliche Existenz (die Geburt und Tod einschließt).« Während der Probezeit, die im alten Indien die Schüler mit ihren Lehrern verbrachten, hatten letztere genügend Gelegenheit, sich ihre Meinung zu bilden über die Vorzüge ihrer Schüler in bezug auf die Vorschriften der heiligen Texte. Dies ergibt sich deutlich aus verschiedenen Stellen der Upanishaden. So heißt es in der Mundaka-Upanishad (I. 13): »Der weise Lehrer sollte dem Schüler, der ihm mit gebührender Höflichkeit begegnet, dessen Bewußtsein völlige Ruhe erlangt hat und der seine Sinne beherrscht, die Weisheit Brahmans mitteilen, durch die man das unvergängliche und wirkliche Sein erfährt.«

Die Bhagavad-Gita lenkt wiederholt die Aufmerksamkeit auf die geistigen Fähigkeiten des Schülers und betont von Zeit zu Zeit die Tatsache, daß ohne die grundlegenden Tugenden des Nicht-Verhaftetseins, der Selbstbeherrschung, der Hingabe, des Vertrauens und der intellektuellen Unterscheidung Erfolg auf der Suche nach Befreiung nicht möglich ist. Zuerst muß Selbstbeherrschung gewonnen werden, bevor die tatsächliche Yoga-Schulung beginnen kann. »Mit ruhigem Selbst, frei von Furcht, der Keuschheitsregel untertan, den Sinn zügelnd, an mich denkend, andächtig sitz' er, mir geweiht.« So spricht Krishna zu Arjuna (Bhagavad-Gita, VI. 14). Und in Vers 36 heißt es weiter: »Wer sich nicht zähmt, der kann nur schwer Andacht erreichen – denk' ich mir –. Wer sich bezwang und wer sich müht, kann solcherart erreichen sie.«

Diese Stellen erhellen in voller Deutlichkeit und ohne die kleinste Spur von Zweideutigkeit, daß ein gut abgestimmter Intellekt, der den *sadhaka* bei der Wahl seines Ziels und seiner Lebensweise und -führung zu lenken vermag, eine unbedingte Voraussetzung für die Yoga-Erfahrung ist. Da gegenwärtig Yoga mehr oder weniger eine persönliche Bemühung ist, und eine große Verschiedenheit von Methoden vorhanden ist, ebenso zahllose Vertreter, von denen jeder laut seine eigene Methode anpreist, verlangt die Auswahl eines Lehrers die gleiche feinsinnige Schulung des Intellekts, wie dies bei allen anderen Dingen der Fall ist. Wer diese Auslese nicht mit genügend Sorgfalt trifft, kann jeden möglichen Fehler begehen, auch wenn er nach eingehendem Studium und Überlegen das Ziel und den Weg, den er gehen möchte, gewählt hat.

Dies führt uns zu dem innersten Kern des Problems, das wir erörtern möchten. Seitdem die verschiedenen Schulungsweisen des Yoga geübt und vorgeschrieben wurden, ist eine große Verwandlung in der Lebens- und Denkweise und in der sozialen Umwelt der Menschen eingetreten. Yoga erfordert eine bestimmte Lebensart und bestimmte geistige Eigenschaften wie Entsagung, Selbstverleugnung und Hingabe, die nicht vereinbar sind mit den Forderungen der heutigen auf Konkurrenz gegründeten, schnellebigen Zeit. Spitzfindige Lehrer unternehmen vergebliche Versuche, die alten Lehren den heutigen unnatürlichen und sich gegenseitig bekämpfenden sozialen Systemen, häufig mit verheerenden Folgen, anzupassen, anstatt ihren Schülern zu raten, diese wesentlichen Eigenschaften zu pflegen und eine harmonische Lebensweise anzustreben. Der Umfang dieses Buches erlaubt es nicht, auf Einzelheiten einzugehen. Es genüge der Hinweis, daß eine allmählich wachsende Unstimmigkeit besteht zwischen der grundlegenden Vorstellung und der Praxis des Yoga, wie er auf dem Höhepunkt spiritueller Praxis in der Vergangenheit Indiens gelehrt wurde und wie er jetzt der Welt dargeboten wird. Die Wirkung dieser absichtlichen Entstellung hat im Westen besonders viel Schaden angerichtet, weil die Suchenden, die oftmals nicht im religiösen Schrifttum Indiens bewandert sind, die nötigen Kenntnisse nicht besitzen, um zwischen den Regeln der offenbarten Schriften und den Lehren ihrer modernen Vertreter zu unterscheiden.

Seit ältesten Zeiten gab es drei Gruppen religiöser Lehrer und Okkultisten, die man unterscheiden muß, um nicht unnütze Kraft zu vergeuden und enttäuscht zu werden. Eine dieser Gruppen besteht aus Menschen, die tief in das heilige Wissen eingedrungen sind und sich vollkommen vertraut gemacht haben mit den Einzelheiten verschiedener esoterischer Systeme und religiöser Disziplinen, diese sogar ausgeführt haben und die Fähigkeit besitzen, andere durch ihr Wissen und ihre Reden zu beeindrucken. Die zweite Gruppe umfaßt jene, die sorgfältig die Disziplinen geübt haben und die notwendigen Tugenden besitzen oder pflegen und als Ergebnis langer, unaufhörlicher Bemühungen einen ruhigen Geisteszustand erlangt und visionäre Erfahrungen gemacht haben. Sie haben auch psychische Kräfte entwickelt oder sind von Natur aus mit ihnen begabt. Hierzu gehören Gedankenlesen, Hellsehen etc., die sie bei Gelegenheit zur Schau stellen, um Respekt bei ihren Anhängern zu erwecken. Die dritte Gruppe, die äußerst begrenzt und selten ist, besteht aus jenen, die entweder als Ergebnis einer kurzen oder langen Schulung, zusammen mit hohen geistigen Anlagen, einer strengen Lebensführung und überaus gütigem Charakter oder als eine naturgegebene Begabung den glückseligen Zustand durch psychische Gaben, Funken der Erleuchtung und Inspiration erlangen und in einem stärkeren Kontakt mit einer sie verzückenden inneren Welt als mit der äußeren bleiben. Alle Yoga-Systeme sind dazu bestimmt, den Bewußtseinszustand der dritten Gruppe hervorzurufen. Aufgrund der zahllosen mitbedingten Faktoren und der radikalen Art der Wandlung, die herbeigeführt werden soll, wird dieser Zustand nur in wenigen Fällen unter Tausenden fruchtbar sein.

Die anderen zwei Gruppen arbeiten mit dem Licht, das sie von der eben erwähnten dritten Gruppe, den wahrhaft Erleuchteten, borgen. Sie treten nur selten in den Vordergrund, da wahre geistige Entfaltung äußerst selten ist. »Unter Tausenden von Menschen strebt nach Vollendung einer kaum. Von den erfolgreich Strebenden kennt wahrhaft mich kaum einer noch (Krishna, das Universale Selbst)«, heißt es in der Bhagavad-Gita (VII. 3). Wie schwer der Weg ist, für den erleuchtete Lehrer notwendig sind, beschreibt die Katha-Upanishad (I. 3, 14): »Erhebe dich, erwache und lerne, indem du dich den Erhabenen nahst. Die Weisen stellen diesen Weg als unbeschreitbar dar wie eines Messers Klinge, auf deren Schärfe man nicht treten kann.« Da Menschen im allgemeinen auf verschiedenen Entwicklungsstufen stehen, sowohl im intellektuellen wie im moralischen Sinn, und verschiedene Neigungen und Verlangen haben, besitzen sie auch unterschiedliche Vorstellungen über das, was Vollendung und was das Höchste ist. Sie werden auf ihrer Suche nach geistiger Erfahrung von verschiedenen Absichten geleitet. Manche suchen weltlichen Erfolg und Erfüllung sinnlicher Begierden, die sie durch magische Begabungen zu erlangen hoffen. Andere jagen nach Stellung und Macht und streben danach, durch Entwicklung magischer Anziehung und Ausstrahlung okkulter Kräfte Menschen zu beherrschen. Andere wieder hungern nach psychischen Kräften und übernatürlichen Fähigkeiten wie Hellsehen, Levitation und ähnlichem, und noch andere verlangen Gesundheit, Langlebigkeit und unter allen Umständen geistigen Frieden. Nur wenige wissen wirklich etwas vom wahren Ziel des Yoga und sehnen sich nach höchster Erfahrung, der sie jede andere Rücksicht unterordnen. Alles Bemühen wird auf dieses edle Ziel hingewendet.

Seit ältesten Zeiten war Magie ein Bestandteil der Religion. Auf »primitiven« Stufen ist die Religion auch so wenig von Magie zu unterscheiden, daß einige Gelehrte – unter ihnen J. G. Frazer – dieser den Ursprung der Religion zuschreiben. Während der Vedischen Zeit stand Magie in Indien stark im Vordergrund, auch in den Upanishaden finden sich Anklänge an das Magische. So wird in Brhadarnyaka (6, 4, 12) einem betrogenen Ehemann ein magisches Heilmittel angeboten: »Wenn die Ehefrau einen Liebhaber hat und der Mann diesem Schaden zufügen will, dann sollte er das Feuer in einem nicht gebrannten irdenen Gefäß am Brennen erhalten, Spitzen von Riedgras in entgegengesetzter Weise (wie üblich) ausbreiten und diese mit *ghee* (ausgelassener Butter) bestreichen und im Feuer als Opfer darbringen mit den Worten: ›Du hast in meinem brennenden Feuer dein *prana* und *apana* geopfert. Ich nehme sie fort . . . Du hast in meinem brennenden Feuer deine Söhne und dein Vieh als Opfer dargebracht. Ich nehme sie fort, etc. . . .‹ «

Patanjali hat das dritte Buch seiner Yoga-Sutras der Aufzählung von übernatürlichen Gaben und wunderbaren Kräften gewidmet, die durch Yoga erlangt werden können. Die Tantras und Bücher über Hatha-Yoga sind voll von magischen Riten, Zaubersprüchen, Zauberformeln und Übungen, um märchenhafte Kräfte und übernatürliche Gaben zu erlangen. Dieser Ausflug in den Bereich der Magie und des Wunderbaren hat – selbst bei den großen Yoga-Meistern – eine tiefe Bedeutung für die menschliche Natur, da ein großer Teil der Menschheit eine angeborene Neigung zum Wunderbaren und Übernatürlichen hat. In manchen Fällen ist diese Neigung so stark, daß noch so viele Argumente und selbst Beweise des Gegenteils nicht abraten und überzeugen können, daß der Bereich des Übernatürlichen noch im Dunkel von Zweifel und Aberglauben verhüllt und manchmal sogar Schwindel und Betrug ist und daß die Vorführung magischer oder wunderbarer Kräfte selten, wenn überhaupt, über allem Zweifel erhaben ist. Jedenfalls haben sie den Menschen, die mit solchen Gaben begnadet waren, niemals auf lange Zeit Ansehen oder Gutes gebracht.

Die Lehrer der zwei niederen Gruppen nehmen die menschliche Natur so, wie sie ist, und passen ihre Lehren den Anlagen ihrer Schüler an. Das Verlangen nach spirituellem Abenteuer und das Erwerben wunderbarer Kräfte, die unbewußte Sehnsucht im Herzen vieler Menschen, die zu Yoga oder anderen okkulten Methoden greifen, finden Antwort in zahllosen Büchern unserer Zeit, die diese Menschen reichlich mit verschiedenstem, ihrem Geschmack angepaßtem, bunt schillerndem und schön ausgeschmücktem Stoff versorgen. Texte aus Yoga und Tantras der Vergangenheit in Indien und Tibet verschaffen das Rohmaterial, aus dem diese wohlschmeckenden Gerichte zubereitet werden. Hieraus ergibt sich, daß billige und gefährliche Methoden den Unbekümmerten gelehrt werden und Yoga, von seinem hohen Piedestal herabgenommen, ein verkäuflicher Artikel wurde, den jeder für Geld erwerben konnte. Hypnose, Suggestion, Drogen, Magie, Tricks, *mantras*, auch jeder andere Kunstgriff, der Neugier erregt und das Interesse für das Wunderbare und Okkulte anreizt, stehen denen frei zur Verfügung, die mit dem Übernatürlichen Geschäfte machen. Die Unterscheidungskraft eines ausgeglichenen Intellekts, von den alten Meistern für die rechte Wahl des Lehrers und des eingeschlagenen Weges als unentbehrlich erachtet, ist von dem heute zugkräftigsten Motiv ersetzt worden: dem Gelderwerb. Selten bedenken die Schüler, daß ein Guru, der in ihr Ohr ein *mantra* haucht und sie in einer bestimmten Weise das Meditieren lehrt, mit dem Befehl, dieses täglich zu wiederholen, um solche oder andere Ergebnisse zu erlangen, ohne ihr Wissen eine Suggestion tief in ihr Unbewußtes einpflanzte und mit ihnen in gleicher Weise verfährt wie Geistheiler oder Psychiater mit der Masse ihrer Patienten, die sich in ihre Kliniken drängen oder sich zur Behandlung um sie scharen. Die Schüler, die nach Yoga oder dem Okkulten verlangen und sich dabei nicht auf ihre eigenen Bemühungen unter der Anleitung eines Führers verlassen, zeigen eine geistige Schwäche in der völligen Abhängigkeit von ihrem Lehrer auf dem Weg zur Erneuerung, mangelnde Charakterstärke und einen ungesunden Durst nach dem Göttlichen. Wer der Meinung ist, er könne die höheren Bewußtseinszustände auf diese Weise oder durch Annahme irgendeiner ungewöhnlichen oder leichten Methode erreichen, betrügt sich selbst und wirft indirekt einen Schatten des Zweifels und des schlechten Rufs auf diese alte Wissenschaft.

Hypnose und Suggestion haben seit frühesten Zeiten eine große Rolle in allen religiösen und okkulten Praktiken gespielt. Die magischen Riten der Primitiven und die Okkultisten aus Ägypten, Chaldäa, Griechenland und anderen alten Zivilisationen machten davon reichlich Gebrauch. Die Lehren des Yoga enthalten starke Elemente von Selbsthypnose und Suggestion. Das Erlangen eines transzendentalen Bewußtseinszustandes, das die Bemühungen der meisten berühmten Mystiker, Weisen und Yoga-Heiligen der Vergangenheit krönte, ist ein einzigartiges Phänomen mit bestimmten, erkennbaren Eigenschaften, die objektiv bezeugt werden. In anderen Fällen, bei denen die Schüler geistiger Methoden, einschließlich von Yoga, Visionen wahrnehmen und übernatürliche Erfahrungen machen oder ihrer Meinung nach einen Zustand geistiger Ruhe erlangen, die anderen Talente aber nicht entwickelten, über die in einem späteren Kapitel gesprochen werden soll, und keine nennenswerte Veränderung ihrer gesamten

Persönlichkeit erfuhren, unterliegen nicht selten der Autosuggestion oder der Suggestion eines Lehrers, die in das Unbewußte eingegangen ist. In einem Kommentar über diese Möglichkeit der Wandlung schreibt William James in seinem Buch über die verschiedenen religiösen Erfahrungen: »Ähnliche Geschehnisse gibt es in Fülle, einige mit und einige ohne Lichtvisionen, alle aber mit einem erstaunlichen Glücksgefühl und mit dem Empfinden, unter einer höheren Macht zu stehen. Wenn wir völlig absehen von der Frage nach ihrem Wert für das künftige geistige Leben des Einzelnen und sie allein auf der psychologischen Ebene betrachten, dann erinnern uns viele darin enthaltenen Besonderheiten an das, was wir außerhalb einer religiösen Bekehrung finden, so daß wir versucht sind, sie mit anderen Automatismen einzustufen. Es besteht auch der Verdacht, daß der Unterschied zwischen einer plötzlichen und einer allmählichen Bekehrung nicht unbedingt in einem göttlichen Wunder liegen muß, das dem einen zukommt, während der andere ein weniger göttliches Geheimnis erfährt, sondern eher in einer psychologischen Eigentümlichkeit, und zwar in der Tatsache, daß der Empfänger der unmittelbaren Gnade über einen weiten Raum verfügt, in dem das Denken unbewußt weiter fortwirkt und von dem Erfahrungen ausgehen können, die plötzlich das Gleichgewicht des ursprünglichen Bewußtseins umstürzen.«*

Unleugbar enden manche Yoga-Schulungen nur in einer Selbsthypnose, in der die gleiche Bedingung im Gehirn geschaffen wird, die Hypnotiseure vorsätzlich herbeiführen. Da einige Menschen stärker auf hypnotische Einflüsse reagieren als andere, kann die gleiche Regel auch in Hinsicht auf die Selbsthypnose gelten, so daß die empfindsameren Menschen diesen Zustand in sich selbst leichter herbeiführen können als andere. Regelmäßige Übung an einem einsamen Ort, eine unbewegliche Stellung, die aufrechterhalten wird, selbst wenn das Bewußtsein in einen schlafähnlichen Zustand übergeht,

* William James, »Varieties of Religious Experience« (Longmans, Green, New York 1903).

rhythmisches Atmen mit einschläfernder Resonanz, die aus dem monotonen Wiederholen bestimmter ausgewählter Worte entsteht, fixierte Aufmerksamkeit, auch Gedankenleere schaffen einen passiven oder erschöpften Bewußtseinszustand, der günstig ist für die hypnotische Trance. Die schon vorhandene oder eingeprägte Vorstellung der Gottheit oder des Unbewußten, die als Suggestion wirkt, und die Verwendung der nun lebendigen Einbildungskraft des Yogi in der Selbsthypnose kann eine trügerische Erscheinung erzeugen, die alle Ähnlichkeit mit der Wirklichkeit besitzt und ebenso wie ein Bild, das der Hypnotiseur durch Suggestion hervorruft, im Augenblick wirkliche Existenz erhält. Naturgemäß wird diese Vision von einem Zustand der Glückseligkeit begleitet sein, da ein ernsthaftes Verlangen Erfüllung fand, und dies spiegelt sich im Gesichtsausdruck des Yogi wider.

Viele der geheimen Riten und verborgenen Praktiken, die von esoterischen Systemen und okkulten Glaubensformen vorgeschrieben werden, ebenso wie viele Übungen des Yoga, sind nur wirksame Methoden einer verkappten Selbsthypnose. Sie lassen den Yoga-Schüler in einen Zustand geistiger Passivität gleiten, der zur Trance führt. Die tägliche Wiederholung der Erfahrung will den Glauben an die Wirklichkeit der Vision stärken und die Gewißheit schaffen, daß der Ausübende gefunden hat, wonach er suchte. Diese Gewißheit ist von großer Wirksamkeit, da sie im Yogi Selbstvertrauen hervorruft und seine Anhänger und Schüler beeinflußt. Nachdem der *sadhaka* die Fähigkeit erworben hat, sich selbst zu hypnotisieren, ergibt sich daraus leicht der nächste Schritt zur Darstellung psychischer Begabungen von einem Teil der erfolgreichen Anfänger. Sie können außercerebrale Erinnerungen wecken, die sich auf die Vergangenheit beziehen, oder Hellsehen, Weissagung und noch andere Gaben zur Schau stellen. Nicht bei allen erfolgreichen Yogis kommt es zu diesen außersinnlichen Erscheinungen der Selbsthypnose, sondern nur bei einigen Hypnotisierten. So erweist sich deutlich, daß dieser Zustand nur bei denen eintritt, in deren Gehirn schon als Anlage eine Neigung dazu besteht, und nur einiger Anregung bedarf, um geweckt zu werden und in Erscheinung zu treten.

Diese Gruppe von Yogis und Okkultisten, die viel zahlreicher sind als die wahren Yoga-Heiligen und Mystiker und die seit vorgeschichtlichen Zeiten existieren, hatte keinen Einfluß auf die Menschheit, wenn auch solche Menschen in ihrer eigenen Umgebung eine Zeitlang glänzten. Der Grund hierfür ist einfach: Sie haben nicht das stete Licht des Genius noch die dynamische Kraft der Seele, um einen Glanz zu verbreiten, der über die kurze Zeitspanne ihres Daseins hinaus lebendig bleiben kann. Abgesehen davon, daß solche Yogis diesen Zustand in sich selbst herzustellen vermögen und deshalb Vertrauen zu ihrer eigenen Fähigkeit haben, sind sie in anderer Hinsicht keineswegs besser als Hypnotisierte oder sensible berufsmäßige Medien, deren Darstellungen von Tausenden jährlich bezeugt werden. Die Annahme, daß sie diese außergewöhnlichen Erscheinungen absichtlich hervorrufen und die verborgenen Kräfte der Natur nach eigener Wahl formen können, ist falsch. Wäre dies der Fall, und sie hätten die Macht, diese Naturkräfte zu beherrschen, dann könnten sie die Zweifel der Menge allein durch eine überzeugende übernatürliche Darstellung angesichts der Skeptiker zerstören, deren Anzahl beunruhigend zunimmt. Sie könnten mit einem Flug ihres Körpers in der Luft, den die Kameras aufnehmen und Tausende von Augen bezeugen können, den Glauben an das Okkulte zumindest für viele künftige Jahrhunderte erneuern. Aber eine solche Darstellung hat es niemals gegeben. Es ist auch nicht wahrscheinlich, daß dies in nächster Zeit geschehen wird. Man kann ohne weiteres zugeben, daß es verborgene und okkulte Kräfte in der Natur gibt, über die moderne Gelehrte noch im dunkeln tasten. Aber auch sie müssen, ebenso wie die materiellen Energien, durch strenge und einheitliche Gesetze beherrscht werden. Sie warten auf die Zeit, in der sie von den Menschen gesetzmäßig anzuwenden sind, im vollen Verständnis ihrer Natur und Möglichkeiten. Bis dahin können die wahllosen Darstellungen, die von Medien und anderen bezeugt werden, nur als launische Ereignisse behandelt werden, und im Lauf der Zeit durch Studium und Forschung zu einem besseren Verständnis ihres Ursprungs und des Zieles führen, dem sie dienen können.

Die materiellen Phänomene, die den Propheten, Mystikern und Yogis zugeschrieben und heutzutage auch manchmal von Medien und Sensitiven in ihren Seancen nachgeahmt werden, sind niemals überzeugend vorgeführt worden. Sie sind auch niemals in der Vergangenheit eindeutig bewiesen worden. Wäre dies geschehen, dann hätte es ein für allemal die Skeptiker und Ungläubigen zum Schweigen gebracht, die niemals in der Geschichte davon abließen, am Göttlichen und Übernatürlichen zu zweifeln. Wie stark auch in der Vergangenheit die skeptische Haltung war, zeigt ausführlich ein Gespräch Buddhas, in dem er betont, daß Zurschaustellung übernatürlicher Kunststücke durch einen Schüler des geistigen Weges dessen Ruhm nicht verstärkt, sondern ihn mit mehr Wahrscheinlichkeit zu einem Marktschreier und Schwindler stempelt. Es wird berichtet, daß Buddha, der von einem Schüler erfuhr, daß ein Mönch auf die Spitze eines hohen Pfeilers geflogen war und von dort aus die Stadt dreimal umkreist habe, um eine Schale aus Sandelholz zu gewinnen, die ein reicher Kaufmann auf den Pfeiler für den hingestellt hatte, der sie herunterholen würde, den Befehl gab, diese Schale in Stücke zu schlagen und wegzuwerfen.

Wenn wir Okkultisten und Medien beiseite lassen, deren Darstellungen vor allem materieller Art sind und weder Zusammenhang noch Konsequenz haben, außerdem weiter geprüft und erforscht werden müssen, damit jede Möglichkeit von Betrug und Schwindel ausgeschaltet ist, müssen wir uns nunmehr mit zwei Gruppen von Menschen befassen. Die eine besteht aus Propheten, Yoga-Heiligen und Mystikern, die andere aus jenen Yogis und heiligen Männern, die durch Selbsthypnose oder Autosuggestion die Überzeugung wecken, daß sie einen Zustand der Erleuchtung erlangt haben und daß die Visionen und Erscheinungen, die sie in einer Trance oder

Halbtrance wahrnehmen, wirkliche Manifestationen des Göttlichen und nicht nur Erfindungen ihrer eigenen, willkürlich erregten Phantasie sind. In diese beiden Gruppen lassen sich die Yogis und die nach Gotteserfahrung Strebenden in groben Zügen einteilen.

Einige Zeit der Trockenheit und Wassernot in der Einsamkeit, verdünnte Luft auf einem hohen Berggipfel, langes Fasten oder Erstarrung in äußerster Kälte können Halluzinationen hervorrufen, die ihn über seine Qualen hinwegtäuschen. Hieraus kann man schließen, daß langes Fasten, äußerste Kasteiung und Selbstabtötung ebenso wie zu wenig Schlaf und übermäßige Beschäftigung mit dem Übernatürlichen und Numinosen in tiefstem Schweigen und größter Einsamkeit, den Menschen nur zu Besessenheit und Täuschung führen, die sogar die Form trügerischer Manifestationen annehmen. Die krankhaften Auswirkungen unnatürlicher Lebensweise und das Zurückhalten der natürlichen Neigungen sind heute bekannt genug, so daß man sie nicht mehr erwähnen muß. Von diesem Gesichtspunkt aus dürfte es nicht schwerfallen, den Geisteszustand eines Einsiedlers zu verstehen, der nur von Verboten, Fasten, Selbstverleugnung und Abtötung des Fleisches lebt und seine angespannteste Aufmerksamkeit auf das Unsichtbare und Unerkennbare lenkt. Ist es dann erstaunlich, wenn nach einiger Zeit der Geist die Wirklichkeit nicht mehr begreifen kann und in einer Welt der Phantasien und Träume lebt?

Wohlbekannt ist den Hypnotiseuren, daß ein Mensch, der einmal einem hypnotischen Zustand unterworfen war, viel leichter bei weiteren Gelegenheiten durch eine einzige Gebärde, ein Wort, einen Befehl, einen Blick oder eine Suggestion in Schlaf versinkt. In seltenen Fällen, in denen der Betreffende auf Telepathie reagiert, kann sogar ein gedanklicher Befehl aus der Entfernung genügen, um einen hypnotischen Zustand zu bewirken. Dies trifft auch für die Selbsthypnose zu. Wenn der *sadhaka* sich mit Erfolg in Hypnose versenken kann, dann wird es bei späteren Versuchen für ihn leichter sein, diesen verführerischen Zustand auszulösen, in dem sich die in seinem Bewußtsein gegenwärtigen Gedanken in selbsthervorgebrachten Visionen von außerordentlicher Lebendigkeit materialisieren, die sehr viel wirklicher und substantieller erscheinen als die lebendigsten Erfahrungen im Traum. So ist es nicht erstaunlich, daß einige von ihnen eine solche Ausgeglichenheit und Ruhe ausstrahlen und so stark auf die Wirklichkeit ihrer visionären Erfahrungen vertrauen, daß sie oftmals einen mächtigen Einfluß auf ihre Schüler ausüben, die ihre Gegenwart der Ruhe mit der Erregung anderer Menschen vergleichen.

Diejenigen von ihnen, die zu den tieferen Bereichen des Bewußtseins gelangen und die schlummernden seelischen Fähigkeiten wecken, fordern noch größere Ehrfurcht und erregen noch mehr Bewunderung unter den Menschen, die Zeugen ihrer außergewöhnlichen Leistungen sind. Da die meisten von uns noch nicht vollständig informiert sind über die Identität der Faktoren, die in einem hypnotisierten Menschen und einem sich selbst hypnotisierenden Yogi vorhanden sind und die Trance wie psychische Phänomene hervorrufen, vermögen wir nicht die Ähnlichkeit zwischen beiden zu erkennen. Diese Form des Yoga hat sowohl ihre Vorteile wie Nachteile. Der Eingeweihte kann absichtlich in die Tiefen seines Unbewußten eindringen; dies aber bedeutet nur einen Abstieg in einen Traumzustand, doch nicht so, wie es im Schlaf geschieht, sondern man versinkt vorsätzlich in einen Zustand der Halluzinationen und wird in einen Seinsbereich fortgetragen, in dem die Gedanken einen visionären Aspekt annehmen und Phantasien lebhaft in Erscheinung treten. Dies ist in gewisser Weise verwandt mit den durch Drogen hervorgerufenen trugvollen Zuständen. Im positivsten Sinn kann dies nur ein gewollter Ausflug in den Bereich der Träume sein, der einen gewissen therapeutischen Erfolg bringen kann, doch weiter nichts. Zur Zeit herrscht allgemeine Unwissenheit darüber, daß die Übung des Yoga – oder auch jeder Art von religiöser Schulung in diesem Sinn – zu zwei grundlegend verschiedenen Bewußtseinszuständen führen kann. Der eine wird durch Selbsthypnose hervorgebracht und erzeugt eine trügerische innere Welt der Visionen mit oder ohne psychische Kräfte. Der andere ist ein Zustand des verwandelten Bewußtseins, der zu wunderbaren übersinnlichen Seinsebenen führt. Begleiterscheinungen sind stets geniale und psychische Kräfte in der einen oder anderen Form, die für alle großen Seher, Propheten, Mystiker und Yogis der Vergangenheit charakteristisch sind.

Der folgende Auszug aus dem Werk von Aldous Huxley, »Himmel und Hölle«, kann unsere Ansicht darlegen: »Manche Menschen entdecken niemals bewußt ihre Antipoden. Manchen gelingt gelegentlich eine Landung. Anderen fällt es leicht (es sind aber nur wenige), nach Belieben zu gehen und zu kommen. Für wissenschaftlich Denkende, die psychologische Ergebnisse sammeln, bedarf es vor allem einer sicheren, leichten und zuverlässigen Methode, um sich selbst und andere aus der alten in die neue Welt hinüberzuführen, von dem vertrauten Kontinent der Kühe und Pferde zu dem der Känguruhs und Plattfüßler ... Zwei solche Methoden existieren. Keine ist vollkommen, beide aber sind genügend zuverlässig, einfach und sicher, um zu rechtfertigen, daß Menschen, die wissen, was sie tun, diese anwenden. Im ersten Fall wird die Seele zu ihrer weit entfernten Bestimmung mit Hilfe von Chemikalien – Meskalin oder Lysergsäure – gebracht. Im zweiten Fall ist das Mittel psychologischer Natur, und der Durchgang durch Antipoden des Bewußtseins wird mittels Hypnose erreicht. Beide Wege führen das Bewußtsein in den gleichen Bereich, die Droge aber hat größere Reichweite und bringt die ›Reisenden‹ weiter in die ›terra incognita‹ hinein.« Diese Stellen vermitteln eine armselige Vorstellung des Unsagbaren oder zeigen gerade das Gegenteil des wahren mystischen Zustandes. Was Huxley beschreibt, sind visionäre, vielmehr sinnestäuschende Ausflüge in Schichten unterhalb des Bewußtseins, während der Zustand der Vereinigung ein Flug in Regionen ist jenseits des weitesten Zugriffs unbewußter Zustände.

Wie und warum Hypnose ihre sichtbaren Wirkungen hervorbringt, können Huxley oder auch fachkundige Psychologen nicht erklären. Huxley meint, daß in diesem Zusammenhang allein notwendig sei, daß einige Hypnotisierte im Trance-Zustand zu einem Bereich hingeführt werden, der zwischen den Hemisphären des Gehirns liegt und das Gegenstück in den Beuteltieren hat, den seltsamen psychologischen Geschöpfen, die nach dem Gesetz ihres Seins eine autonome Existenz führen. Die physiologische Wirkung von Meskalin erklärt Huxley als eine mögliche Störung der Enzyme, die die Gehirnfunktion regulieren und dadurch die Leistungsfähigkeit des Gehirns als Instrument für die Konzentration der Gedanken auf die Lebensprobleme verringern. Diese Herabminderung der Leistungsfähigkeit des Gehirns scheint nach Huxleys Aussagen »den Eintritt gewisser Arten von Gedanken in das Bewußtsein zu erlauben, die im Normalfall ausgeschlossen sind, weil sie nicht des Überlebens wert sind. Ähnlich können biologisch nutzlose, aber ästhetisch und manchmal geistig wertvolle Stoffe als Folge von Krankheit oder Müdigkeit eindringen. Sie können auch durch Fasten oder durch eine Zeit des Eingesperrtseins an einem dunklen Ort und vollkommenes Schweigen hervortreten.« An einer anderen Stelle fügt er hinzu: »Milarepa in seiner Himalaya-Höhle und andere Einsiedler verhielten sich ähnlich und kamen im wesentlichen zu den gleichen Ergebnissen. Tausende von Bildern über die Versuchung des heiligen Antonius zeugen von der Wirksamkeit beschränkter Nahrungsaufnahme und Zurückgezogenheit. Askese hat offensichtlich nicht nur die Absicht, daß Männer und Frauen durch Selbstkasteiung ihre vergangenen Sünden büßen und späterer Bestrafung entgehen, sondern entspringt auch der Hoffnung, die Gegensätze im Bewußtsein aufzulösen und Visionen zu erlangen. Erfahrungsgemäß und nach Berichten anderer Asketen wissen sie, daß Fasten und Zurückgezogenheit sie zur Erfüllung ihrer Sehnsucht führen.«

Diese Stellen zeigen eine intellektuelle Verwirrung, die unter einigen Gelehrten und im allgemeinen bei Laien üblich ist, im Hinblick auf die unvergleichliche Erfahrung des echten mystischen Zustandes. Diese Verwirrung herrscht seit undenklichen Zeiten mit dem Ergebnis, daß der strenge Asket, der hungerte oder andere Methoden der Selbstkasteiung benutzte, um einen sinnestäuschenden Bewußtseinszustand durch Veränderungen im physiologischen Gleichgewicht des Körpers hervorzurufen, häufig fälschlicherweise mit dem wahren Mystiker oder erleuchteten Weisen gleichgestellt wurde. Tatsächlich sind die beiden Zustände entgegengesetzt. Der eine bedeutet ein Absinken, der andere eine höchste Stärkung der geistigen Fähigkeiten. Dies ist wichtig und sollte im Gedächtnis behalten werden, wenn man den Wert des Yoga und anderer gesunder Formen geistiger Schulung erkennen will. Die echte Schau Gottes oder die Begegnung mit dem kosmischen Bewußtsein muß einen Schritt vorwärts bedeuten und nicht einen Rückgang der geistigen Haltung des Suchenden. Daß einige Menschen Drogen nehmen, die Halluzinationen hervorrufen, oder andere Methoden anwenden, um visionäre oder trügerische Erfahrungen zu gewinnen, rührt von einem Mißverständnis des Wertes echt mystischer Erscheinungen her. Wenn der innere Drang nach Erfahrung des Göttlichen oder nach dem Aufstieg zu höheren Seinsebenen, der das menschliche Leben seit frühesten Zeiten wesentlich beeinflußt, als letztes Ziel die phantastischen Zustände sucht, die durch Zerrüttung des hormonalen Systems, durch Hunger oder Drogen verursacht werden, zeigt dies deutlich, daß ein ungesunder Impuls in der menschlichen Seele am Werk ist und unter dem Vorwand, den Schüler zu Gott zu führen, ihn in eine Welt trügerischer Erscheinungen treibt, die an den Wahnsinn grenzt.

Über den Bewußtseinszustand, der durch Rausch und Betäubungen hervorgebracht wird, vor allem durch Alkohol, schreibt William James in seinem Buch über die Verschiedenheiten religiöser Erfahrung: »Der ungeheure Einfluß des Alkohols auf die Menschheit ist fraglos auf seine Fähigkeit zurückzuführen, die mystischen Kräfte der menschlichen Natur anzuregen, die gewöhnlich durch kalte Tatsachen, trockene Kritiken und sachliches Denken unterdrückt werden. Nüchternheit setzt herab, unterscheidet und sagt: Nein. Trunkenheit dehnt aus, verbindet und sagt: Ja. Sie ist tatsächlich der große Erreger der Ja-Funktion im Menschen. Sie bringt ihren Anhänger von der kalten Oberfläche der Dinge zu dem strahlenden Kern. Sie vereint den Menschen für einen Augenblick mit der Wahrheit ... Das trunkene Bewußtsein ist ein Stück des mystischen Bewußtseins, und unsere Stellungnahme hierzu muß ihren Platz in unserem Gesamturteil finden ... Lachgas und Äther, vor allem Lachgas, das mit Wasser genügend verdünnt ist, stacheln das mystische Bewußtsein in außergewöhnlichem Maße an. Eine Tiefenschicht der Wahrheit um die andere scheint sich zu enthüllen. Diese Wahrheit aber schwindet oder verflüchtet sich wieder im Augenblick des Zusichkommens, und wenn irgendwelche Worte zurückbleiben, in die sie sich scheinbar kleidet, dann enthüllen sie sich als barer Unsinn. Dennoch bleibt das Gefühl einer tiefen Bedeutung, die einmal da war, und ich weiß, daß mehr als einer überzeugt ist, er habe in der durch Lachgas ausgelösten Trance eine echte metaphysische Offenbarung empfangen.«

Die Verwirrung entspringt der Tatsache, daß ein klar geprägtes Standardbild einer echten mystischen Erfahrung in den höchsten Flügen der Ekstase nirgends greifbar ist. Erstens, weil dieser Zustand nicht mitgeteilt werden kann, und zweitens, weil er auf so mannigfache Weise zum Ausdruck kommt und es so viele verschiedene Berichte darüber gibt, daß es äußerst schwer ist, die Grenzen festzulegen, wo die unechten, durch Sinnestäuschungen etc. hervorgerufenen Formen aufhören und das echte Ereignis beginnt. Dieses Thema wird in einem anderen Kapitel des Buches seine Aufklärung finden. In Indien wurden die echten Yogis, die eine Verwandlung des Bewußtseins erlebten, gewöhnlich sofort erkannt. Der Gelehrte, der Wundertäter und der Drogenesser hatten alle ihren Platz unter den Heiligen, aber sie gehörten zu den niederen Rängen. Die Hindu-Schriften betonen kategorisch das für einen Yogi notwendige geregelte Leben und disziplinierte Denken. Die Extreme, die zu krankhaften Geisteszuständen führen oder zu Nahrung, die ungesunde Reaktionen im Körper hervorruft, müssen vermieden werden. Tatsächlich stammen manche Kasten-Diätvorschriften von den Anordnungen der heiligen Schriften, daß die Nahrung, die *prana* bilden soll, rein und gesund sein muß.

Der Geisteszustand, der durch Lachgas ausgelöst wird, ruft Halluzinationen hervor, wie William James erwähnt. Die Worte, in die sich die in der Trance bezeugte Wahrheit beim Erwachen aus dem visionären Zustand einkleidet, stellen sich als reiner Unsinn heraus. Die Rückkehr zum Normalzustand aus Halluzination und Rausch, die eine zeitweilige Überflutung der Persönlichkeit bewirken, wird fast immer von einem Gefühl der Depression oder Erschlaffung begleitet. Die Nachwirkungen der echten Ekstase sind völlig anders. Sie geben das Gefühl, als sei der Himmel geöffnet. Die erhabene Natur der Vision, die alles Bekannte, selbst alles Eingebildete übersteigt, bleibt unauslöschlich eingeprägt in der Erinnerung – eine nie endende Quelle von Eingebungen und Wundern, die auch in den dunkelsten Stunden des Lebens den Geist mit Hoffnung und Freude erfüllt. Manchmal scheint selbst ein flüchtiger Glanz des höchsten Bewußtseinszustandes weiter in den Tiefen des Herzens wie ein Lichtsignal, das auf eine herrliche Existenz deutet, die nicht von dieser Welt ist. Ignatius von Loyola hat eine solche Erfahrung in »Der Bericht des Pilgers« mit folgenden Worten beschrieben (er spricht von sich selbst in der dritten Person):

»Einmal führte ihn seine Andacht zu einer Kirche, die etwas mehr als eine Meile von Manresa entfernt war und – wie ich glaube – den Namen des heiligen Paulus trug. Der Weg dorthin führt den Fluß entlang. In Andacht versunken, ging er so dahin und setzte sich eine kleine Weile nieder mit dem Blick auf den Fluß, der tief unten dahinfloß. Wie er nun so dasaß, begannen die Augen seines Verstandes sich ihm zu eröffnen. Nicht als ob er irgendeine Erscheinung gesehen hätte, sondern es wurde ihm das Verständnis und die Erkenntnis vieler Dinge über das geistliche Leben sowohl wie auch über die Wahrheiten des Glaubens und über das menschliche Wissen geschenkt. Dies war von einer so großen Erleuchtung begleitet, daß ihm alles in neuem Licht erschien. Und das, was er damals erkannte, läßt sich nicht in Einzelheiten darstellen, obgleich es deren sehr viele waren. Nur daß er eine große Klarheit in seinem Verstand empfing. Wenn er im ganzen Verlauf seines Lebens nach mehr als zweiundsechzig Jahren alles zusammennimmt, was er von Gott an Hilfen erhalten und was er jemals gewußt hat, und wenn er all dies in eines faßt, so hält er dies alles doch nicht für so viel, wie er bei jenem einmaligen Erlebnis empfangen hat. Dieses Ereignis war so nachdrücklich, daß sein Geist wie ganz erleuchtet blieb.«

Die wahren Propheten, Mystiker und Yoga-Heiligen bilden eine Gruppe von Menschen, zu denen auch die Gründer aller Religionen, einiger großen Systeme von Metaphysik und Philosophie gehören, die geistigen Väter neuer Gedanken und Verhaltensweisen, Meister im okkulten Wissen und Urheber oder Reformer religiöser Lehrsysteme und des Yoga. Nicht einer von ihnen verschleierte seine Identität oder verbarg sich und das Licht, das er in einer weit entfernten Bergeinsamkeit ausstrahlte. Er bekämpfte vielmehr tapfer die Übel seiner Zeit und erhob sich mutig gegen Tyrannei und Zorn nicht nur von lasterhaften Königen und Heerführern, sondern auch gegen die mächtigen Führer verderbter Religionen und entarteter Glaubensformen.

Die Mißverständnisse, die sich bei den Durchschnittsmenschen über dieses Thema in unserem erleuchteten Zeitalter erheben, sind darauf zurückzuführen, daß die moderne Welt, auch wenn sie ungeheuer reich an naturwissenschaftlichem Verständnis ist, bedauernswerterweise nichts über das Okkulte und Erhabene weiß. Die angeborene Neigung des menschlichen Bewußtseins, Mysterium und Wunder mit dem Göttlichen zu verbinden, für das es keinen rationalen Nährboden gibt, wird dazu gedrängt, sich gierig von einer anderen fiktiven Welt zu ernähren, von haarsträubenden Geschichten über Geister und verhexte Häuser, über angeblich wunderwirkende Übermenschen und steinalte Priester in unzugänglichen Gegenden. Dies hat großen Schaden bewirkt – und tut es heute noch –, weil dadurch die Aufmerksamkeit der wahrhaft Suchenden abgelenkt wird von dem Verständnis eines mächtigen Naturgesetzes, mit dessen Hilfe der Mensch sich auf eine rationale Weise, die so natürlich und real ist wie die Geburt und Entwicklung eines Kindes, emporheben kann. Diese ungesunde Nahrung hat ernsthaften Schaden angerichtet. Einerseits verschlimmert sie die geistige Beschaffenheit des Menschen und macht das Verlangen noch krankhafter. Auf der anderen Seite zieht sie die Aufmerksamkeit von den echten Idealen fort und lenkt sie auf Personen oder auf okkulte und göttliche Vorstellungen, die entweder erfunden sind und keine Beziehung zur Wirklichkeit haben oder überhaupt nicht geeignet sind, um Vorbilder zu formen, die würdig der Nacheiferung sind.

Wenn man sich auf vernünftige Weise dem okkulten und übernatürlichen Bereich zuwendet, so wird man diesen ebenso von Fiktionen und Verfälschungen bevölkert finden, wie dies in jedem weltlichen Bereich vorkommen kann. Dann wird man dahinterkommen, daß mit Ausnahme jener Propheten, Mystiker und Yoga-Heiligen, deren Namen in ihrem jeweiligen Heimatort sprichwörtlich sind, alle anderen – wie die eingebildeten Adepten und Wundertäter – weder durch das Zeugnis anderer noch durch Monumente zum Beweis ihrer leibhaftigen Existenz beglaubigt sind. Das Äußerste, was vom Okkulten objektiv bestätigt und bezeugt werden kann, sind die erratischen Phänomene der Sensitiven, Medien, Hypnotisierten oder Yogis, die sich selbst in Hypnose versetzt haben, weiter nichts. Wer den Versuch macht, sich das Bild eines hervorragenden Sehers oder Yogis, von dem er jemals gehört hat, vorzustellen, wird erkennen, daß dieser ganz verschieden ist von dem, was man selbst sein möchte. Man wird auch feststellen, daß fast alle Erleuchteten, die bekannt wurden, ein Leben voller Leiden und intensivster Sehnsucht nach dem Göttlichen gelebt haben, das manchmal fast bis zum Wahnsinn führte, ein Leben von größter Einfachheit und Selbstverleugnung, von Entsagung und selbstlosem Dienst, oft sogar angesichts unüberwindlicher Schwierigkeiten, von vollkommener Versenkung in die Liebe der Gottheit und in das innere Universum. Hieraus ist leicht zu schließen, daß die Menschen, die, wenn überhaupt, erfolgreich auf ihrer Suche waren, ihren Namen der gleichen Gruppe von Erleuchteten hinzufügen und wie sie erfüllt werden von dem gleichen Feuer der Empfindung, Entsagung, der Liebe zum Göttlichen und dem Dienst an der Menschheit.

Es ist wohlbekannt, daß im Mittelalter und Altertum Männer wie Frauen, die sich dem Okkulten hingaben, um Zauberer, Magier, Geisterbeschwörer, Hexenmeister oder Hexen zu werden, niemals von der Öffentlichkeit Anerkennung erlangten. Sie wurden gezwungen, im geheimen zu wirken, esoterische Kreise und Bruderschaften zu bilden und ihre unheimlichen Riten weit entfernt von den Augen gewöhnlicher Menschen an gespenstischen Orten und in dem Dunkel der Nacht auszuführen. Heutige Menschen, die von den erdichteten Berichten getäuscht, die glanzvollen Bilder scheinbarer Yogis vor Augen haben, werden oft genug zu der Ansicht verführt, daß wenige Jahre Übung nach bestimmten geheimen Methoden zu jener Höhe führen können, auf der unglaubliche Taten und Macht über die Naturkräfte erworben werden, durch die Krankheiten besiegt, Herrschaft über die Menschen erlangt, Erkenntnis der Geheimnisse des Lebens gewonnen und ein Leben in höchstem Frieden und in Glückseligkeit unter allen Umständen möglich wird. Wie viele Menschen mit Erfolg diese Ziele erreichten, läßt sich aus der Tatsache beurteilen, daß in den letzten Jahren nicht einer unter den Millionen, die Yoga übten, behaupten kann, daß er auch nur einen Bruchteil der Kräfte erlangt habe, die überbegeisterte Führer von Yoga und anderen esoterischen Methoden von diesen Systemen verheißen. Wie viele haben, abgesehen von Wunderkräften, ausdrücklich oder indirekt behaupten können, daß sie durch Yoga den transzendenten Bewußtseinszustand erlangt haben, und diese Behauptung durch eine offene Selbstenthüllung verbürgt in gleicher Weise, wie dies einige wohlbekannte christliche Mystiker, Sufis und Yoga-Heilige der Vergangenheit mit einer Aufrichtigkeit und Heiterkeit taten, die ihre Werke unsterblich machten. Ist niemand oder nur einer oder zwei vorhanden, dann erweist sich deutlich, daß der jetzige Zugang zu Yoga, den vielen, die ihn in unseren Tagen suchen, wenig Erfolg verspricht.

Unter Wunderkräften reihen wir die Art übernatürlicher Talente ein, die legendäre Yogis wie Gorajah Nath ausübten. Das heißt Kräfte, die Patanjali in seinen Yoga-Sutras *siddhis* nannte und die in fast allen Büchern über Kundalini und Hatha-Yoga wiederholt werden. Es handelt sich nicht um unkontrollierbare psychische Begabungen, die Hunderte von Medien besitzen, sondern um die Willenskraft, die zu einem solchen Ausmaß entwickelt ist, daß man die okkulten Fähigkeiten unter allen Umständen und in aller Öffentlichkeit bei hellem Tageslicht vorführen und zu jeder Zeit beliebig wiederholen kann. Unterbrechung der Atmung, der Herztätigkeit oder anderer Körperfunktionen, einschließlich des Blutkreislaufs, sind nur physische Vorgänge und fallen nicht unter okkulte Kräfte, von denen hier gesprochen wird. Viele heutige Vorstellungen über das Okkulte und Übernatürliche sind reiner Mythos. Aber dieser ist so weit verbreitet und in Übereinstimmung mit unserem sehnsüchtigen Denken, daß trotz aller Hinweise auf das Gegenteil und der Tatsache, daß Hunderttausende von enttäuschten Suchern die wiederholt bewiesene Hohlheit vieler solcher Glaubensvorstellungen bezeugen, eine große Anzahl okkult interessierter Menschen weiter auf ihrer Suche beharren. Sie sind der Überzeugung, daß zahllose Menschen nicht seit undenklichen Zeiten ihr Leben diesem Ziel geopfert hätten, wenn nicht solche außergewöhnlichen Verwirklichungen möglich wären. Andere trösten sich mit dem Gedanken, daß ohne einen Wahrheitskern solcher Handlungen diese Berichte von Übermenschen nicht einen solchen Umlauf und eine so umfassende Aufnahme gefunden hätten.

Wie schon erwähnt, existiert der Yogi, wie ihn einige neuzeitliche Vertreter des Okkultismus der Öffentlichkeit darstellen wollen, vor allem im Westen, nirgends in der Welt. Es gibt keinen Yogi, der unvermittelt vom physischen in den astralen Körper überwechselt, der seine Lehren durch gedankliche Projektion vermittelt, durch eine Berührung heilt, eine Substanz in Gold verwandelt, seine Schüler zu Meistern macht und andere ähnliche Wunder vollbringt, dabei ein glückliches, ungestörtes Leben führt, frei von den Sorgen der Welt. Zumindest erwähnt die Geschichte keine außergewöhnlichen Wundertäter oder Yogis, die ihre eigene Person über Naturgesetze erhoben, nach allen Seiten hin Wunder vollbrachten und bis zum Ende ein Leben des Friedens und der Zufriedenheit führten. Im Gegenteil zeigen die Lebensläufe aller Heiligen und Mystiker der Welt geistige Unruhe und Belastungen, rasende Leidenschaft nach göttlicher Erfahrung, ein Leben, in dem Zeiten intensiver Freude abwechseln mit Perioden äußerster Verzweiflung, in dem Verfolgungen und Märtyrertum, größte Armut und Not, verheerende Krankheiten und frühzeitiger Tod herrschten. Solche Menschen unterlagen harter Kasteiung und Selbstabtötung, Verspottung und Verleumdung, schweren Prüfungen und Leiden und waren Umständen ausgesetzt, die in vielen Fällen weit härtere Belastungsproben waren als bei gewöhnlichen Menschen.

Der Autor der Bhagavad-Gita gibt immer wieder Einblick in die geistige Verfassung eines vollendeten Yogi. Der ungeheure Kampf um Selbstbeherrschung, die äußerst störrische Natur des menschlichen Geistes, die Notwendigkeit, ein gemäßigtes, ausgeglichenes Leben zu führen, die furchterregende, doch segensreiche Art der höchsten Schau, die Fallgruben auf dem Weg, die erforderliche Lebensweise, die geistigen Eigenschaften des Befreiten, die Gefahren in der Anwendung psychischer Kräfte, Opfer und Preisgabe, die gefordert werden, all dieses wird ausführlich beschrieben. Viele Menschen erfahren nach Jahren unermüdlicher Anstrengungen, Opfer und Leiden keine Veränderung in ihrem Bewußtseinszustand und bleiben in den wesentlichsten Zügen ihrer Persönlichkeit die gleichen wie zuvor. In ihrer Verzweiflung hadern sie mit ihrem Lehrer oder dem ganzen System, das sie befolgen, sie stellen sogar die Gerechtigkeit des göttlichen Wesens, auf das ihre ganze Hingabe, ihre Opfer und Anstrengungen gerichtet sind, in Frage. Eine solche Reaktion stammt aus der irrigen Vorstellung, daß unser gesamtes geistiges Bemühen ein Mittel ist, um dem Herrn zu gefallen oder ihn zu versöhnen und seine Gnade zu finden, um das andere Ufer zu erreichen. Es ist nichts Ungewöhnliches, wenn auf der intellektuellen Ebene unter Millionen, die ihr Leben den verschiedenen Wissenschaften und Künsten hingeben und gewaltige Opfer bringen, um etwas Besonderes in sich zu verwirklichen, nur eine äußerst kleine Anzahl sich zu der Größe eines Shakespeare, eines Kalidasa, eines Omar Khayyam oder eines Konfuzius erheben. Verständlicherweise rechnen die übrigen diesen Emporstieg einem außergewöhnlichen Naturtalent zu, das auf einem noch unbekannten biologischen Gesetz beruht. Im geistigen Bereich aber nehmen die Gottsuchenden nicht die gleiche vernünftige Meinung an und machen andere Gründe verantwortlich, anstatt ihr Versagen einem Naturgesetz zuzuschreiben.

Das wahre Ziel des Yoga ist die Umwandlung des Bewußtseins, das Erschaffen eines Himmels auf Erden. Welche bleibende Freude können übernatürliche Talente oder die Beherrschung außergewöhnlicher Kräfte einem Menschen vermitteln, der sich innerlich nicht über den engen und schwankenden Umkreis des menschlichen Bewußtseins erhoben hat? Welche größere Freude können okkulte Gaben, zeitweilige Macht oder irdische Güter einem Menschen geben, der, in immerwährender Verbindung mit dem universalen Meer des Lebens, seine eigene unsterbliche Natur erfahren hat, der sich eins weiß mit der ewigen Quelle des kosmischen Bewußtseins, nichts mehr bedarf und jenseits der kleinsten Möglichkeit irdischer Befleckung, Leid, Verfall und Tod, lebt. Die anderen zusätzlichen Leistungen, übernatürliche Gaben und Kräfte der Beherrschung, nach denen viele Menschen verlangen, sind nur lockende Fallgruben auf dem Weg. Das Ziel, das erreicht werden soll, ist die Erfahrung des Selbst jenseits aller Belohnung, aller Gedanken und von allem, was die Erde zu bieten hat. Mit folgenden Worten versucht die Chandogya-Upanishad (III. 14–2, 3) diesen Zustand zu beschreiben: »Wer das Denken durchdringt, wer über *prana* für seinen Körper verfügt, wessen Natur Bewußtsein ist ..., wer alle angenehmen Düfte und alle erfreulichen Speisen besitzt, wer dieses alles mit seiner Existenz durchdringt, wer ohne Sprache (und andere Sinneseindrücke) ist ..., dies, mein *atman*, der im (Lotos des) Herzens wohnt, ist größer als die Erde, größer als der Himmel, größer als alle diese Welten.«

Diese Vorstellung wiederholt Laotse oftmals, wenn er von den Myriaden Geschöpfen in der Welt spricht, die aus Etwas geboren sind und dieses Etwas aus dem Nichts hervorgeht.

Die höchste Erfahrung des Yoga oder anderer religiöser Lehren ist unähnlich jeder anderen Erfahrung, die dem menschlichen Geist bekannt ist. Sie ist wirklicher und überzeugender, gleichgültig ob sie in der Trance oder in voller Wachheit erlebt wird, als jede objektive Erfahrung, die irgendein beliebiger Mensch während des ganzen Verlaufs seiner verkörperten Lebensformen empfängt.

5 *Die Disziplin des Yoga*

Die verschiedenen Methoden zur Erweckung der Kundalini, die in Büchern über Hatha-Yoga dargestellt werden oder in anderen alten Texten, sind schon ausführlich in mehreren neuzeitlichen Werken erwähnt worden, so daß es nicht nötig ist, hier die schon anderswo erklärten Techniken zu wiederholen. Dennoch möchte ich mit einigen Worten hervorheben, daß alle beschriebenen Ausführungen und Übungen auf ein System schließen lassen, das für die Erregung eines psychosomatischen Mechanismus im Körper bestimmt und aufs engste verbunden ist mit dem Bereich der Fortpflanzungsorgane an der Wurzel des Rückgrats und mit den Hemisphären des Gehirns. In den Schriften früher Zeiten über dieses Thema wurde kein Geheimnis über das Bestehen eines engen Zusammenhangs zwischen diesen beiden Polen gemacht. Selbst die reinsten und heiligsten unter diesen Autoren haben diese Wechselwirkung in klaren Worten ohne irgendeine Zweideutigkeit ausgedrückt. Um den Wert der alten Systeme zu erfassen, muß man sich daran erinnern, daß diese zu einer Zeit festgelegt wurden, in der das Wissen um den menschlichen Körper äußerst gering war und man gemeinhin Zuflucht zu übernatürlichem Wirken und geistigen Kräften nehmen mußte zur Erklärung der mehr verborgenen Funktionen des Organismus, die nicht klar in biologische Begriffe gefaßt waren. Wenn die Vorgänge, die für die geistige Erfahrung verantwortlich sind, erst einmal im Zusammenhang mit der Biologie richtig verstanden sind, dann folgt augenblicklich selbstverständlich die Entwicklung neuer Techniken und verbesserter Methoden.

Patanjali teilt den ganzen Vorgang des Yoga in acht Teile oder Glieder ein. Diese sind: *yama* (Zucht); *niyama* (Befolgen von Vorschriften); *asana* (Stellungen); *pranayama* (Atembeherrschung); *pratyahara* (Beherrschung der Sinne); *dharana* (Konzentration); *dhyána* (ungestörte Kontemplation); *samadhi* (vollkommene Versenkung). Hatha-Yoga und Laya-Yoga haben die gleiche Einteilung. Es bestehen nur kleinere Unterschiede im Hinblick auf die Unterteilungen der verschiedenen Glieder. Die Yoga-Sutras geben fünf besondere *yamas* und fünf *niyamas* an, die Schriften des Hatha-Yoga jeweils zehn. Kurz zusammengefaßt, bedeuten die *yamas*: Gewaltlosigkeit gegenüber lebenden Geschöpfen, Wahrheit, Begierdelosigkeit, Enthaltsamkeit, Freundlichkeit, Einfachheit, Maßhalten im Essen, Reinheit von Körper und Geist. *Niyamas* sind: strenge Enthaltsamkeit, Zufriedenheit, Glaube an die Schriften, Mitleid, Verehrung, Vernehmen heiliger Texte, Abneigung gegen unrechte Taten, Festhalten an Geboten der Schriften, wiederholtes Aufsagen heiliger Formeln und Ausführen religiöser Anweisungen.

Allgemeiner gesprochen, sind die unter *yama* und *niyama* zusammengefaßten Anordnungen Regeln für Benehmen und Verhalten, die jeder beachten muß, der nach geistiger Erleuchtung strebt. Sie sollen die Ideale von Wahrheit, Ehrfurcht, Arglosigkeit, Mitleid, Selbstzucht und Selbstlosigkeit einprägen, ohne die keine geistige Vollendung möglich ist. In der Bhagavad-Gita wurden die Eigenschaften des Menschen, der für die höchste Erfahrung geeignet ist, wiederholt und auf verschiedenste Weise ausgeführt.

Zweifellos wird die Sittlichkeit als höchster Beitrag der Religion zum Fortschritt der Menschheit angesehen. Seit frühesten Zeiten bildeten die Begriffe von verboten und erlaubt, von heilig und profan, rein und befleckt das Material, aus dem die gewaltigen Gebäude der Sittlichkeit und Ethik errichtet wurden. In primitiven Gemeinschaften wie in späteren zivilisierten Kulturen lag der Impuls zur Entwicklung im sittlichen Streben verwurzelt, das sich zuerst in groben, später in feiner ausgearbeiteten Formen ausprägte.

Wenn man anerkennt, daß der Mensch ein geistiges Ziel erreichen soll – und hierüber wird zumindest in den verschiedenen Glaubensformen kein Meinungskonflikt bestehen –, dann muß zur Verwirklichung dieses Gedankens der Geist immer mehr das Fleisch beherrschen und nicht unter dessen Herrschaft stehen. Denn dieses wäre ein Schritt in entgegengesetzter Richtung zur Weltlichkeit und Bindung, nicht zur Befreiung hin. Hieraus kann man schließen, daß eine Zunahme der Sittlichkeit ein Wachsen der geistigen Kräfte bedeutet und daß jede Lehre oder Methode der Selbstverwirklichung oder des Gottesbewußtseins die moralische Haltung des Schülers auf eine Ebene erheben muß, auf der kein Hindernis gegen das Erlangen von Selbstbeherrschung für die erleuchtete Seele besteht.

Aus diesem Grund sind Selbstverleugnung, Beherrschung der Sinne, Ablösung von der Welt, Wahrhaftigkeit und rechtes Verhalten die notwendigen Inhalte jeder Art von Yoga und jeder Schule religiöser Disziplin. Es liegt in der Natur der Menschen, daß sie ins Extrem fallen. Deshalb wurden die Anweisungen aus den Schriften und der Geist der Gebote so häufig entstellt oder stark übertrieben – mit dem Erfolg, daß übersteigerte Formen der Selbstverleugnung und Bindungslosigkeit anstelle von gesunder und einsichtiger Mäßigung geübt wurden, auch heute noch häufig geübt werden, um sogar noch strengere Fesseln durch Auslösung qualvoller und krankhafter Geisteszustände um die Seele zu schmieden. Die Mehrzahl unter den Sehern der Upanishaden waren Hausväter und lebten ein gesundes verdienstvolles Leben bis zu einem reifen Alter. Dann betraten sie die dritte Stufe und zogen sich in die Wälder zurück, um Erleuchtung zu suchen. War diese Suche von Erfolg gekrönt, dann führte sie zu der vierten Stufe, *ashrama*. Der nun vollendete Weise zog als heimatloser Asket umher, überall willkommen und verehrt. Er besänftigte Zweifel und beantwortete die Fragen derer, die tief in die Probleme von Leben und Tod eingedrungen waren. Einer der größten Weisen, Yajnavalkya, stellte strenge Askese und Selbstabtötung als wirksame Mittel für die *brahman*-Verwirklichung in Frage. Nach der Mundala-Upanishad sollen Enthaltsamkeit, Wahrhaftigkeit und das Ausführen vorgeschriebener Pflichten als Bedingung für das Erlangen eines höheren Bewußtseins genügen. Die Bhagavad-Gita weist mit allem Nachdruck übertriebene Buße und Selbstabtötung zurück und betont Maßhalten, selbstloses Handeln, fromme Hingabe, Wahrhaftigkeit und Gerechtigkeit als die angemessenen Tugenden der nach Erleuchtung Suchenden.

In Anbetracht der Härte dieser psychophysiologischen Disziplin und der langen Dauer der geistigen Übungen ist es natürlich, daß nur gewisse Körperstellungen für den *asana*-Zustand ausgewählt wurden. Darüber hinaus haben die *asanas* keine Bedeutung in anderen Yoga-Formen, und der *sadhaka* sollte nach Patanjali und der Bhagavad-Gita selbst die Art seines Sitzens wählen. Er muß unbeweglich bleiben und Kopf, Rumpf und Hals aufgerichtet halten, um eine Biegung in der Wirbelsäule zu vermeiden. Im Hatha-Yoga werden als Vorbereitung des Körpers für ein plötzliches Einströmen der Lebensenergie durch das gewaltige Erwecken der Schlangenkraft auch *asanas* verwendet, die Widerstandskraft geben und Beweglichkeit für das rechte Funktionieren der inneren Organe. Die Behauptung in der Gheranda-Samhita, daß es 8 400 000 *asanas* gibt, von denen 1600 ausgezeichnet sein sollen, ist offensichtlich eine Übertreibung der Art, wie einige alte Texte eine einfache Tatsache in einer ganz unglaubhaften Weise darstellen. Der Suchende sollte solche Behauptungen vernünftig und kritisch untersuchen. Die Zahl der *asanas*, die tatsächlich in jenem Werk beschrieben werden, beträgt nur zweiunddreißig. Hatha-Yoga Pradipika gibt nur fünfzehn *asanas* näher an.

Shiva-Samhita erwähnt vierundachtzig Stellungen, und diese Anzahl wird gewöhnlich auch heute noch übernommen. In Indien gibt es Sadhus, die die meisten dieser *asanas* für ein kleines Geschenk mit Bereitwilligkeit ausführen. Sie sind aber so weit von Yoga entfernt wie irgendein körperlich geschulter Athlet oder Akrobat. Die bloße Darstellung von einigen schwierigen und auffallenden *asanas* Yoga zu nennen, ist ebenso falsch wie einen geschickten Zirkusdarsteller als Yogi zu bezeichnen. Yoga-*asanas*, die nur zur körperlichen Geschmeidigkeit und Gesundheit angewendet werden, sind keineswegs besser als andere Übungen, die den Körper stärken sollen. In diesem Sinn sollten sie verstanden und benannt werden. Die in Abhandlungen über Hatha-Yoga zugesicherten Wunderkräfte, die eine rechte Ausführung gewisser *asanas* begleiten, sind ebensolche Übertreibungen, um die Schüler zu diesen Übungen anzutreiben. Die beiden für jede Yoga-Art geeignetsten *asanas* sind *padmasana* und *siddhasana*. In der ersten Stellung werden der rechte Fuß auf den linken Oberschenkel und der linke Fuß auf den rechten gelegt, wobei die Fersen gegen die äußeren Schamteile drücken. Die Hände liegen entweder in gleicher Weise – die rechte Hand auf dem linken Oberschenkel und umgekehrt –, oder es liegt jede Hand ganz einfach auf dem Oberschenkel der gleichen Seite. Im anderen *asana* wird eine Ferse gegen den Damm und die andere gegen den Bereich der Genitalien gepreßt, wobei die Hände auf den Oberschenkeln oder die eine Hand über der anderen mit nach oben gehaltenen Handflächen auf dem oberen Bein liegen.

Jeder Schüler kann eine ihm angemessene Stellung selbst auswählen; sie werden in vielen Yoga-Schriften aufgezählt. Der ernsthafte Schüler, dessen Bewußtsein auf *samadhi* gerichtet ist, sollte eine aussuchen, die er stundenlang ohne Müdigkeit oder Krampf einnehmen kann und die ihm ermöglicht, Kopf und Rumpf aufrecht und ruhig zu halten. Einige Worte sind noch notwendig, um die Bedeutung der grauenvollen *asanas* zu erklären, die eigentümlich für einige Schulen des Tantra-Yoga sind. Bei ihnen muß der Schüler seine Übungen auf dem Erdboden ausführen, auf dem Leichname verbrannt werden oder auf einem Totenschädel, auch rittlings auf einem Leichnam sitzend. Die Benutzung menschlicher Totenschädel und Knochen bei der Ausführung okkulter Übungen war seit altersher verbreitet und behauptete sich an vielen

Orten in irgendeiner Weise weiter. In den Mysterienkulten der Chaldäer, Griechen und Ägypter wurden abstoßende und furchterregende Zeremonien angewendet, wie das Küssen von Schlangen, das Umfassen der Hand eines Toten, das Beibringen von Wunden, Vergießen von Blut, um Achtung und Ehrfurcht vor den geheimnisvollen Ritualen einzuflößen, in die der Schüler eingeweiht wurde. Angesichts dieser Schulungen liegt nichts Neues oder Überraschendes in den *mundasana* und *shavasana* einiger Tantras und in der äußersten Gleichgültigkeit gegenüber dem, was gegessen wurde, einschließlich von Kot.

Die sechs Vorgänge der Körper-Reinigung sind: 1. *dhauti*, eine Methode der Reinigung von Mund, Hals, Bauch und Eingeweiden durch das Schlucken und wieder Herausziehen eines langen nassen Leinenstreifens, das Trinken eines reichlichen Schlucks Wasser, das dann durch den Mund ausgespien wird, das Zusammenziehen und Ausweiten der Muskeln von Bauch und Eingeweiden, um Luft abzulassen, selbst angeregtes Erbrechen und Muskelkontraktion, verbunden mit Atemdruck, um nach Belieben Zunahme oder Abnahme der Peristaltik des Darmes und Magens zu erreichen. 2. *vasti*, eine Methode, die dem Yogi, der bis zum Nabel in einem Fluß oder Teich sitzt, ermöglicht, Wasser durch den After mittels Atemtätigkeit und Muskelbewegung der Eingeweide anzusaugen und nach der Reinigung des Verdauungstraktes wieder hinauszulassen. 3. *neti*, gründliche Reinigung des Nasendurchgangs mit Hilfe eines Fadens. 4. *lauliki*, Bewegung der zusammengezogenen Bauchmuskeln von einer Seite zur anderen, um den Darm in regelmäßiger Tätigkeit und die Beweglichkeit der Taille zu erhalten. 5. *trataka*, eine Übung zur Konzentration und Stärkung der Augenmuskeln durch unbewegliches Blicken auf einen Gegenstand, ohne zu blinzeln. 6. *kapalabhati*, eine Methode, um Schleim durch Atemübungen auszuräumen oder durch das Heraufziehen von Wasser durch die Nase und Herausstoßen durch den Mund, auch umgekehrt.

Offensichtlich sind Jahre der Schulung notwendig, um Erfahrungen in diesen Übungen zu erlangen. Es könnte deshalb bei dem Schüler des Hatha-Yoga die Frage entstehen, welchen Zweck dieses schwierige, auch gefährliche System der Körperreinigung auf dem Weg zur Erlangung eines höheren Bewußtseinszustandes erfüllen soll. Nur ein Beispiel: Die Übung von *trataka* kann bei einem unwissenden Schüler großen Schaden für die Augen anrichten. Manchmal artet diese Übung in ein Starren auf die Sonne aus, das verheerende Folgen haben und zum Verlust des Augenlichts bei diesem unglücklichen Yoga-Schüler führen kann. Welche unbeugsame Notwendigkeit treibt den Fachkundigen, solche groben Methoden der inneren Reinigung, vor allem des Magen-Darmtraktes auszudenken und zu üben? So weit mir bekannt, ist der einzige Grund für diese Übungen der Ausgleich der drei Temperamente und die Gesunderhaltung des Körpers. Warum aber solche drastischen Methoden angewendet werden, nachdem Medizinen zum Erbrechen und sogar Möglichkeiten zum Reinigen des Dickdarms im alten Indien zur Verfügung standen, ist nicht ersichtlich. Es kann nur zwei Antworten auf diese Frage geben: Entweder wurden diese Übungen ausgeführt, um ihrer staunenerregenden Besonderheit willen, was aber schwer verständlich ist, nachdem es viel merkwürdigere Darstellungen mit weniger Arbeit und größerem Erfolg gibt: etwa das Schlafen auf einem Nagelbrett, das Stehen auf einem Bein oder das Leben auf einem Baumgipfel. Zum anderen wäre die Antwort, daß durch die Yoga-Form die Methoden der Körper-Reinigung verbessert würden, die eine notwendige Befähigung für den Schüler zum Erlangen der höchsten Geistigkeit bedeuten und deshalb Jahre zum Gewinn dieser Meisterschaft verbracht würden.

Nach frühen Abhandlungen über Hatha-Yoga stellt sich der *sadhaka* die Aufgabe, Krankheit und Verfall zu besiegen, und er unternimmt mit diesem Ziel im Auge die harte Aufgabe der Körperbeherrschung, *kaya sadhana,* um den Körper unverletzbar gegen den Tod zu machen – nicht nur durch Lenkung des Atems, des Blutkreislaufs, der Verdauung und

Ausscheidung mittels *pranayama* und *shatkarma*, sondern auch durch Herrschaft über das autonome Nervensystem und das Gehirn, das unsterbliches Leben in einem *siddha deha*, einem vollkommenen Körper, verleiht.

Der Gedanke, das körperliche Leben für unbestimmbare Zeiten zu verlängern, war auch unter den taoistischen Sekten Chinas weitverbreitet, ebenso unter den Tantra-Schülern und den Alchemisten der Vergangenheit. Zweifellos kann bei günstiger Disposition in einem gesunden Körper das Erwachen der Kundalini zu Verjüngung, Verlängerung des Lebens und zu Unempfänglichkeit gegenüber Krankheiten führen, entsprechend den latenten Möglichkeiten des Körpers. Dies mag auch in Ausnahmefällen in der Vergangenheit geschehen sein. Doch die fehlenden Unterlagen über diesen großartigen Zusammenhang, den die Natur dazu bestimmt hat, in den menschlichen Körper ein neues Leben einzuführen, gefährdet beim heutigen Stand unseres Wissens nicht nur die Aktivierung in gefährlicher Weise, sondern hemmt auch die möglichen Vorteile aus der erweckten Kundalini. Nachdem die Art des Experiments noch äußerst ungewiß ist, heißt es, daß der *sadhaka* in diesem Yoga in der einen Hand Unsterblichkeit und in der anderen Hand den Tod hält. Der Reiz der unvergänglichen Jugend, die Besiegung des Todes, die wunderbaren Kräfte und die Fähigkeit, lange Zeitperioden die Freuden der Erde zu genießen, ist wahrscheinlich einer der stärksten Faktoren in der Vergangenheit gewesen, um Schüler auf den mühevollen Weg des Hatha-Yoga zu führen. Es gibt sogar heute noch zahlreiche Menschen, einschließlich von Gelehrten, die den Glauben haben, daß eine solche Möglichkeit in den okkulten Religionssystemen, zu denen Yoga gehört, besteht. Sie wissen zuweilen nicht, daß dieses Vertrauen den Versprechungen entspringt, die in der natürlichen Quelle des Lebenselixiers verborgen liegen.

Einige Übungen des Hatha-Yoga wurden wegen ihrer Strenge geheim gehalten und nur den Eingeweihten mitgeteilt, die in den Augen ihrer Lehrer die körperliche Fähigkeit und Geistesgegenwart besaßen, die erforderlich sind, um heil und gesund aus dieser Prüfung herauszukommen. Doch trotz solcher harten Schulung und strengen Körperbeherrschung konnten nur sehr wenige Schüler diese Feuerprobe bestehen, ohne zu erliegen. Hieraus läßt sich die Größe der Gefahr ermessen, die sich für einen normalen Menschen der modernen Gesellschaft ergibt, vor allem für einen, der keine Übung, vielleicht auch nicht die Möglichkeit hat, eine solche vollkommene Beherrschung zu erlangen, wie dies in den schwierigen *shatkarma*-Übungen verlangt wird. Sogar furchtlose Einsiedler, die keine Verantwortung der Welt gegenüber tragen und geschult sind für den Weg zur Vollkommenheit, haben häufig aufgegeben im Hinblick auf die Härte dieser Prüfung. Oftmals wurde dieser Aspekt des Kundalini-Yoga, der von besonderer Bedeutung für das Verständnis der biologischen Grundlage dieses Kultes ist, übersehen. Es hätte die Neugier erwecken können, daß in diesem Unternehmen eine Gefahr steckt (und ein ganzes System von Übungen zur Körperbeherrschung ersonnen wurde, um diese Gefahr durch Eingriff in die inneren Organe zu verringern), die mit Deutlichkeit darauf hinweist, daß Störungen im Körper durch diese Übung hervorgerufen werden, gegen die eine Vorbereitung und Beherrschung der lebenswichtigen Organe notwendig ist. Bedauerlicherweise wurde diesem System, weil es gegen Mißtrauen und den Aberglauben in der Vergangenheit zu kämpfen hatte, weniger Aufmerksamkeit von den Gelehrten gezollt, als es verdiente. Man kann leicht verstehen, daß die erwähnten Gefahren und Störungen, vor denen man sich weder psychisch noch physisch wehren konnte, nicht auf Ursachen zurückzuführen sind, die der materiellen Grundlage entbehren. Wäre dies der Fall, dann würde sich nicht die Notwendigkeit ergeben, rein körperliche Maßnahmen gegen die Gefahr zu ergreifen.

Mit Sicherheit sind deshalb die Gefahren und die gefürchteten Störungen körperlicher Art. Die Gefahr ist besonders mit *pranayama* verbunden. In den Hatha-Yoga-Übungen ist *pranayama* der Hebel, der die Schlangenkraft erweckt. »In vorgeschriebener Weise ausgeführt, reinigt *pranayama* den Nervenbereich, der *prana* die Möglichkeit gibt, in guter Form (den Mund der) *susumna* zu durchstoßen und durch sie einzudringen«, heißt es in Hatha-Yoga Pradipika (II. 41). Mit dem Eintritt von *prana* in den zentralen Kanal (*susumna*) beginnen die aufsehenerregenden Manifestationen, die dem Hatha-Yoga eigen, aber auch in anderen Yoga-Formen möglich sind, im Körper des *sadhaka* aufzutreten. Die strengen Weisen von *pranayama*, die in den Büchern über Hatha-Yoga empfohlen werden, sind stets von einer gewissen Anzahl Gefahren begleitet. Es besteht nicht nur die Möglichkeit einer Verletzung des Lungengewebes, die durch Überanstrengung eintritt und zu Krankheit führt, sondern auch Gefahr für die Ausgeglichenheit des Nervensystems. Aus diesem Grund wird in Hatha-Yoga-Schriften besonders betont, daß zu Beginn der Übungen Zurückhaltung, gemeinsam mit einer strengen Diät im Essen und Trinken, unter Anleitung eines fähigen Gurus geboten ist.

Vacaspati Misra bezieht sich in seiner Darstellung auf *manu* (VI. 72) und schreibt: »Durch Zurückhalten des Atems sollten die Fehler ausgebrannt werden.« Im Yoga-Sara-Sangraha (zweiter Teil) wird aufgrund der Autorität von Yoga-Vasistha geschrieben, daß derjenige, der *kumbhaka* (Anhalten des Atems) beherrscht, ohne die beiden anderen Phasen, das Ein- und Ausatmen, zu benutzen, alles in den drei Welten zu erreichen vermag, was er sich wünscht. Die Bedeutung von *pranayama* als Mittel zu dauerhafter Aufmerksamkeit wird von Patanjali betont (I. 34 und II. 53 seiner Yoga-Sutras).

In der Hatha-Yoga-Lehre nimmt jedoch *pranayama*, verbunden mit *bandhas* und *mudras* eine mehr drastische und zu gleicher Zeit unnatürlichere und gefährlichere Form an. Seine Wirkung auf den Körper des *sadhaka* ist vor allem in der Jugend oftmals gefährlich, hauptsächlich, wenn der Körper keine harte und robuste Konstitution hat. Die Übung von *shatkarma* wurde wahrscheinlich eingeführt, um dem Organismus

Spannkraft zu geben und die schädlichen Wirkungen auszugleichen, die im Körper durch die Überanstrengung und Zerrüttung entstehen, deren Ursache die drastische Übung ist. Nach Hatha-Yoga Pradipika ist Beherrschung von *shatkarma* vor dem Beginn der *pranayama*-Übung notwendig, wenn der Schüler übermäßig viel Fett oder Schleim in seinem Körper hat. Wer aber frei von dieser Belastung ist (also ein harmonisches Temperament besitzt), braucht *shatkarma* nicht. Meistens muß zu *shatkarma* Zuflucht genommen werden, um die inneren Organe zu beherrschen und Schäden für Gehirn und Verdauungssystem zu bekämpfen. Diese Ansicht wird auch unzweideutig durch die Feststellungen der Tantras unterstützt, nach denen besondere Schwierigkeiten entstehen, wenn Kundalini die drei *granthis* oder Knoten durchstößt, die im *muladhara anahata* und im *ajna*-Chakra liegen. Vor allem kann das Durchdringen des letzteren, das die Herz- und Nabelzentren beherrscht, starke Störung, selbst Krankheit auslösen.

Wenn wir uns in dieser Angelegenheit um Aufklärung an die Medizin wenden, erfahren wir, daß Spülung der Eingeweide oder Entleerung des Magens bei akuten Verdauungsstörungen notwendig ist und die Reinigung des Dickdarms manchmal bei Delirien angewendet wird, die durch Blutvergiftungen entstehen. Aus dem gleichen Grund wurden diese Reinigungs-Methoden der inneren Organe von den frühen Schülern dieses Yoga ausgeführt, und dies sicherlich nach langer Erfahrung und Erforschung der Symptome, die durch ein plötzliches Erwachen der Schlangenkraft verursacht wurden. Wenn die unter *shatkarma* zusammengefaßten Übungen als Zeichen für die Reaktionen genommen werden sollen, die durch *pranayama* oder durch das Erwecken der Kundalini im Körper hervorgerufen werden, dann liegt hierin ein wesentlicher Beweis für die Annahme, daß die Übungen des Hatha-Yoga zu einer plötzlichen Veränderung des organischen Gleichgewichts im Körper führen können. Diese können ernsthafte Störungen (psychologischer wie physischer Natur) bewirken, und es ist nötig, mit außerordentlicher Geistesgegenwart und Beherrschung der Verdauungs- und anderer Organe dagegen anzugehen. Mit Hilfe der ungeheuren Fortschritte in Medizin und Chirurgie können die meisten Zwecke, denen diese Übungen dienen, heute durch mechanische Methoden erreicht werden: durch Auspumpen des Magens, durch Einläufe etc., aber diese versagen in einem wesentlichen Punkt. Es fehlen Vertrauen und Willenskraft, die der Schüler auf dem Weg zur Beherrschung des Körpers durch diese Methoden gewinnt.

Man weiß, daß die kritischste Zeit, in der die beständige Gegenwart und Führung des Gurus für unentbehrlich gehalten wird, die Zeit des Erwachens ist. Der Guru beobachtet streng diesen Vorgang, bis das *ajna*-Chakra erreicht ist. Nun tritt der *sadhaka* in die Hierarchie der Vollendeten ein, und die Beziehung von Lehrer und Schüler endet. Manchmal verbeugt sich der Guru an diesem Punkt vor dem Schüler als Anerkennung seiner außerordentlichen Leistungen. Diese Zeremonie der Verbeugung vor dem Schüler am Ende der Einweihungszeremonie eines Novizen, die ihn im Orden aufnimmt, wird auch heute noch von einigen asketischen Sekten Indiens vollzogen in Nachahmung des alten Brauches. Die Guru-Schüler-Beziehung endet am sechsten Zentrum, am Chakra des Befehls, da nun der Yogi von der Intuition geführt wird und Zugang zu einer Quelle der Erkenntnis hat, die höher ist als die irgendeines sterblichen Gurus. Die gefährliche Natur dieses Unterfangens und die großartige Aufgabe, die eine beständige Führung des Meisters notwendig machten, wurden von den Yoga-Adepten Indiens durch geheime Ausdrücke übermittelt. So heißt es: »Tief in das Meer tauchen, ohne naß zu werden«, oder: »Den Frosch vor der Schlange tanzen lassen«. Lalla nannte es: »Sich Donner und Blitz unterwerfen« oder »Bodensatz des Staubs in einer Mühle«.

Von *pranayama* gibt es verschiedene Arten. In den Yoga-Sutras des Patanjali und in den Hatha-Yoga-Abhandlungen werden drei Phasen des Atemvorganges unterschieden. Zuerst kommt *puraka*, Einatmen. Dies geschieht, indem entweder das rechte oder das linke Nasenloch mit Daumen und Zeigefinger einer Hand zugehalten werden. Dann folgt *kumbhaka* oder die Phase des Anhaltens, in der die eingeatmete Luft eine gewisse Zeit lang im Inneren zurückgehalten wird. Hierauf geschieht *recaka*, Ausatmung durch das andere Nasenloch. Dies bildet ein *pranayama*. Der Vorgang wird wiederholt, indem man wieder mit dem gleichen Nasenloch einatmet, aus dem die Luft ausgestoßen wurde, oder mit dem Nasenloch, mit dem man zuerst einatmete. Die Dauer jeder Phase richtet sich nach dem gedanklichen Wiederholen der mystischen Silbe Om oder nach irgendeinem anderen Mantra. Man kann die Zeit aber auch durch Zählen mit den Fingern der anderen Hand bemessen. Die drei Phasen können von gleicher oder verschiedener Dauer sein. *Kumbhaka* kann zwei- oder viermal so lange dauern wie *puraka*, und *recaka* zweimal oder ebenso lang sein wie *puraka*. Eine Art von *pranayama* besteht im Anhalten des Atems für eine gewisse Zeit nach der Ausatmung, bevor neu eingeatmet wird.

Hiermit ist genug gesagt über die verschiedenen Methoden des *pranayama* nach den Beschreibungen ihrer Vertreter, und man wird verstehen, daß höchstes Ziel eine so starke Verringerung des Atems ist, daß der Rhythmus kaum noch wahrzunehmen ist, oder – nach den Worten von Vacaspati-Misra – daß ein vor die Nasenlöcher gehaltener Wattebausch von der Atembewegung unberührt bleibt. Im Yoga-Sara-Sangraha (zweiter Teil) wird dem *kumbhaka* der Vorrang gelassen, der monate- und jahrelang ohne *puraka* und *recaka* fortgeführt werden kann. Dieses wird *kevala-kumbhaka* genannt und ist als viertes *pranayama*, jenseits von Zeit und Raum, bekannt. Es wird auch in der Yoga-tattva-Upanishad erwähnt. Mit der Meisterschaft in diesem *pranayama* vermag, wie es heißt, der *sadhaka* über die Kraft der Bilokation und über andere *siddhis* zu verfügen. Das Ziel der Übung, den Atem so stark zu verringern, daß man dem Anschein nach gar nicht mehr atmet, heißt mit anderen Worten, ständig in *kumbhaka* verweilen, also in einem Zustand des aufgehobenen Atmens. Gleichgültig, ob die Dauer von *puraka, kumbhaka* und *recaka* gleichmäßig ist oder in einem bestimmten Verhältnis abweicht, das Bemühen des *sadhaka* bleibt, den Zwischenraum langsam zu verlängern, bis ein äußerst verminderter Rhythmus ohne Anspannung erreicht wird.

Mircea Eliade spricht in seinem Buch »Freiheit und Unsterblichkeit« im Zusammenhang mit den Wirkungen, die *pranayama* auslöst, von vier Arten des Bewußtseins: dem Tagesbewußtsein, dem Bewußtsein im Schlaf mit Träumen, dem Bewußtsein im traumlosen Schlaf und dem »kataleptischen Bewußtsein«. Mit Hilfe von *pranayama,* das heißt durch zunehmend verlängerte Ein- und Ausatmung, dessen Ziel ein möglichst langer Zwischenraum zwischen zwei Atemvorgängen ist, vermag der Yogi in alle Arten des Bewußtseins einzudringen. Bei dem Nichteingeweihten gibt es nach Eliade eine Unterbrechung zwischen diesen verschiedenen Verfahren. So geht er unbewußt aus dem Wachzustand in den Schlafzustand ein. Der Yogi sollte die Kontinuität des Bewußtseins bewahren; dies bedeutet, daß er in jeden dieser Zustände willensmäßig und hellwach eingeht.

Mit dem Begriff »kataleptisches Bewußtsein« bezieht sich Eliade auf *turiya* oder den vierten Bewußtseinszustand. Die anderen drei sind: Wachen, Traum und traumloser Schlaf. Nach den indischen Schriften ist *turiya* der Zustand der Selbsterkenntnis oder Erleuchtung, in dem die Identität von *atman* und *brahman* oder *jiva* oder *iswara* verwirklicht wird. Es ist der unbeschreibbare Zustand des Seins, der in der höchsten Form von *samadhi,* im »ekstatischen Zustand«, wie ihn Eliade nennt, erfahren wird. Er unterscheidet etwas verwirrend zwischen *samadhi* und *turiya,* während tatsächlich *turiya* die Art von Bewußtsein ist, die in *asamprajnata, nirvikalpa* oder *nirbija samadhi* anwesend ist, und auch das Bewußtsein eines *jivan-mukta* oder eines im Leben Befreiten angibt. Dies erhellt sich authentisch aus der Mandukya-Upanishad (7), in der es heißt: »Sie halten den vierten Zustand (d. h. *turiya*) für nicht bewußt der inneren noch bewußt der äußeren Welt... Dies ist das Selbst, und dieses muß man wissen.« Weiter heißt es (12): »Das ungeteilte Om ist der vierte Zustand (*caturthah*, d. h. *turiya*), jenseits aller konventionellen Verhaltensweisen, der Endpunkt der Negation der Welt der Erscheinungen, das Glückliche, Nicht-Duale. So ist Om mit Sicherheit das Selbst. Wer dieses weiß, der geht in das Selbst durch das Selbst ein.« Die Lage wurde über allen Zweifel hinaus von Gaudapada in Karika (I. 14, 15) erklärt: »Die ersten beiden (*visva* und *taijasa*) sind mit Traum und Schlaf ausgestattet, *prajna* aber mit dem traumlosen Schlaf. Menschen von fester Überzeugung sehen weder Schlaf noch Traum in *turiya* ... Traum gehört zu dem, der falsch sieht, und Schlaf zu einem, der die Wirklichkeit nicht kennt. Wenn beide Irrtümer dieser zwei entfernt sind, ist der Zustand von *turiya* erreicht.«

Hier erhebt sich die Frage, ob diese vier Arten des Bewußtseins charakteristisch sind für den verkörperten Geist oder ob sie eine unabhängige eigene Existenz besitzen. Bei den ersten drei ist es ohne weitere Erörterung sicher, daß sie kein unabhängiges Sein haben, das heißt, daß sie nicht als kosmische Ebenen des Wachseins, Träumens oder traumlosen Schlafes bestehen, sondern verschiedene Zustände des menschlichen Bewußtseins darstellen. Sie schließen sich gegenseitig aus, wie Gaudapada bewies. Beim Träumen kann man nicht wach sein, und im traumlosen Tiefschlaf kann man weder träumen noch wachen. In gleicher Weise kann der Erwachte nicht träumen – im wirklichen Sinn des Wortes –, noch in traumlosem Tiefschlaf sein. Deshalb ist es offensichtlich, daß im Augenblick, in dem ein Yogi mit aller Klarheit in den Traumzustand tritt, das heißt, in vollem Bewußtsein, das Träumen sofort aufhören muß, und wenn man in den Zustand des traumlosen Zustands eingeht, muß das gleiche geschehen. Aus dem einfachen Grund, weil in gleicher Weise, wie Dunkelheit und Licht nicht zusammen existieren können, auch das Vergessen im Traumzustand und der traumlose Tiefschlaf nicht einen Augenblick mit der Klarheit des Bewußtseins zusammen bestehen können.

Man könnte behaupten, daß der sogenannte »ekstatische Zustand« (*samadhi*), der eine übermenschliche Bewußtseinsebene ist, die anderen drei »durchdringen« kann. Es mag aber als Antwort genügen, daß in dem gleichen Augenblick, in dem das übermenschliche Bewußtsein in irgendeine Art von menschlichem Bewußtsein eindringt, dieses sofort verwandelt und erhellt wird. Es kann weder die Art, in die es eingeht, annehmen, noch mit dieser zusammen bestehen.

Dieser Punkt wurde ausführlicher behandelt, um die schweren Mißverständnisse aufzuzeigen, die über *samadhi* und die transzendenten Bewußtseinszustände selbst unter hervorragenden Gelehrten sowohl in Indien wie anderswo bestehen. Von dieser falschen Vorstellung aus können leicht Irrtümer in das Bewußtsein der Allgemeinheit über diese faszinierenden, aber noch sehr wenig verstandenen Bewußtseinszustände eindringen. Die von den Schriftstellern der Vergangenheit angewendete Terminologie ist manchmal so fachlich und schwierig, und die Erklärungen gehen so weit auseinander, daß die Unerfahrenen sich nur mit äußerster Schwierigkeit ein entferntes Bild davon machen können. Die Konflikte und Widersprüche, die sich aus dieser Schwierigkeit ergeben, sind deshalb nur natürlich. Die Erfahrung des *samadhi* ist nicht von künstlicher oder äußerlicher Beschaffenheit, die durch Unterdrükkung des Denkens entsteht, sie ist auch nicht ein magischer Zustand der Wahrnehmung, der in die Bewußtseinsebenen der Traumlosigkeit oder des Traumes »eindringen« kann, wobei noch eine Wahrnehmung des Vorgangs bestehen bleibt, so daß man weiter die ganze widerspruchsvolle Zeit hindurch dessen gewahr ist, daß man träumt oder sich im traumlosen Schlaf befindet. Sie bedeutet vielmehr eine Verwandlung der gesamten Persönlichkeit – des Zustandes von Traum, traumlosem Tiefschlaf, des Wachens und allem anderen –, ein wunderbares Emporsteigen zu höheren Ebenen des Bewußtseins, das Hervortreten eines strahlenden erhabenen inneren Wesens (*divya deha* oder göttlicher Körper nach den Worten der Alten), das in allen drei Zuständen des Wachens, Träumens und des traumlosen Schlafes in gleicher Weise bestehen bleibt wie die natürliche Persönlichkeit.

Pratyahara wird von Patanjali (II. 54) das Zurückziehen der Sinnesorgane vom Gegenständlichen genannt in Übereinstimmung mit den Einschränkungen, die von den Gedanken auferlegt werden. In seinem Kommentar über dieses Sutra erklärt Vyasa *pratyahara* auf folgende Weise: »Wenn die Organe keine Verbindung mehr mit ihren eigenen Objekten haben, dann werden sie in Nachahmung mit dem Denkstoff an sich sozusagen zurückgehalten. Wenn der Denkstoff beschränkt ist, werden die Organe gleich ihm beschränkt und verlangen keine weitere Hilfe mehr, wie etwa die Unterwerfung der Sinne. Ebenso wie die Bienen der Königin nachfolgen, wenn sie fortfliegt, und, wenn diese sich niederläßt, das gleiche tun, so sind die Organe eingeschränkt, wenn es der Denkstoff ist. Dies ergibt die Zurücknahme der Sinne.« Yoga-Sara-Sangraha erklärt, die Autorität von Narada Purana bestätigend, *pratyahara* als Zurücknahme der Sinne aus allen Gegenständen, mit denen sie beschäftigt sind. Es heißt dort weiter: »Der Yoga-Schüler, der sich um Meditation (*dhyana*) bemüht, bevor er seine Sinne unterworfen hat, muß als unklug gelten. Denn die Meditation eines solchen Menschen kann niemals Früchte bringen.« In der Gheranda-Samhita (IV. 3, 4, 5) steht, daß *pratyahara* das Zurücknehmen der Gedanken von Ehre und Schande, von Wohlklang und Mißklang, von Wohlgeruch und Übelgeruch, von Süßem, Saurem und Bitterem, von jeder Art Ton, Geruch oder Geschmack ist, damit das Bewußtsein wieder unter die Kontrolle des Selbst (*atman*) gebracht wird. Die Bhagavad-Gita (II. 57, 58) beschreibt den Zustand dessen, der *pratyahara* einhält, mit folgenden Worten: »Wer jeglichen Verlangens bar, ob's schön ihm oder unschön geht, nicht Freude fühlet oder Haß –, bei solchem steht die Weisheit fest. Wenn von sinnlichen Dingen ab er ganz die Sinne in sich zieht, gleichwie die Schildkröt' in sich kriecht –, dann steht bei ihm die Weisheit fest.«

Nach Yoga-Sara-Sangraha sind die »ersten fünf Glieder

von *yama* bis *pratyahara* zur Beherrschung des Körpers bestimmt. *Prana* und die Sinne wie die anderen drei Glieder: *dharana*, *dhyana* und *samadhi*, sind für die Kontrolle des *citta* (Bewußtseins) bestimmt.« Ohne die mystische und magische Färbung, mit der einige Yoga-Autoren diese Übungen einzuführen suchen, ist *dharana* nichts anderes als Konzentration auf bestimmte, leicht beeinflußbare Körperbereiche oder auf Objekte, die einen gedanklichen Inhalt besitzen, der sich auf einen Aspekt des Göttlichen, des Übernatürlichen oder Numinosen bezieht. *Dhyana* ist tiefere Konzentration, die längere Zeit anhält und *samadhi* ist Versenkung der flatterhaften Gedanken in der Kontemplation des Selbst. Nach Patanjali (1, 2, 3, 4): »Wenn der Denkstoff zurückgehalten wird, verweilt der Seher (das Selbst) in sich. Zu anderen Zeiten nimmt das Selbst die gleiche Form an wie die Schwingungen (des Denkstoffs).« Ein Mensch, der stark mit Studien, Malen oder irgendeiner fesselnden Tätigkeit beschäftigt ist, befindet sich in einem Zustand der Konzentration. Ein klassisches Beispiel für eine völlig vertiefte Konzentration, das in Yoga-Sara-Sangraha aufgeführt wird, bezieht sich auf den geistigen Zustand eines Bogenmachers, der so intensiv mit seiner Arbeit beschäftigt war, daß er den König nicht sah, der an ihm vorbeiging.

»Den Denkstoff an eine Stelle binden ist fixierte Aufmerksamkeit (*dharana*)«, äußert Patanjali in den Yoga-Sutras (III. 1). In seinem Kommentar darüber schreibt Vyasa: »Die Bindung des Denkstoffs, insofern er in Schwingung ist, an den Nabel- oder Herzlotos oder an das Licht im Kopf, an die Nasenspitze, die Zungenspitze oder an andere Orte gleicher Art, vielleicht auch an äußere Objekte – dies ist fixierte Aufmerksamkeit.« *Dharana*, *dhyana* und *samadhi* sind in Wirklichkeit die drei aufeinanderfolgenden Phasen einer einzigen Bemühung, die bestimmt ist, die Aufmerksamkeit auf ein bestimmtes Ziel zu fixieren. Immerwährende *dharana* wird zu *dhyana*. In seiner Erklärung von Yoga-Sutra 3. 2 zitiert Vacaspati Misra eine Stelle aus dem Vishnu-Purana, in der *dhyana* so erklärt wird: »Eine ununterbrochene Folge gegenwärtiger Gedanken, allein auf seine (der Gottheit) Gestalt gerichtet, ohne Verlangen nach irgendetwas anderem, das, o König, ist Kontemplation (*dhyana*).« Mit anderen Worten, *dhyana* ist der unaufhörliche Strom der Gedanken auf ein einziges Objekt hin, wobei alle anderen Gedanken ausgeschaltet werden. Nach Sarva-Sarsana-Sangraha ist *dhyana* »der unablässige Gedankenstrom auf einer Stelle, auf ein einziges Objekt der Betrachtung gerichtet und alle ungeeigneten Gedanken vermeidend«. Die gleiche Ansicht wird in der Isvar-Gita ausgesprochen, die in Yoga-Sara-Sangraha zitiert wird.

Von einem rationalen Standpunkt aus betrachtet, hat die Übung von *dharana* und *dhyana,* so wie sie in den Yoga-Sutras und anderen alten Büchern ausgeführt wird, nichts »Geheimnisvolles« oder »Magisches« an sich. *Dhyana,* tiefe Meditation, bezeichnet das starre Festhalten der Aufmerksamkeit an einem Gegenstand, und diese Bedeutung hat sich seit der Zeit der Veden in Indien unverändert erhalten. Selbstverständlich sind die Intensität, mit der die Konzentration der Gedanken ausgeführt wird, und Wille sowie Ausdauer bei dieser Übung entscheidend für den Erfolg. Die verschiedenen Yoga-Übungen, einschließlich von *asana, pranayama* und *pratyahara,* geben der Konzentration ein Maß an Kraft, das auf andere Weise nicht erreichbar ist. Es ist die Kraft von *ekagata* oder Zielgerichtetheit der Gedanken, die das Zentrum des paranormalen Bewußtseins im Gehirn anregt, das *susumna* beherrscht. Bei der Erweckung von Kundalini beginnt die Flamme des Überbewußtseins mit überwältigender Wirkung zu brennen. *Dharana* und *dhyana* haben, wie man nicht vergessen sollte, ihr Ziel nicht in sich selbst; sie sind vielmehr Mittel zu einem Ziel, und dies ist die Erregung des transzendentalen Zentrums im Gehirn. Um diesen Bereich und *susumna* zu reizen, empfehlen die Yoga-Schriften aus vergangenen Zeiten die Fixierung der Aufmerksamkeit auf einen der empfindlichen Nervenpunkte wie Nabel oder Herz, auf den Raum zwischen den Augenbrauen, den Gaumen oder den Scheitel des Kopfes. In seinem Kommentar über die Yoga-Sutra 3. 1 empfiehlt Vyasa aus gleichem Grund die Konzentration auf Nabel, Herz oder auf das Licht im Kopf.

Dharana, dhyana und *samadhi* sind die drei letzten Stufen zum Erlangen eines volleren und reicheren Lebens. In *samadhi* wird der Gedankenstrom völlig zurückgehalten und eins mit dem betrachteten Gegenstand. Bei jeder geistigen Übung bewirkt der gedanklich vorgestellte Gegenstand, der entweder die Gottheit mit oder ohne Gestalt ist, das Selbst, der Guru oder ein erhebendes Objekt wie der Lotos, eine zur Meditation vorgeschriebene Ikonographie, völliges Versinken der Gedanken in dem Vorgestellten eine Verwandlung im Innern des *sadhaka.* Mit anderen Worten handelt es sich hier um die Entwicklung einer neuen Eigenschaft im eigenen Bewußtsein, die das Bild der Gottheit, des Selbst, eines Lotos oder eines Lichts annimmt und die Aufmerksamkeit des Schülers vom Hin- und Herwandern zurückhält und völlig in die Kontemplation vertieft, so wie ein Magnet ein Eisenstück allein durch die Kraft der Anziehung festhält. Der Yogi versinkt durch die Entwicklung dieser verzaubernden Eigenschaft in seinem Bewußtsein stundenlang in Entzücken, ohne Zeichen von Müdigkeit und mit einem seligen Ausdruck im Gesicht. In *samadhi* hält der Yogi die Gedanken nicht zurück, sondern die Gedankenstille tritt vor allem durch die verzückte Kontemplation eines faszinierenden inneren Zustandes ein, der sich während der Übung von *dhyana* fast unmerklich oder plötzlich einstellt. Dies ist Yoga, der Zustand verzückter Vereinigung zwischen dem fluktuierenden Denkstoff und dem verzaubernden Universum des Bewußtseins, das nun den geistigen Horizont des *sadhaka* weitgehend bestimmt.

Aus diesem Grund wird wiederholt in allen indischen Schriften und Büchern über Yoga von der unvergleichlichen Seligkeit des *samadhi* gesprochen. Das unaufhörliche Wiederholen von *sat-chit-ananda,* dem Schlüsselwort des Vedanta für das Unsagbare »Sein-Bewußtsein-Seligkeit«, ist Symbol für den übernatürlichen Bewußtseinszustand des Entzückens in *samadhi.* In der Taittiriyopanishad heißt es: »Das aus sich selbst bestehende Sein ist wahrhaft von der Natur der Glückseligkeit ... Wenn man diese Seligkeit erlangt hat, ist man gesegnet (II. 7).« Das kosmische Bewußtsein ist *samadhi.* Dies drückt die Atmopanishad (3) mit folgenden Worten aus: »*Parmatman* muß wahrhaft verehrt werden nach den Vorschriften des Veda. Und er (offenbart sich) dem, der durch Yoga des *pranayama, pratyahara* und *samadhi* oder mit Vernunft über *adhyatma* meditiert. Er gleicht dem Banyan-Samen oder dem Syamaka-Korn, das man sich so fein vorstellt wie den hunderttausendsten Teil einer Haarspitze undsofort. Er kann nicht ergriffen oder wahrgenommen werden. Er ist nicht geboren und stirbt nicht. Er wird weder getrocknet noch verbrannt, nicht erschüttert, durchbohrt oder geteilt. Er ist jenseits aller Eigenschaften, ewiger reiner Zeuge der Essenz des Unteilbaren, einer allein, feinstofflich ohne Bestandteile, ohne Makel, ohne Egoismus, frei von Klang, Berührung, Geschmack, Gesicht und Geruch, ohne Zweifel, ohne Erwartung. Er durchdringt alles, ist nicht zu erdenken und nicht zu beschreiben. Er reinigt, was unrein und befleckt ist. Er handelt nicht und hat keine *samskaras.* Er ist *purusa* und wird *parmatman* genannt.«

Glückseligkeit (*ananda*) in einem unbeschreiblichen Seinszustand ist der Grundton von *samadhi,* das im Raja-Yoga, Laya-Yoga, Mantra-Yoga, Hatha-Yoga, Jnana-Yoga, Bhakti-Yoga, Karma-Yoga erlangt wird, und ist auch das Attribut des Höchsten, das die Anhänger des Vedanta, des Shiva, der Shakti, die Tantrik-Buddhisten, Sahajas, Vaishaviten und die übrigen sich vorstellen. Hieraus erklärt sich, daß *pranayama, dhyana, niskama, karma* (wunschlose Handlung), *jnana, bhakti* und Kundalini letztendlich zu dem gleichen geistigen Zustand führen. Heißt es nicht, daß die Ekstase der gesammelten Glückseligkeit weit intensiver ist als im Höhepunkt der Liebesumarmung und die unaussprechliche, wunderbare Schau lockend genug, um die Aufmerksamkeit des Yogi für den Augenblick zu fesseln, der völlig unbeweglich und starr bleibt in der Verzückung der Erfahrung? Ebenso wie ein Mensch, der intensiv ein fesselndes Drama beobachtet, zeitweilig seine Umwelt vergißt und nicht einmal reagiert, wenn er angesprochen wird, wie er sich völlig mit dem Schauspiel identifiziert und seine Aufmerksamkeit nicht mehr auf den Körper und seine Sinneseindrücke richtet, ebenso und tausendmal mehr vergißt der Yogi in der Entrückung des *samadhi*, seinen Körper, seine Sinne und die Welt in einem solchen Maße, daß selbst laute Geräusche und andere Störungen den Zustand der äußersten Versenkung nicht zu unterbrechen vermögen, in die er im Augenblick eingetaucht ist. Nach Yoga-Sara-Sangraha liegt der Unterschied zwischen *dhyana* und *samadhi* darin, daß bei *dhyana* ein heftiger Sinneseindruck, der von außen kommt, eine Unterbrechung im Zustand der Versenkung hervorgerufen werden kann, während dies in *samadhi* nicht geschieht. In diesem Zustand ekstatischer Kontemplation, in dem das Bewußtsein vollkommen identisch ist mit dem betrachteten Objekt, werden, wie es heißt, der Erkennende, das Erkannte und der Vorgang der Erkenntnis eins. Es bleibt nur eine Andeutung des Ichs zurück, und der verzückte Yogi kann, selbst wenn er es möchte, seine Gedanken nicht aus dem Zustand der entrückten Kontemplation zurückziehen, bevor nicht die Ekstase beendet ist. Man sagt, daß die einzige Möglichkeit, Paramhansa Ramakrishna aus seinen ekstatischen Trance-Zuständen zurückzuholen, allein das Flüstern eines Namens des Herrn oder eines Mantras in sein Ohr war.

Mircea Eliade spricht von der Schwierigkeit des Intellekts, die wahre Natur des *samadhi* zu verstehen. Es wäre falsch, meint er in seinem Buch »Unsterblichkeit und Freiheit«, diese Art des geistigen Seins als einfache »Trance« anzusehen, in dem das Bewußtsein von allem Inhalt entleert ist. »Unterschiedslose Ekstasen sind nicht ›absolute Leere‹. Der ›Zustand‹ und das ›Wissen‹, die gleichzeitig mit diesem Ausdruck benannt werden, beziehen sich auf eine vollkommene Abwesenheit von Objekten im Bewußtsein, nicht auf ein völlig leeres

Bewußtsein. Im Gegenteil ist in solch einem Augenblick das Bewußtsein gesättigt von einer unmittelbaren und totalen Intuition des Seins. So sagt Madhava: ›Nirodha (das letztendliche Aufhören aller psychomentalen Erfahrung) muß nicht als Nichtsein vorgestellt werden, sondern eher als Aufrechthalten eines bestimmten Zustands des Geistes.‹ Es ist vollkommene Leere ohne Sinnesinhalte oder intellektuelle Struktur, ein nicht bedingter Zustand, nicht länger ›Erfahrung‹ (denn es gibt keine weitere Beziehung zwischen Bewußtsein und Welt), sondern ›Offenbarung‹. Nachdem der Intellekt (*buddhi*) seine Mission beendet hat, zieht er sich zurück und löst sich von *purusa,* indem er wieder in *prakriti* einkehrt. Das Selbst bleibt frei, autonom und betrachtet sich selbst. Das ›menschliche‹ Bewußtsein wird unterdrückt; das heißt, es wirkt nicht mehr, da seine Bestandteile wieder versunken sind in der Ursubstanz. Der Yogi erlangt Befreiung; wie ein Toter hat er keine Beziehung mehr zum Leben. Er ist ›im Leben tot‹, der ›jivan-mukta‹, ›der im Leben Befreite‹. Er lebt nicht länger in der Zeit und nicht mehr unter der Herrschaft der Zeit, sondern in einer ewigen Gegenwart, in *nunc stans,* womit Boethius die Ewigkeit bezeichnete ...«

Schwierigkeiten und Mißverständnisse entstehen aus der Tatsache, daß »Trance« oder Vergessen der Welt für ein unveränderliches Kennzeichen von *samadhi* gehalten wird. Hieraus entsteht selbstverständlich die Annahme, daß während dieses Zustandes das menschliche Bewußtsein und die Gedanken völlig unterdrückt sind und das Selbst oder das Licht hinter Verstand und Denken nunmehr frei von allen Störungen sich selbst kontempliert. Es wurde erklärt, daß der Yogi bei völlig unterdrücktem Ichbewußtsein nicht die geringste Erinnerung an seine Erfahrungen in *samadhi* in seinen normalen Zustand zurückbringen kann. Und, was noch verständlicher ist, ein immerwährendes *samadhi* wie das eines *jivan-mukta* wäre niemals möglich. Wenn die Aufhebung der menschlichen Beschaffenheit und die Unterdrückung von Intellekt und Verstand ein gleichbleibender Zug von *samadhi* ist, wie kann dann ein *jivan-mukta* für die Bedürfnisse des Körpers sorgen und auch nur eine Zeitlang überleben? Eliades Bemerkung, daß der Yogi, der Befreiung erlangt hat, wie ein Toter keine Beziehung mehr zum Leben hat, sondern »im Leben tot ist«, hat nichts mit der Wirklichkeit zu tun. Die vollendeten Yogis Indiens, Abhinava Gupta, Sankara, Ramanuja, Kabir, Nanak und andere waren Männer des tätigen Lebens mit außergewöhnlichen geistigen Gaben, die durch ihre unvergleichlichen Beiträge zum spirituellen Gedankengut der Menschheit ihrem Land Ruhm einbrachten. Um Yoga richtig zu verstehen, ist deshalb eine neue Orientierung, vor allem im Westen, erforderlich. *Samadhi* kann sowohl mit Verzücktheit und Weltvergessenheit auftreten wie in voller Wachheit als normale Form eines höheren Bewußtseinszustandes. Wie diese scheinbar paradoxe Situation möglich ist, soll in einem anderen Buch erläutert werden. Aber selbst im Fall des zuerst geschilderten *samadhi* ist der Mensch, wie es bei Ramakrishna, Chaitanya und anderen, ebenso bei christlichen Mystikern, der Fall war, niemals »tot gegenüber der Welt«, sondern aktiv engagiert, nicht mehr vielleicht als ein normaler Mensch für die sittliche und geistige Erleuchtung der Menschheit.

6 *Kundalini, der Schlüssel zum kosmischen Bewußtsein*

Bevor wir versuchen, eine Erklärung für den unbeschreiblichen mystischen Zustand zu geben, wollen wir sehen, wie weit die allgemein angenommene Vorstellung der Gnade die verschiedenen Manifestationen des Phänomens zu überdecken vermag. In den Äußerungen der Propheten, Mystiker und Heiligen selbst spielt die Gnade bei der Verwirklichung immer und immer wieder eine Rolle. Dieser Glaube ist sehr alt, fast so alt wie die religiöse Erfahrung selbst und wird wiederholt in der religiösen Weltliteratur zum Ausdruck gebracht. Bei den Buddhisten steht der immer gegenwärtige Buddha an der Stelle Gottes. In Anbetracht der Tatsache, daß von Anbeginn das menschliche Denken alle ihm unerklärlichen Erscheinungen der Wirksamkeit übernatürlicher Wesenheiten oder göttlicher Wesen zuschrieb, ist es nicht verwunderlich, daß ein noch stärkerer Grad göttlicher Gnade für die weit unverständlichere mystische Erfahrung verantwortlich gemacht wurde. Bis fast in die Gegenwart hinein wurden häufig schwer zu behandelnde Krankheiten dem unheilvollen Einfluß schlechter Sterne oder Geister, Götter oder Göttinnen, sogar von zivilisierten Menschen Europas und Asiens, zugeschrieben. Man nahm Zuflucht zu Exorzismus oder Sühnemitteln, um Krankheiten zu heilen, manchmal aber mit entgegengesetzter Wirkung. Selbst nach Einführung der Impfung und in voller Kenntnis ihres Schutzes bringen noch viele leichtgläubige Menschen in Indien neben der Impfung das gewohnte Opfer der Göttin Shitalla dar, die über die Pocken herrscht, um sie zu besänftigen. Ähnliche Bräuche sind auch in anderen Ländern üblich, und das Tragen von Amuletten gegen Unglück und Krankheit ist in Europa noch weit verbreitet.

Angesichts dieser menschlichen Denkweise, die die Wechselfälle des Lebens der Gunst oder Ungunst von Gott oder anderen göttlichen Wesen zuschreibt, wie das in den dunkleren Zeiten der Vergangenheit noch ausgeprägter war, blieb der Einfluß der göttlichen Gnade die einzig mögliche und vernünftige Erklärung für das Außergewöhnliche des mystischen Zustands.

So heißt es in der Svetasvatara-Upanishad, daß Svetasvatara durch Kasteiungen und durch die Gnade Gottes die Erfahrung *brahmans* erlangte. Katha-Upanishad geht noch einen Schritt weiter mit der Erklärung, daß weder durch Studium noch durch Hören der Schriften das Selbst Verwirklichung findet, sondern diese nur erlangt werden kann, wenn das Selbst sich zu manifestieren begehrt. In der Gita wird die Bedeutung der Gnade ständig unterstrichen, und Krishna verspricht im letzten Kapitel dem Arjuna Befreiung, wenn er alle Bemühungen unterläßt und allein bei ihm Zuflucht sucht. Mit der Lehre von der Gnade hängt auch die Betonung der unerläßlichen Notwendigkeit eines wirklich fähigen Lehrers oder Guru in allen mystischen Sekten Indiens ebenso bei den tantrischen Buddhisten und den Sufis zusammen. In hohem Maß betonen die Tantras die Verehrung, die dem Lehrer gezollt werden muß, der in die Weisheit Brahmans einweiht. Der Guru wird mit Gott verglichen, sogar an dessen Stelle gesetzt, und es wird angenommen, daß nur durch den Funken der Intuition, der vom Guru auf seinen Schüler übergeht wie das Licht von einer Kerze auf die andere die Stufe der Transzendenz erreicht werden kann.

Sogar in unserer Zeit des materiellen Fortschritts ohnegleichen, in der die Wissenschaft für viele der bisher geheimnisvollen Naturerscheinungen befriedigende Erklärungen erbrachte, ist religiösen Menschen – Gelehrten wie Laien – bei äußerstem psychischen Druck, großer Gefahr und schwerer Erkrankung, wenn der Erfolg menschlicher Bemühungen in Zweifel steht, eine Haltung des Gebets und der demütigen Hinwendung zu der allmächtigen Quelle aller Schöpfung gemeinsam. Diese gesunde, instinktive Art des menschlichen Geistes, der noch eingehüllt ist in das Mysterium der eigenen Existenz und immer den gewaltigen Naturkräften ausgeliefert ist, wirkt als angeborene Sicherheitsmaßnahme, um einen enttäuschten, empfindsamen Menschen davon zurückzuhalten, daß er dem Druck völlig unterliegt. Daß der Suchende den geheimnisvollen Vorgang der Erleuchtung, in dem er dem ehrfurchtgebietenden, unbeschreiblichen Phänomen in sich selbst gegenübertritt, der Gnade Gottes, dem Göttlichen in sich selbst oder der Gunst des Guru zuschreibt, galt als eine natürliche Bestätigung dieser angeborenen Neigung des menschlichen Geistes. Nachdem das Objekt der Suche Gott oder Brahman, das Selbst oder irgendeine Gottheit ist, war es eine natürliche Schlußfolgerung, daß die Begegnung nicht ohne deren Hilfe und Gunst stattfinden konnte.

So nahm die Gnade einen sehr bedeutsamen Raum bei denen ein, die, allen Denkrichtungen, Religionen, Glaubensformen und Epochen zugehörig, nach übersinnlicher Erfahrung suchen. Solange nicht das ganze Phänomen der religiösen Erfahrung zur Befriedigung des Intellekts erklärt ist, wird und muß die Vorstellung der Gnade weiter in der gegenwärtigen oder in einer veränderten Form das Denken der Menschen beeinflussen. Für den scharfen Beobachter sollte es demnach offensichtlich sein, daß die verschiedenen Faktoren, die jede Art von mystischer Erfahrung bestimmen, so stark ausgeprägt sind und beharrlich wiederkehren, daß von der Gnade abgesehen eine noch unaufgeklärte biologische und psychische Gesetzmäßigkeit als Voraussetzung der höchsten Erfahrung angenommen werden muß. Wir finden zum Beispiel, daß reiner Lebenswandel, hohes moralisches Empfinden, Liebe zu Gott oder zu einer anderen Gottheit, der beständige Gedanke an das sichtbare Ziel und ein leidenschaftliches Sehnen nach der Erfahrung notwendig sind, um Erfolg zu haben. Desgleichen Selbstverleugnung, Beherrschen der Begierden und ein Herz, das entflammt ist in Liebe zu den Mitmenschen. Gnade ist in gewisser Weise eine Geste aus dem Unsichtbaren, ein Zeichen von Einwilligung der Gottheit oder eine Art Erlaubnis der allmächtigen kosmischen Kräfte, daß ein verdienstvoller Schüler dem Unaussprechlichen, das jenseits der Vorstellung der gewöhnlichen Sterblichen liegt, nahen darf. Die Tatsache aber, daß ein bestimmter Lebenswandel von jeder Religion und jeder esoterischen Glaubensform dem Suchenden zur Führung vorgeschrieben wird, ist ein deutliches Zeichen, daß die Gnade von einer Anzahl Faktoren abhängig ist, welche die Bemühungen des Schülers begleiten.

Das Einhalten einer bestimmten geistigen Disziplin zeigt die Notwendigkeit einer Vorbereitung und Bemühung an, ein Einstimmen der Gedanken und des Körpers auf die Forderungen einer höheren Lebensebene. Auf der augenblicklichen Stufe unseres Wissens wird die Gnade zu einem wesentlichen Bestandteil der transzendenten Erfahrung durch die unbestreitbare Tatsache, daß an erster Stelle die höchste Schau nur einer unendlich kleinen Minderheit von Menschen unter den zahllosen Millionen von Suchenden gewährt wird. Dabei gibt es einige, die die höheren Maßstäbe des Verhaltens auf dem Pfad besser erfüllen als jene, die unerwartet die Krone erlangen. An zweiter Stelle ist für die Einbeziehung der Gnade wesentlich, daß seit fernster Vergangenheit die höchste Erfahrung einigen auf natürliche Weise als Geschenk des Himmels von Geburt an zugefallen ist. Diese Seite des Problems stellt ein fast unwiderlegbares Argument dar zugunsten der Behauptung, daß Gnade für das Heil unerläßlich ist, es sei denn, wir bedenken, daß bei einem Genie höhere Geistesgaben und psychische Kräfte ebenso wie das vorhandene Talent von Geburt an festgelegt sind und die Anstrengungen von nur wenigen unter einer riesigen Anzahl von Mitbewerbern viel schneller Früchte tragen oder eine vollere und reichere Ernte bringen als die der anderen.

Nehmen wir Gnade als den einzigen Faktor an, der für den Erfolg in irgendeiner geistigen Tätigkeit verantwortlich ist, dann stimmen wir der Meinung jener bei, die Erfolg in weltlichen Angelegenheiten für ein Zeichen göttlicher Gunst oder für die Belohnung eines früheren Karmas halten. Dann müßte auch die Geburt in einer reichen, hochgestellten Familie, die viel größere Gelegenheiten für ein Leben des Glücks und Wohlergehens ermöglicht, oder eine bessere physische Veranlagung von Geburt an, die befähigt, bei Sport- und Wettkämpfen zu glänzen und andere, sich ebenso verausgabende Konkurrenten zu übertreffen, der gleichen Ursache zugesprochen werden. Einem Unfall mit knapper Not zu entrinnen, von einer unheilbar scheinenden Krankheit zu genesen, unerwartetes Glück zu haben, Gewinn in Spiel und Lotterie wie andere ähnliche Ereignisse, die mangels einer rationalen Erklärung gewöhnlich dem glücklichen Zufall zugeschrieben werden, müßten dann auch in die gleiche Kategorie fallen. Wird dies zugegeben, müßte jedes Geschehen, das wir nicht erklären können, als von Gott bestimmt angesehen werden. Tatsächlich ist dies auch die übliche Ansicht der Strengreligiösen. Daß sich kein Blatt ohne Befehl regen kann, ist ein Gedanke, der fast allen großen Weltreligionen gemeinsam ist.

So betrachtet, können wir mit Recht sagen, daß alles Geschehen in diesem Weltall, von der Bewegung der Atome bis zu den riesenhaften Sonnen- und Sternensystemen, von der unsichtbaren Kraft ausgehen, die diese gewaltige Schöpfung ins Sein gerufen hat. Der Mensch ist ein ohnmächtiger Zuschauer des gewaltigen Schauspiels, das den ganzen Weltraum einbezieht, in dem die Menschheit nichts weiter ist als eine Kolonie von Mikroben oder ein kleiner Kieselstein auf dem Grund eines großen Meeres voller Felsen und Steine. Machtlos im Angesicht der kosmischen Kräfte, die ihn umgeben, ohne Rücksicht auf seine Wahl, hat der Mensch nur zwei Möglichkeiten für die Erklärung seiner Lage: Entweder das gesamte Schauspiel ist ein gewaltiges Drama lebloser Kräfte, die von Gesetzen bestimmt werden, in denen seine Existenz eine Sache des Zufalls ist, oder das erregende Schauspiel geht von einer allmächtigen Intelligenz aus, die seinen ganzen Ablauf bestimmt und lenkt. So gesehen, ist im Kosmos alles, was geschieht, jede Handlung, die wir ausführen, jeder Atemzug, den wir tun, alles Leid, das wir erfahren, alle Freude, die wir genießen, Fehler und Erfolg, die wir erleben, von Gott gegeben.

Bei einer solchen Haltung sollte kein Unterschied bestehen zwischen Erfolg in einem weltlichen Unternehmen und einem Sieg im geistigen Bereich. Beide sind gleicherweise göttlicher Gunst zu verdanken. Wer aber die Natur der Dinge untersuchen, das Verlangen seines Intellekts befriedigen will, sucht das Phänomen der Erleuchtung wie jede andere Naturerscheinung zu erforschen. Wenn auch die kräftige Konstitution eines hervorragenden Athleten in weitem Ausmaß schon von Geburt an festgelegt ist, so besteht doch kein Zweifel, daß regelmäßige Übung verbunden mit einer gesunden Lebensweise seine Arme, Schenkel, Brust und Beine in einer Weise entwickelt, daß der Körper eine bestimmte Gestalt annimmt, seine Glieder ebenmäßig und seine Bewegungen so gewandt werden, wie dies bei Nichtgeschulten unmöglich ist. Seine wunderbaren Kraftleistungen sind den normalen Menschen nicht erreichbar. Wir verstehen noch nicht den gesamten Vorgang, wissen nicht, wie Nerven und Muskeln zusammenwirken, um den muskulösen Körper eines starken Menschen zu bilden, aber wir bezweifeln keineswegs die Tatsache, daß genügend Übung, nahrhafte Diät und eine gesunde Lebensführung hierfür notwendig sind.

Wir wissen, daß in gleicher Weise geistige Zucht und Übung, sittliches Verhalten, Kasteiung mit einem inbrünstigen Verlangen nach Erfahrung, edles Tun und würdiges Benehmen immer einen Teil der Übungen gebildet haben, die zum Erfolg auf der Suche nach dem Geistigen führten, ausgenommen bei Menschen, die von Geburt an spirituell begabt waren (wie z. B. bei Jnaneshvar, dem Heiligen Südindiens, der mit sechzehn Jahren einen Kommentar zur Gita schrieb, zahllosen Menschen in geistigen Nöten half und eine inspirierte Sammlung von Gedichten hinterließ, ehe er mit einundzwanzig Jahren starb). Sogar bei den meisten Mystikern und Sehern waren fast alle solchen Kennzeichen gleichsam als angeborene natürliche Begleiterscheinungen meistens von Jugend an vorhanden. Angesichts dieser Tatsache wäre es also nicht zutreffend zu behaupten, daß der Erfolg spirituellen Bemühens nur ein Akt der Gnade sei. Ebenso könnte man den Sieg eines Sportlers allein seiner Anlage von Geburt zuschreiben, ohne die anderen Faktoren einzubeziehen, die zu der für den Erfolg notwendigen Entwicklung beitrugen.

Das Leben mittelalterlicher Heiliger und Mystiker in Ost und West macht mehr als deutlich, daß eine bestimmte Verhaltensform, bestimmte geistige Züge und Gedanken sowie Handlungen ihnen allen ohne Ausnahme eigentümlich waren. Bedauerlicherweise aber wurde aus bisherigem Mangel an Verständnis der biologischen Faktoren, die dieser Verhaltensweise zugrunde liegen, der Eingruppierung und Erforschung dieser hervorragenden Menschengruppe keine Beachtung geschenkt. Sonst hätte es keine Schwierigkeit gegeben, die Umstände festzustellen, die für ihren geistigen Zustand verantwortlich sind und die in geringerem Grade Millionen und aber Millionen von Menschen besitzen, denen mystische Züge innewohnen und die heute in verschiedenen Teilen der Erde leben, gleichgültig zu welcher Religion und Glaubensform sie gehören. Man hätte herausfinden können, daß eine grundlegende Ähnlichkeit nicht nur in ihrem Temperament und Verhalten, sondern auch in dem höchsten Zustand der Schau und Ekstase besteht, wenn auch nicht zu leugnen ist, daß noch einige nicht verständliche Faktoren eine entscheidende Rolle beim Erlangen der endgültigen Erleuchtung spielen, etwa die bisher noch wenig begreiflichen Umstände, die die Geburt der Menschen bestimmen. Die Ähnlichkeit aber zeigt deutlich die Existenz einer neuen Form von psychischer Aktivität in ihrem Organismus, die für sie noch im dunkeln liegt, ähnlich wie das Spiel erotischer Leidenschaften im Pubertätsalter jenen noch verborgen ist, die streng hinter Klostermauern aufwachsen und sie deshalb nicht verstehen.

So wird deutlich, daß die Lehre von der Gnade, auch wenn sie so lange unentbehrlich ist, bis das dem Phänomen zugrundeliegende Gesetz gründlich verstanden ist, nicht alle Seiten des Problems erklärt. Wenn die menschliche Suche nach dem Göttlichen der Gnade allein anheimgegeben ist, wie ist es dann möglich, daß einige die Begabung von Geburt an besitzen, während andere sie erst nach Jahren harter Selbstzucht und Opfer erlangen? Wenn wir diesen Unterschied der Auswirkung des Karma zuschreiben, heißt dies die Gnade ausschalten, da hier das Karma zum entscheidenden Faktor wird. Machen wir dafür den Willen Gottes verantwortlich, dann legen wir ihm Willkür und Parteilichkeit zur Last. Die Erklärung einiger Gelehrter, daß mystische Erfahrung das Eintauchen in das Unbewußte sei, mag ebenso zutreffen wie die Behauptung, daß Ekstase nur ein realistischer Zustand des Tagtraums sei. Es ist wohlbekannt, daß kluges Anzapfen des Unterbewußtseins, das heutige Psychologen versuchen, nicht oft ein erhebendes oder erbauliches Schauspiel enthüllt, zu viel Grobes, Groteskes, Tierisches liegt darin. Die niederen Leidenschaften und Begierden zeigen sich dort in äußerster Nacktheit. Selbst in den Fällen, in denen die unterbewußten Tiefen in einem Zustand der Hypnose erreicht werden und sich unbestreitbare Beweise von Hellsehen, Erinnerung an frühere Geburten oder Voraussagen ergeben, sind keine Höherentwicklung der Persönlichkeit, keine segensreichen Begegnungen mit der Quelle des Lebens, kein Hauch von Unsterblichkeit, keine Funken ewiger Wahrheit zu finden. Ohne Zweifel werden die Schlupfwinkel des Bewußtseins untersucht, aber eines Bewußtseins, das Grund unserer Bindungen und Leiden ist, die dünne, nebelhafte Hülle unserer Gedanken, Leidenschaften und Phantasien, der trügerische Schleier der Maya, der das gewaltige, nicht unterscheidbare Meer des ichlosen und unsterblichen *brahman*, oder einfach »Das« genannt, verbirgt. Es ist eine historische Tatsache, daß fast alle großen Yoga-Meister Indiens Männer von hervorragenden intellektuellen Leistungen waren, die berühmt wurden als Genies durch die monumentalen Werke, die sie hinterließen. Eine solche Blüte höchster Fähigkeiten wäre niemals möglich gewesen bei einer unnatürlichen Lebensweise in Verbindung mit Übungen, die nur auf die Vernichtung des Denkens hinzielten.

Patanjali sagt, daß nach vollzogener Verdrängung der Abwandlungen des Denkstoffes »der Seher (das Selbst) in sich selbst ruht (I. 3)«. Über die Maßnahmen, die für die Einschränkung der Gedankenschwingungen erforderlich sind, schreibt Patanjali: »Diese Einschränkung geschieht durch Übung und Leidenschaftslosigkeit (I. 12).« In seinem Kommentar hierzu schreibt Vyasa: »Der sogenannte Fluß des Denkstoffes, der in beiden Richtungen verlaufen kann, strömt zum Guten wie zum Bösen. Wenn er vorwärts zur Isolierung (*kaivalya*) und abwärts zur Unterscheidung geführt wird, dann fließt er zum Guten. Wird er vorwärts zum Strudel des Daseins geführt und abwärts zur Unterscheidungslosigkeit, dann fließt er zum Bösen hin. In diesen Fällen ist der Fluß zum Objekt hin durch Leidenschaftslosigkeit verstellt, und der Strom zur Unterscheidung hat seine Schleusentore durch Übung im Wissen der Unterscheidung geöffnet.« Es ist für ein rechtes Verständnis des von Patanjali dargestellten Yoga und deshalb für jedes Yoga-System oder jede religiöse Disziplin, die Konzentration als Trittbrett für höhere Bewußtseinsbereiche gebraucht, von besonderer Bedeutung, als Ziel die Veränderung der Gedankenrichtung von der groben äußeren Welt zur inneren feinstofflichen hin nicht zu vergessen und nicht eine Inhaltlosigkeit oder Leere durch vollkommenes Anhalten des Denkvorganges herzustellen. Dieser Wechsel in der Richtung schließt nicht Versinken in Träumerei und Tagträume ein, sondern das völlige Untertauchen des Gedankens in der Quelle des Bewußtseins und seine Identifizierung mit ihr. Das Selbst, das aus eigenem Licht leuchtet, wird durch Übung zunehmend seiner selbst bewußt, bis es die Welt der Sinneswahrnehmungen vollkommen überschattet. Nun bleibt das Bewußtsein, von der Herrschaft der Wünsche und Sinneseindrücke befreit, verzückt in der Kontemplation der wunderbaren, ungemein faszinierenden inneren Welt.

Wie kann man im Licht solcher Tatsachen annehmen, daß

samadhi selbst durch intensive Konzentration oder verminderte Blutzufuhr zum Gehirn oder durch Anhalten oder Verminderung des Atems zum Aufhören der Gedanken führe? Bliebe das Phänomen auf die Übung von *dhyana* oder Hatha-Yoga allein beschränkt, schon dann würde die Lösung unübersteigbare Schwierigkeiten für die Annahme eines rationalen Verstandes ergeben. Wenn wir aber entdecken, daß die Übung intellektueller Unterscheidung, selbstloser Handlung, beständig auf Gott gerichteter Gedanken und inbrünstiger Hingabe und – das Wichtigste – allein schon eine Geste des Unsichtbaren in Form der Gnade den mystischen Zustand hervorrufen kann, dann erscheint das ganze Problem in völlig anderem Licht. Es wird deutlich, daß alle geläufigen Erklärungen für diesen Zustand unter diesen Umständen keine befriedigende Antwort auf das Rätsel geben. Ein anderer Faktor muß vorhanden sein, der all dem zugrundeliegt und der eine entscheidende Wirkung beim Erlangen des göttlichen Zieles ausübt.

Allgemein läßt sich feststellen, daß das normale menschliche Bewußtsein sich gleichzeitig immer nur einem begrenzten Feld der Beobachtung zuwenden kann. Dieses Gesetz ist auch im Schlaf und in der Hypnose wirksam. Wir können z. B. beim Lesen eines Schriftstückes nur ein Wort und nur eine Zeile im Augenblick aufnehmen, aber nicht alle Worte und alle Zeilen der Seite zur gleichen Zeit im Gedächtnis behalten. In ähnlicher Weise kann beim Versuch, uns den ungeheuren Sonnenkörper vorzustellen, das umfassendste Bild nur der weitesten Landschaft gleichen, die wir jemals gesehen haben, und niemals die Grenzen des Gedankenkreises überschreiten, der in uns gegenwärtig ist. Wenn auch die Sonne millionenfach größer ist als die Erde, ist alles, was wir mit einem Blick von Horizont zu Horizont sehen können, nur der kleinste Teil der Erde. Die Erfahrung von *samadhi,* die Yogis und Heilige beschreiben, ist ein Sturz in das Unendliche, ein Tauchen in die unmeßbaren Tiefen eines Meeres von grenzenlosem Bewußtsein oder die Schau eines alles durchdringenden allmächtigen

Wesens, die Begegnung von Angesicht zu Angesicht mit einem personifizierten Gott unbegrenzter Macht in einem Heiligenschein von unendlichem Glanz, mit nichts zu vergleichen, was auf Erden zu erblicken ist.

Die Wirkung aller solcher echten Erscheinungen auf den Schauenden war stets überwältigend, und die Erfahrung konnte immer wiederholt werden, natürlich mit Veränderungen, aber immer mit einem gewaltigen Eindruck auf das Bewußtsein. Die Frage ist: Wie kann diese gelegentlich auftretende Verwandlung des Bewußtseins im Sinne der vermuteten Ursache erklärt werden? Das Ganze ist entweder Täuschung und die Vision nur eine überwältigende Halluzination; dann brauchen die Nachforschungen nicht weiter fortgesetzt zu werden. Oder das Phänomen entspringt einer Veränderung des Bewußtseins mittels einer veränderten Gehirnfunktion. Das Anhalten der Gedanken kann bestenfalls das Bewußtsein in Ruhe halten; es kann mit anderen Worten die Sinneseindrücke abschneiden und für einige Zeit das Licht des Bewußtseins völlig unbewegt lassen, es kann aber nicht die Bewußtseinsfähigkeit so stark vergrößern, daß eine derart verblüffende Wirkung auf den Menschen ausgeübt wird, die ihn auf eine neue Seinsebene fortreißt zur Unendlichkeit und Unsterblichkeit hin.

Solange nicht eine grundlegende Verwandlung in der Erkenntniskraft des Beobachters selbst sich vollzieht, die ihm erlaubt, seinen früheren Zustand mit der erschauten Vision zu vergleichen, ist der mystische Zustand, den die großen Yogis und Mystiker beschreiben, nicht möglich. Das Bewußtsein wird auch in der Gedankenstille die gleiche Begrenzung behalten, die ihm das Gehirn zugesteht.

Das Argument, im *samadhi* würde das Bewußtsein vom Gehirn abgespalten und könne sich in seiner ganzen Größe und Allumfassung verwirklichen, ist aus dem einfachen Grund nicht richtig, weil in dem unmittelbar auftretenden mystischen Zustand wie in dem durch Yoga erlangten *samadhi* nicht selten die Gottheit als personifiziertes Sein begriffen wird, zum Beispiel bei den Vaishnava-Heiligen, den Sufis und bei westlichen Mystikern. Dies aber ist nicht möglich ohne Tätigkeit des Gehirns. Selbst aus dem *nirvi-kalpa samadhi*, dem höchsten Zustand der Erleuchtung, bringt der Yogi die Erinnerung an die überweltliche Erfahrung in seinen natürlichen Zustand wieder zurück. Dies wäre unmöglich, wenn nicht das Gedächtnis die ganze Zeit über wach bliebe und damit das Fortdauern der Gehirntätigkeit beweisen würde. Damit muß die Behauptung aufgestellt werden, daß die hinreißenden Beschreibungen der ekstatischen Vision durch Menschen, die diese höchste Erfahrung erlebten, nur möglich sind, wenn man sich im normalen Zustand daran erinnert und damit die Brücke schafft zwischen dem Tranceerlebnis und den Erfahrungen des natürlichen Bewußtseins. Dies zeigt, daß in einer gewissen Weise das Oberflächenbewußtsein in beiden Zuständen funktioniert. Andernfalls würde die Erfahrung keinen Eindruck im Bewußtsein des Yogi hinterlassen, wie dies in der Ohnmacht oder im Tiefschlaf geschieht, von denen beim Erwachen keine Erinnerung zurückbleibt.

Der Ansicht, daß die Tätigkeit des Ichbewußtseins zur Zeit des mystischen Höhenflugs vollkommen aufhört, stehen Erfahrungsberichte der Mystiker, Yoga-Heiligen und anderer gegenüber. Diese zeigen in aller Deutlichkeit, daß selbst bei denen, die körperlich alle Zeichen der Unempfindlichkeit aufweisen, der ekstatische Zustand noch genügend wachsam ist, um eine Erinnerung des außergewöhnlichen Geschehens bei der Rückkehr in den Normalzustand zu behalten. Die heilige Teresa von Avila schreibt im »Weg der Vollkommenheit«: »Die Seele hört, sieht, versteht nichts, solange der Zustand anhält. Gewöhnlich ist dies nur eine sehr kurze Zeit und erscheint der Seele noch kürzer, als er in Wirklichkeit ist. Gott besucht die Seele in einer Weise, die keinen Zweifel zurückläßt, wenn sie wieder zu sich kommt, daß sie in Gott und Gott in ihr gewesen ist. So fest ist die Seele von dieser Wahrheit überzeugt, daß sie, auch wenn Jahre vergehen mögen, ehe dieser Zustand wiederkehrt, diesen niemals vergessen noch seine Wirklichkeit bezweifeln kann ... Aber, werdet ihr sagen, wie kann die Seele sehen und verstehen, wenn sie in dieser Vereinigung nicht fähig ist, zu sehen oder zu verstehen? Ich antworte euch, daß sie es in dieser Zeit nicht sieht, doch danach deutlich wahrnimmt: nicht in einer Vision, sondern als Gewißheit, die im Herzen bleibt und die Gott allein zu geben vermag.« Und hier ein Bericht von Ramakrishna Paramahamsa über einen der *samadhis,* die er erfuhr: »Eines Tages fand ich, daß mein Geist hoch erhoben im *samadhi* einen leuchtenden Pfad entlang schwebte. Bald überschritt er das Universum der Sterne und ging in den feinstofflichen Bereich der Ideen ein. Im Höhersteigen fand ich an beiden Seiten des Weges herrliche Gestalten von Göttern und Göttinnen. Mein Geist erreichte die äußersten Grenzen dieses Bereiches, wo eine strahlende Schranke die Sphäre der relativen Existenz von dem Sein des Absoluten trennte. Diese Schranke überschreitend, trat der Geist in den transzendenten Bereich ein, in dem kein körperliches Wesen sichtbar war. Selbst die Götter wagten nicht, in diesen erhabenen Bereich zu schauen und waren zufrieden, ihren Sitz weit darunter einzunehmen. Im nächsten Augenblick aber sah ich ehrwürdige Weise dort in *samadhi* versunken. Mir schien, als hätten diese Weisen nicht nur die Menschen, sondern selbst die Götter an Weisheit und Heiligkeit, Entsagung und Liebe übertroffen. In Bewunderung versunken, sann ich über ihre Größe nach, als ich sah, wie ein Teil dieses unterschiedslosen leuchtenden Bereichs sich in die Gestalt eines göttlichen Kindes verdichtete ...«

Man kann nicht leugnen, daß im *samadhi,* den Hatha-Yoga bewirkt, ein totenähnlicher Zustand des Körpers eintreten kann als Folge eines mehr oder weniger vollkommenen Stillstands der Lebensfunktionen, der durch die fast völlige Unterbrechung der Atmung verursacht wird. Die totenähnliche Trance ereignet sich manchmal ganz natürlich wie bei Mystikern. Aber selbst bei ihnen ist die Erinnerung noch zum Teil lebendig. Denn wäre dies nicht der Fall, könnten die Hatha-Yogis die Erinnerung an ihre Visionen nicht behalten. So zeigt sich deutlich, daß das Gehirn aktiv an dem Herbeiführen übersinnlicher Bewußtseinszustände in einer Weise teilnimmt, die heute noch ein Geheimnis ist. Im Hatha-Yoga gibt es einige Arten von *samadhi*, in denen der Yogi das ganze Bewußtsein verliert und bei Rückkehr in den Normalzustand überhaupt keine Erinnerung mehr von dem hat, was er in Trance erlebte. Yogis dieser Art zeigen ihre Körperbeherrschung, indem sie sich tage- selbst wochenlang begraben lassen. Diese erstaunliche Leistung gibt heutigen Gelehrten den Anlaß, Überbewußtsein mit Starrkrampf des Körpers in Verbindung zu bringen. Sie nehmen an, daß man im übermenschlichen Bewußtseinszustand fähig ist, die Atmung anzuhalten und die Herztätigkeit einzustellen, wobei der Körper reaktionslos und kalt, d. h. dem Erscheinen nach zu einem Leichnam wird. Dies ist eine völlig falsche Ansicht, über die wir an anderer Stelle ausführlich sprechen werden. Hier mag die Feststellung genügen, daß ein totenähnlicher Zustand nur bei einigen Hatha-Yogis eintritt, üblicherweise nicht bei allen Yogis, und daß unter diesen nur wenige den höchsten Zustand des transzendenten Bewußtseins erlangen.

Der Trugschluß, daß ein Anhalten der Gedanken auf magische Weise das Tor zum Göttlichen öffnen kann, wurde schon aufgezeigt. Keine menschliche Methode, die zu einer Schau der übersinnlichen Wirklichkeitserfahrung führen soll, kann jemals erfolgreich sein, solange nicht das menschliche Bewußtsein selbst in einem solchen Maß entwickelt wurde, daß es übersinnliche Bereiche wahrnehmen kann. Millionen von Sadhus meditieren in Indien sogar zwölf Stunden täglich. Sie sitzen selbst die Nacht hindurch in Yoga-Stellung. Kopf und Arme werden gestützt, der Körper aber bleibt aufgerichtet, indem ein flaches Holzstück mit einem Ende in den Boden gerammt wird, während das andere mit einem Seil um die Taille des Yogi befestigt ist. Diese Übung kann jahrelang ausgeführt werden, ohne daß jemals *samadhi* erreicht wird. Zum erfolgreichen Abschluß der Yoga-Übung muß ein geheimnisvolles Element vorhanden sein, das sich nicht nur dem Zugriff der Meister der Vergangenheit, sondern auch den heutigen Gelehrten entzieht. In der vollen Erkenntnis, daß bei diesem Unternehmen die Bemühungen fast nur bei einem unter tausend Schülern von Erfolg gekrönt sind, schreiben frühe Meister diese ungewöhnliche Tatsache der Auswirkung vergangenen Karmas zu. Eine solche Erklärung bieten sie auch für andere Ungleichheiten des Lebens an. Auch bei Anerkennung der Wirkung des Karma-Gesetzes müssen wir dennoch die Möglichkeit annehmen, daß ein Mangel im psychosomatischen Körpersystem bei denen besteht, die selbst nach härtesten, lebenslangen Anstrengungen einen höheren Bewußtseinszustand nicht erlangen konnten. Auch Menschen, die unbedingt an das Gesetz des Karma glauben, zögern nicht, das Versagen derer, die niemals intellektuell oder körperlich hervorragen, trotzdem sie sich ständig bemühen, auf einem der beiden Gebiete etwas Besonderes zu erreichen, einer mittelmäßigen oder minderwertigen Konstitution des Gehirns oder einem körperlichen Schaden zuzuschreiben. Wenn im Glauben an Karma schon auf der physischen Ebene für den fehlenden Erfolg der Bemühungen eine unterdurchschnittliche Veranlagung des Gehirns oder ein Mangel im Körperbau bestätigt werden, warum sollte dann nicht das Versagen in einem geistigen Bemühen auch eine zeitbedingte Ursache haben, d. h. einem Fehler in der mentalen oder physischen Konstitution des *sadhaka* zugeschrieben werden, der uns heute noch verborgen ist?

In alten indischen Schriften wird als ein Faktor, der für den Erfolg in geistigen Bestrebungen verantwortlich ist, die Vorherrschaft des *sattva*-Elementes genannt, das nach einer harmonischen Ausgeglichenheit von Körper und Geist strebt. Dies weist deutlich auf die Abhängigkeit der Erfahrung von einer bestimmten günstigen Beschaffenheit des Organismus hin. Aber auch unter denen, die nach *sattva* streben, ist nur einer unter Hunderten erfolgreich. Die Meister der Vergangenheit suchten ihre Schüler mit äußerster Vorsicht aus und wählten stets den reinsten und ernstesten unter denen aus, die nach ihrer Führung verlangten. Dennoch fand schwerlich einer von ihnen die Erleuchtung und gewann nicht nur für sich selbst, sondern auch für seinen Guru Unsterblichkeit. Das Vorherrschen von *sattva*, das in der Gita erwähnt wird, erklärt aber nicht das Versagen der mit diesem Element Begabten, die nur einen sehr niedrigen Prozentsatz von Erfolg aufweisen. Welches sind dann die Faktoren, die für ein echtes mystisches Erlebnis unerläßlich sind? Da keine der Lösungen, die für die übersinnlichen Bewußtseinszustände angeboten werden, einer genauen Prüfung standhalten, das Phänomen aber angesichts seiner überwältigenden Offenkundigkeit nicht geleugnet werden kann, ergibt sich die Notwendigkeit, Religion und transzendente religiöse Erfahrung auf eine feste Grundlage zu stellen, die frei ist von jedem Schatten der Ungewißheit und des Zweifels, die heute über ihnen liegen und den geheimnisvollen Faktor ausfindig zu machen, der verantwortlich ist für alle ihre ungewöhnlich verschiedenen Manifestationen seit vorgeschichtlichen Zeiten bis auf den heutigen Tag.

Die Menschen, die eine ausführliche Analyse der Religion und transzendenten Wahrheiten fürchten, nachdem die Weisheit der heiligen Schriften jenseits verstandesmäßiger Prüfung liegt und stets darüber liegen muß, um Profanierungen zu vermeiden, führen gerade die Katastrophe herbei, vor der sie sich fürchten. Ist der Glaube nur eine Blase, die bei einem Nadelstich sofort platzt, dann wäre es besser, dies würde bald geschehen, und man könnte die Reaktion beobachten, als daß diese Blase weiter als ein Hohlraum voll Dampf bestehen bleibt und jederzeit platzen und Unheil verbreiten kann. Die Hüter verschiedener Glaubensformen der Menschheit empfinden oft einen Widerwillen gegenüber einer freien und offenen Diskussion über ihre Thesen und Dogmen, weil den meisten die große Erfahrung des Begründers ihres Glaubens fehlt. Hätten sie auch nur einmal eine solche gehabt, dann wäre die Lage eine ganz andere, und sie würden ihrer eigenen Grundlage vertrauen. Denn wahre mystische Erfahrung erweckt einen Glauben, den keine Kritik erschüttern kann. Deshalb würden diese Menschen gesunde Einwände begrüßen und mit ihrem eigenen Leben die Wahrheit der allen großen Religionen zugrundeliegenden Lehren bezeugen, die unter einer schweren Masse von Aberglauben und einer großen Last von Zeremonien, Ritualen und Praktiken begraben liegt. Jeder Prophet, Mystiker und Seher sucht in seiner Zeit solche Spinngewebe fortzuräumen, aber nur um seine eigene Botschaft dem gleichen Vorgang der Verkrustung kurze Zeit nach seinem irdischen Fortgang auszusetzen. Und dieser würde noch umfassender und beharrlicher sein als der Ablauf, den er aufgehalten hat.

Menschen, die der Überzeugung sind, daß der oder die Gründer ihrer Religion, Mystiker und Heilige, die höchste Schau hatten, ihre heilige Aufgabe vollbrachten, als von Gott Bevorzugte die Menschheit zu erneuern, und absichtlich um dieser Mission willen gesandt wurden, begehen ein großes Unrecht nicht nur an den Erleuchteten, die als Heilbringer durch eigenes Beispiel und Anleitungen die Menschen zu erheben suchen, sondern auch an der höchsten Quelle aller Schöpfung. Denn sie schreiben Willkür, Parteilichkeit und Nepotismus einem Plan des existentiellen Seins zu, der von Anfang bis zum Ende einer Gesetzmäßigkeit unterliegt. Die menschenähnliche Vorstellung eines Gottes, der Gunstbeweise austeilt, der wie ein eifersüchtiger Vater über das Tun seiner Kinder wacht und durch Akte der Erinnerung und kleine Opfer günstig gestimmt wird und der immer auf dem Sprung ist, diejenigen zu bestrafen, die ihn beleidigen oder die vergessen, ihm in vorgeschriebener Weise Ehrfurcht zu zollen, vermögen nichts anderes als die hochentwickelte Phantasie des Menschen einzuengen und beständig an seinem durchdringenden Intellekt zu nagen. Wir müssen deshalb nach anderen als den uns heute angebotenen Erklärungen suchen, die Rechenschaft geben über die unerklärlichen Phänomene, die mit Yoga und Mystik verbunden sind, und über das zeitweilige Erscheinen spirituell unerhört begabter Menschen, die auf verschiedene Weise versuchen, hohe Ideale von Liebe, Brüderlichkeit und Frieden auf dieser blutgetränkten Erde zu verbreiten.

Es gibt noch immer Menschen, wenn sich auch ihre Zahl verringert, die visionäre religiöse Erfahrungen einem pathologischen oder hysterischen Geisteszustand zuschreiben. Sie machen keinen Unterschied zwischen der Erleuchtung in kontemplativer Erfahrung und den Wahnvorstellungen eines Geisteskranken. Wohl ist zuzugeben, daß die biologischen Faktoren, die den Weg zur spirituellen Erfahrung bahnen, bei disharmonischer körperlicher oder geistiger Verfassung oder durch ungünstige Erbschaft pathologische Störungen verschiedener Art hervorrufen können, aber es ist ebenso irreführend, das Phänomen spiritueller Entfaltung auf einen krankhaften Geisteszustand wie die Begleitumstände einer Schwangerschaft und Geburt auf einen krankhaften Körperzustand zurückzuführen. Echte religiöse Erfahrung als eine Art von Besessenheit zu brandmarken, hieße eine der erhabensten Schöpfungen des menschlichen Geistes im Bereich der Literatur, Kunst, Philosophie und Ethik dem absonderlichen Gebaren eines Irren zuzurechnen. Wenn wir das Phänomen nicht verstehen, sollten wir vernünftigerweise nicht zu Lösungen greifen, die den Beigeschmack der Sterilität haben. Es wäre viel besser, sich noch mehr um die Lösung des Rätsels zu bemühen und sich der Erklärungen zu enthalten, bis unser Wissen genügend fortgeschritten ist, um eine fruchtbare Untersuchung zu ermöglichen. Einen Umstand zu ignorieren, der für die Hälfte aller geschichtlichen Ereignisse verantwortlich und der größte Antrieb für menschlichen Fortschritt gewesen ist, war eine schwerwiegende Unterlassung auf seiten derer, die zuständig für die Untersuchung sind. Der Herausforderung eines so bemerkenswerten, weitreichenden und in seinen Wirkungen stark verbreiteten, als Religion so fesselnden und staunenswürdigen Phänomens auszuweichen, kann auf der gegenwärtigen Stufe des menschlichen Fortschritts nur eins von drei Dingen bedeuten: Entweder man hat das Gefühl des Scheiterns noch vor Beginn der Untersuchung, oder es besteht ein nicht nachweisbares Vorurteil gegenüber der Religion und dem Göttlichen, oder aber die gegenwärtige Entwicklung des

Geistes richtet sich mehr auf das Materielle und Grobstoffliche als auf das Geistige und Erhabene.

Es gibt eine Gruppe von Gelehrten, die zwar selbst tief religiös und gottesfürchtig sind, aber vor der Forschung zurückscheuen unter dem Vorwand, daß Sakramentales und Heiliges niemals vom Verstand berührt und die Wege Gottes und der Propheten intellektueller Untersuchung nicht zugänglich gemacht werden dürfen. Eine solche Geisteshaltung ist nicht Unterwerfung unter die Gesetze Gottes, sondern Widerspruch zu ihnen. Denn hätte Gott bestimmt, daß der Verstand sich nicht in die Angelegenheiten des Glaubens einmischen solle, dann wäre Religion allein auf den Geist beschränkt geblieben und hätte nicht auf den körperlichen Bereich übergegriffen. Nachdem aber jeder Prophet und jeder inspirierte Weise den Versuch gemacht hat, das Verhalten des Körpers so zu steuern, daß sterbliches Leben in Harmonie zu den geistigen Gesetzen geführt wird, ist dies eine Einladung, sogar ein Befehl, daß der Intellekt, der ein Teil des Körpers ist, diese Harmonie nicht nur ermöglicht, sondern auch fruchtbar macht. Aus vielen Gründen hat der moderne Intellekt eine Apathie gegenüber der Erforschung des religiösen Phänomens gezeigt, die im Gegensatz steht zu seinem Eifer auf anderen Gebieten. Hieraus ergibt sich, daß viele kindliche Glaubensweisen, Dogmen und Leistungen noch weiter das Denken einer großen Anzahl von Menschen beherrschen, was nicht nur unvereinbar ist mit ihrem intellektuellen Stand, sondern auch für ihr Überleben eine Gefahr bedeutet. Die Tatsache, daß einige Gebildete hier und dort scheinbar rationale Erklärungen der religiösen Idee und Glaubensmeinung zur Verteidigung des Glaubens darbieten, kann die allgemeine Atmosphäre des Zweifels gegenüber der Äußerung eines der grundlegenden Impulse des menschlichen Geistes nicht verändern.

Die andere Erklärung, daß Yoga-Trance oder mystische Erfahrung der Selbsthypnose und Suggestion entspringe, kann zwar bei einer Anzahl von Fällen zutreffen, aber nicht im geringsten dem Verständnis echter geistiger Erleuchtung dienen.

Sie kann die Ekstase erklären, die Visionen und die Verzückung, nicht aber die bleibende erhebende Wirkung der Erfahrung auf das gesamte Leben. Die Gewißheit der Unsterblichkeit läßt sich nicht erklären, auch nicht der magnetische Einfluß oder die zeitweilige Entfaltung psychischer Begabungen. Vor allem bleibt das überwältigende Licht des Genius ungeklärt, das seit alters her auf uns herabstrahlt. Denn gibt es in der Weltliteratur irgend etwas, das mit der Erhabenheit der Upanishaden, der Bibel, des Korans, mit den Zwiegesprächen Buddhas und den Lehren der Gita zu vergleichen wäre? Enthält irgendein anderes Werk die gleiche unnachahmliche Fügung der Worte, die gleiche Tiefe, überzeugende Kraft und Anziehung?

Daß diesen nichts vergleichbar ist, bedeutet doch wohl, daß die religiösen Führer neben ihrer göttlichen Mission auch zu den größten Genien der Erde gehören wegen der überragenden literarischen Qualität ihrer hinterlassenen Werke. Ihre Leistungen erscheinen noch ungewöhnlicher, wenn man daran denkt, daß einige dieser Schriftsteller völlig ungebildet waren, und nur wenige etwas Anspruch auf Bildung hatten. Neben ihnen gibt es Hunderte von vergleichsweise weniger bekannten Ekstatikern, die, bedingt durch die Umwelt, in die sie hineingeboren wurden, ihren Glanz im Umkreis einer kleinen Ortschaft ausstrahlten. Dennoch besitzen ihre Werke auf ihrem Gebiet und in ihrer Sprache die gleiche Außerordentlichkeit wie die weithin bekannten Beiträge der weltberühmten Gründer großer Religionen und erleuchteter Seher.

Wir stehen deshalb einem mächtigen Problem gegenüber, wenn wir eine Erklärung suchen für die geistigen Bedingungen der religiösen Lehrer höchster Rangordnung. Wir müssen nicht nur eine, sondern vier Eigenschaften bei den bekanntesten Mystikern berücksichtigen. Diese sind: Ekstase, hohe Sittlichkeit, psychische Kräfte und Genie. Eine solche bemerkenswerte Verbindung ist allein auf diese Gruppe von Menschen beschränkt. Sonst finden wir diese Eigenschaften einzeln oder verteilt und dies nur in wenigen Fällen. Auch die Verbindung von zwei dieser Eigenschaften in einem Menschen ist äußerst selten. Der geniale Mensch muß nicht von hoher Sittlichkeit sein und ekstatische Visionen oder psychische Begabungen besitzen; ein Medium braucht nicht ethische Haltung, Visionen oder Genialität zu haben, und einem visionär Begabten kann Sittlichkeit fehlen, ebenso psychische Kraft oder der Genius des wirklichen Mystikers. Beim Urteil über einen Propheten, Mystiker oder wirklichen Heiligen müssen wir die erstaunliche Tatsache in Betracht ziehen, daß alle die vier seltenen und erhabenen Eigenschaften besitzen, von denen eine jede, auch wenn sie allein vorhanden ist, den Träger auszeichnet. Es besteht nur ein Unterschied des Grades zwischen einem echten Propheten und Mystiker, einem vollendeten Yogi, Seher oder Weisen oder wer es auch immer sei, der diese vier Eigenschaften vereinigt.

Keine Erklärung von heute oder aus der Vergangenheit vermag offensichtlich eine befriedigende Lösung für dieses Rätsel zu geben. Noch unerklärlicher wird das Phänomen durch die authentischen Fälle, bei denen die ganze Stufenleiter des mystischen Höhenflugs der Seele von einigen Menschen erfahren wurde, die sich keiner Schulung unterwarfen, die nicht religiös waren und nicht einmal an Gott glaubten. Für einige von diesen nahm die Natur den Aspekt der Göttlichkeit an, und sie erfuhren alle Gefühlsregungen – das Gefühl der Ehrfurcht, des erweiterten Bewußtseins, der Einheit mit der Schöpfung, die überwältigende Vorstellung der Unsterblichkeit und des unbegrenzten Wissens –, und dies hängt mit der mystischen Erfahrung zusammen. Gleichgültig, ob die Ekstase häufig wiederholt wurde oder nur ein- bis zweimal auftrat, von äußerster Wichtigkeit ist bei der Beurteilung des Phänomens die unabdingbare Tatsache, daß das menschliche Bewußtsein, unabhängig von Mystikern und Yoga-Heiligen, die Fähigkeit der Erweiterung zu einem übersinnlichen Zustand hin bei manchen sogar ohne Schulung oder Disziplin aufzeigt. Dies läßt eine Potenz im menschlichen Körper vermuten, die durch die verschiedenen Methoden entwickelt werden soll, und deutet klar auf die Existenz einer psychischen oder organischen Tätigkeit im Menschen hin, die diese außergewöhnliche Verwandlung des Bewußtseins bewirkt.

William James erklärt die Bedeutung der Ekstase mit folgenden Worten: »Der heilige Ignatius war ein Mystiker, aber seine Mystik machte ihn mit Gewißheit zu einer der mächtigsten menschlichen Maschinen auf praktischem Gebiet, die jemals gelebt haben. Johannes vom Kreuz, der über die Intuitionen und ›Berührungen‹ schrieb, mit denen Gott die Substanz der Seele erreicht, berichtete, daß eine von ihnen schon genügte, um in einem Augenblick Unvollkommenheiten zu beseitigen, die während des ganzen Lebens die Seele nicht zu entfernen vermocht hatte, und sie mit Tugenden zu schmükken, mit übernatürlichen Gaben zu erfüllen. Eine einzige dieser begeisternden Tröstungen kann die Seele für alle erlittenen Mühen des Lebens, und mögen es auch unzählige gewesen sein, belohnen.«

Wo wird dieses neue Zentrum der geistigen Energie gebildet? Von welcher geheimnisvollen Quelle kommt die Vision, die himmlische Freude, die – nach der heiligen Teresa – »in das Mark selbst unserer Knochen eindringt«, die Leuchtkraft, die in den Grund des Universums hineinschaut, das Gefühl der Einheit, in dem man mit dem All verschmilzt? Profanes Wissen hat keine Antwort auf diese Frage. »Der Mediziner wird«, mit den Worten von William James, »diese Ekstase für nichts anderes halten als für suggerierte und hypnoseähnliche Zustände auf der intellektuellen Grundlage des Aberglaubens und für einen körperlichen Zustand der Degeneration und Hysterie. Zweifellos liegen diese pathologischen Bedingungen vielen, wenn nicht allen Fällen zugrunde; diese Tatsache aber sagt nichts aus über ihren Wert für die Erkenntnis des Bewußtseins, das sie hervorrufen. Für ein geistiges Urteil über diese Zustände genügt uns nicht oberflächliches medizinisches Gerede, sondern die Auskunft über ihr Ergebnis für das Leben.«

Eine Antwort hierauf aber wird in den Tantras, den Upanishaden, in der Sufi-Literatur, der Selbstoffenbarung christlicher Mystiker und in den esoterischen Lehren fast aller Religionen in Vergangenheit und Neuzeit gegeben. Tatsächlich enthält der ganze schwerfällige Überbau der Religion, die immer mehr Substanz von vorgeschichtlichen Zeiten angesammelt hat, die eindrucksvollste Antwort. Die drängende Sehnsucht nach dem Schöpfer, die Suche nach magischen Kräften zur Erhebung über die unerbittlichen Gesetze der materiellen Welt, der Wunsch nach Unsterblichkeit, das Verlangen nach einem idealen Zustand des Seins, die dem menschlichen Bewußtsein eingeboren sind – in unentwickelten und nebelhaften Formen beim Primitiven –, müssen ihren Ursprung im menschlichen Organismus haben, der nicht nur den ursprünglichen Samen hervorgebracht, sondern auch die wachsende Pflanze während vieler Tausende von Jahren in allen Wechselfällen des menschlichen Lebens mit Wasser versorgt hat.

Es ist ein auffallendes Zeugnis für das anomale Benehmen des menschlichen Denkens, daß ein Impuls, dem die überragenden Denker der vergangenen Epochen die größte Aufmerksamkeit zugewendet haben, in diesem Zeitalter des Verstandes zur Zielscheibe eines höchst irrationalen Vorurteils geworden ist, der ihn nicht einmal als grundlegendes inneres Drängen aus den Tiefenschichten des menschlichen Seins anerkennt.

Vielleicht würde nichts einem modernen Intellektuellen phantastischer erscheinen als die Annahme, daß der Impuls, Gott zu erreichen, oder der Wunsch, wunderbare Kräfte, Unsterblichkeit oder einen idealen Seinszustand zu erlangen, nicht nur auf Phantasie oder Wunscherfüllung oder auf irgendeinem anderen trügerischen Grund beruhten, sondern eher auf einer festen Grundlage, die von der Natur im Menschen vorbereitet wurde. Ebenso wie der Flug in unglaubhafter Geschwindigkeit zu interplanetaren Räumen eine Leistung über die wildesten Träume der führenden Denker des siebzehnten oder achtzehnten Jahrhunderts hinaus darstellt, würde die Entdeckung der wunderbaren Quelle geistiger Energie an der Wurzel dieser Impulse und Wünsche der Elite kommender Jahrhunderte eine wirkliche Fundgrube an neuen Erkenntnissen und Möglichkeiten in die Hand geben, die jenseits aller Einbildungskraft der Denker unserer Zeit liegen.

7 *Der biologische Aspekt der Kundalini*

In den allgemeinen Diskussionen über Religion und die Schriften der verschiedenen Glaubensformen können wir unsere Aufmerksamkeit auf einen Zeitraum begrenzen, der in den Annalen der Menschen sehr neu ist. In dieser Zeit bestanden schon die heutigen wohlbekannten Religionen, und wir übersehen oft gänzlich die früheren Epochen, in denen der Mensch als rationales Wesen, aktiv und aufgeweckt, mit primitiven Werkzeugen für die Jagd, unter Bäumen Schutz suchend, in Höhlen, Zelten aus Tierhaut oder in Hütten lebte. Ihm standen nur die Anfänge einer primitiven Kultur zur Verfügung, um Ordnung zu schaffen in seiner Familie und seinem sozialen Verhalten. Er lebte weiter in dieser Weise, aufgespalten in verschiedene völkische Gruppen und über verschiedene Teile der Erde verstreut, den Elementen ausgeliefert. Nur mit größter Schwierigkeit überlebte er die furchtbaren Unbilden der Eiszeit, die eine lange Zeit über einen großen Teil der Erde herrschte. Während dieser Epoche war der Mensch niemals ohne Religion. Wie roh und primitiv diese auch gewesen sein mag, es war Religion. Sie nahm häufig abstoßende Formen und Darstellungen an, verlangte manchmal furchtbare Opfer und schreckliche Kasteiungen, aber immer beschäftigten Religionen irgendwelcher Art die Gedanken des Menschen in allen Epochen vor der Geburt der jetzt bestehenden Glaubensformen, die von Ort zu Ort, von Zeitalter zu Zeitalter verschieden sind.

Nach ungefährer Schätzung umfassen die allgemein bekannten Glaubensformen und sogar solche, über die gewisse geschichtliche Aufzeichnungen vorhanden sind, nicht mehr als fünf- bis sechstausend Jahre, während die primitiven Religionen sich über eine fünf- bis sechsmal so lange Zeit erstrecken. Gewiß waren diese Glaubensformen meistens ein Durcheinander von Mythen, Aberglauben, magischen Riten, Hexerei, von Blutopfern und unheimlichen Ritualen, in denen unser gebildetes Denken nichts anderes erblicken kann als dunkle Verzerrungen des Heiligen und Sakralen. Dennoch waren diese wilden und phantastischen Ergüsse der unkontrollierte und ungeläuterte Ausdruck eines inneren Dranges, der irgendeinen Sinn im menschlichen Leben zu finden und zwischen den körperlichen und überkörperlichen Teilen des Menschen zu unterscheiden suchte.

Der primitive Mensch unterschied zwischen der sichtbaren Welt und der unsichtbaren, zwischen dem leiblichen Körper und dem Geist, zwischen Wachzustand und Träumen, zwischen dem Diesseits und Jenseits, dem Heiligen und Profanen. Er blickte voller Furcht auf die geheimnisvollen Kräfte der Natur und mit einem immer wachsenden Verlangen, in Kontakt mit den Mächten zu kommen, die diese Kräfte kontrollieren, oder mit den Geistern, die sie beleben. Er aß, trank, war ausgelassen, kämpfte, arbeitete, schlief – und dies alles unter dem Schatten geheimnisvoller Mächte, die ihn umgaben, ihm Fülle und Mangel, Krankheit und Gesundheit brachten und auch in anderer Weise sein Geschick bestimmten. In dieser oder jener Form waren alle Eigenarten des religiösen Impulses und alle Symptome des unaussprechlichen Verlangens nach dem Übernatürlichen und Nichtwahrnehmbaren in groben und formlosen Ausdrücken tausend und abertausend Jahre vor dem Auftreten der Weisen, Retter und Propheten im Menschen vorhanden. Diese erschienen, einer nach dem anderen, um die primitiven und verzerrten Glaubensweisen zu veredeln und die abstoßenden Riten und Handlungen zu vermenschlichen, die in seinem ungeschliffenen Denken durch wechselnde Zeitspannen der Vergangenheit hindurch Gestalt angenommen hatten.

Primitive Yoga-Formen müssen Tausende von Jahren in fast allen Teilen der Welt in Brauch gewesen sein, bis Yoga als geregeltes System in Indien ausgebildet wurde. Das Problem, das sich jetzt erhebt, ist, wieweit man Rechenschaft geben kann über einen Impuls, der so tief in der menschlichen Natur wurzelt, daß er viele Zeitalter lang, vielleicht vom ersten Schimmer des menschlichen Denkens, fortgedauert hat und das Bewußtsein in einem solchen Maße überwältigte, daß er alle seine Gedanken und Handlungen beherrschte und ihn von Geburt an bis zum Augenblick des Todes in Knechtschaft hielt. Er verfolgte ihn sogar noch in das Jenseits hinein, indem er ihm ein Verlangen nach zeremoniellem Begräbnis und rituellen Handlungen nach dem Tod einflößte. Dies konnte bestimmt nicht eine vorübergehende Phantasie sein oder eine flüchtige Reaktion, hervorgegangen aus einem noch ungenügend entwickelten, unwissenden Verstand bei seinem ersten Zusammenstoß mit Naturphänomenen und der Bemühung, eine Erklärung für sie zu finden. Es kann auch nicht aus Angst geschehen sein vor den rasenden Elementen, vor Donner und Blitz, Wind und Sturm, Regen und Flut. Denn seit Beginn seines Lebens auf Erden, Millionen Jahre zuvor, war der Mensch an sie gewohnt und stand mit ihnen in Einklang. Erstaunlich, daß solche schwachen Erklärungen von hervorragenden Gelehrten vorgebracht wurden, um einen Impuls zu rationalisieren, der einer der mächtigsten und beherrschenden Faktoren der menschlichen Existenz von frühesten Zeiten an gewesen ist.

Dieser unmißverständliche Beweis zeigt deutlich, daß der Mensch in seiner nachprüfbaren Lebensgeschichte zu keiner Zeit frei war von dem geistigen Eifer, der für den religiösen Drang charakteristisch ist. Er scheint im Gegenteil, mit einigen Ausnahmen, stärker im Griff des Übernatürlichen gewesen zu sein als der Leichtgläubigste und Abergläubischste unserer Tage. Es gibt keinen einzigen anderen Umstand, der neben diesem Urdrang eine solche Macht auf den primitiven Menschen ausgeübt und seine Tätigkeit in Bahnen gelenkt hat, die absolut keine Verbindung zur Befriedigung seiner physischen Bedürfnisse hatten. Er hätte ohne ihn überleben können, selbst nach dem Hervortreten des Verstandes, so wie er Millionen von Jahren zuvor auf untermenschlichen und animalischen Stufen überlebt hatte. Von einem streng rationalen Standpunkt aus kann man sagen, daß der religiöse Impuls, anstatt den Verstand zu entwickeln, das Bewußtsein in die dunkelsten Wolken des Aberglaubens und der Furcht eingehüllt hat, und dies bei den niederen Schichten unentwickelter Gemeinschaften auch heute noch tut. Zur gleichen Zeit kann man aber nicht die Tatsache leugnen, daß Seite an Seite mit seinem Verstand dieser geheimnisvolle Impuls der Unterwerfung unter ihn umgebende unsichtbare Intelligenzen oder ein unbestimmtes Gefühl für den Unterschied zwischen dieser und der anderen Welt, zwischen dem Gnädigen und Ungnädigen, dem Heiligen und Unheiligen plötzlich Gestalt in seinem Denken annahm. Dieses verging nicht mit dem Fortschritt des Intellekts, wie Schatten schwinden, wenn das Licht zunimmt, sondern wurde rationaler und übte die gleiche Macht über den ertüchtigten Intellekt aus wie Tausende von Jahren zuvor, als der Verstand noch in seinen Kinderschuhen war.

Einige Worte sind nötig, um die Gültigkeit einiger Hypothesen moderner Gelehrter und Wissenschaftler im Hinblick auf das Phänomen der Religion zu untersuchen. Zu diesen gehört die Lehre des animistischen Ursprungs der Religion, die E. B. Taylor, der Anthropologe des 19. Jahrhunderts, und Herbert Spencer, der englische Philosoph, vorlegten. Nach ihrer Theorie bildet die Projektion von Seele, Geist oder anderen unsichtbaren Wesenheiten in alle Gegenstände und Kräfte der Natur durch den primitiven Verstand die Grundlage für das Auftreten der organisierten Religionen in späteren Epochen. Man nimmt an, daß der Gedanke der Belebung oder Beseelung der Natur bei Primitiven aus der Beobachtung des Todeserlebnisses stammt, wenn das Lebensprinzip sich zu entfernen scheint, aus Träumen, Halluzinationen, Trancezuständen, oder aus dem, was die Primitiven nur als das beseelte Wirken natürlicher Kräfte erklären konnten. Diese Vorstellung sei zunächst als Ahnenkult bei Begräbnissen und Zeremonien hervorgetreten, die dem Glauben entstammten, daß die entwichenen Seelen oder Geister eine eigene unsichtbare Existenz führen.

Abgesehen davon, daß der Totenkult nicht allgemein verbreitet war, vermag die Theorie des animistischen Ursprungs der Religion nicht die verschiedenen amorphen Arten des religiösen Triebes wie im Totemismus oder in den Vorstellungen von Mana und Tabus zu erklären. Es mag auch noch andere Variationen gegeben haben, von denen wir nichts wissen. Die animistische Vorstellung spricht mehr für die Annahme, daß Religion Ausdruck eines Urtriebes der Seele ist und von Anbeginn im menschlichen Denken auftrat als Unterscheidung zwischen Körper und Geist, zwischen der diesseitigen und der jenseitigen Welt, zwischen Tod und Unsterblichkeit, dem Erlaubten und dem Verbotenen, dem Heiligen und dem Profanen als unmittelbare Projektion einer inneren Entwicklung, die langsam und leidvoll, doch zu gleicher Zeit unaufhaltsam, die Menschheit zur Entwicklung der erhabenen Begriffe hinführte, die jetzt die Literatur der Weltreligionen durchdringt. Rational gesehen sollte deshalb der Animismus als eine unvermeidliche Phase der Entwicklung des religiösen Impulses angesehen werden, als eine frühe Form seines Ausdrucks und nicht als die Quelle der Religion selbst.

Im Hinblick auf die Hypothese der psychoanalytischen Schule Freuds soll nur erwähnt werden, daß ihre Vorstellungen derzeit nicht von anderen Psychologen völlig akzeptiert sind. Ein anderer hervorragender Psychologe, McDougall, glaubt an die Existenz eines animistischen Prinzips oder einer Seele im menschlichen Körper. Die Idee eines Vaters im Himmel, der gnädig auf die erschaffene Menschheit hinabblickt und für ihre Bedürfnisse sorgt, kann bei flüchtiger Betrachtung wohl für die Projektion des Wunsches nach dem schützenden Vater gehalten werden, aber ein tieferes Studium selbst einer solchen vermenschlichten Vorstellung Gottes macht diese Deutung unhaltbar. Der einfache Grund ist der, daß allein schon die Vorstellung eines überirdischen Wesens hoch oben im Himmel mit göttlichen Eigenschaften und der Fähigkeit, alle Naturkräfte zu beherrschen, nur Bestand haben kann – da sie keine Erfahrungstatsache ist –, wenn im menschlichen Denken die Neigung besteht, einen Unterschied zwischen dem Irdischen und dem Göttlichen zu setzen, zwischen dieser Welt und der oberen oder jenseitigen. Diese Vorstellung ist ein Beispiel für den Einfluß des tief verwurzelten religiösen Gefühls im Menschen. Wenn wir davon abgesehen einen Blick auf die unentwickelten religiösen Ideen und Praktiken der Primitiven werfen, dann sehen wir, daß diese mehr zwanghafter oder rigoroser Natur waren als freudebringend und wünscheerfüllend, ein belastender Druck aus den Tiefen des primitiven Bewußtseins. Zur weiteren Klärung sei betont, daß heutige Gelehrte praktisch im dunkeln tasten, wenn es um die Natur der psychischen Energie, die Quelle aller vitalen Tätigkeit im Körper geht, einschließlich des Denkens, und um das schnelle Wechselspiel der Nervenimpulse. Niemand wird die offensichtliche Tatsache bestreiten, daß Gedanke und Bewußtsein nicht in die Kategorie der materiellen Gegenstände fallen, entsprechend den geläufigen Definitionen von Materie. Und doch haben nach *samkya*-Yoga und den *saiviti*-Schulen der Philosophie die drei weithin angenommenen Lehren der Weltentstehung in indischer Gedankenvorstellung, die mit *prakriti* oder der Materie als einer objektiven Wirklichkeit sich beschäftigen (im Gegensatz zum Vedanta, der sie als eine trügerische Erscheinung behandelt), nicht nur den Gedanken, sondern selbst Intellekt und Ego als Manifestationen der Materie in ihrer höchsten feinstofflichen Form angenommen.

Diese Einteilung stammt aus der innerlichen Beobachtung der Nervenimpulse und der Gedankenanalyse in den übersinnlichen Tiefenschichten des Bewußtseins oder *samadhi*. Der wissenschaftliche Wert einer solchen Erforschung ist weit größer als die etwa ähnliche wissenschaftliche Untersuchung von Träumen durchschnittlicher Menschen oder von Neurotikern, Geisteskranken und Hypnotisierten, um deren geistige wie auch physische Krankheiten zu diagnostizieren. Die erstaunliche Kenntnis des Nervensystems und des Verlaufs von zwei Arten von Nervenströmen, über die es bisher noch keine genauen wissenschaftlichen Informationen gibt, wurde auf gleiche Weise erlangt. Die Begründer dieser philosophischen Schulen gingen von einer sehr gesunden Grundlage aus. Denn im überbewußten Zustand wird die psychische Energie oder *prana* – gleichgültig ob sie zum Stillstand gebracht wird oder nicht – deutlich wahrnehmbar als eine feinstoffliche Essenz im Körper von atomarer und subatomarer Natur, die das Bindeglied zwischen dem materiellen Organismus und dem unstofflichen Leben bildet.

Die Unmöglichkeit einer Wechselwirkung zwischen Materie und nichtstofflichem Geist ohne ein vermittelndes Bindeglied ist von alters her ein philosophisches Problem. Versuche, dieser Schwierigkeit zu begegnen, haben sich in verschiedenen Formen des Monismus, Pantheismus, des Vedanta und ähnlichem ausgedrückt. Wir wollen den philosophischen Aspekt dieser Frage beiseite lassen und nur betonen, daß die Existenz einer äußerst verdünnten biologischen Substanz, die als Antrieb für die Denktätigkeit und das Spiel der Nervenimpulse wirkt, ein *sine qua non* der Biologie selbst ist. Der gegenwärtige Mangel an Kenntnis dieser vitalen biologischen Essenz, die ebenso notwendig ist für die Manifestation des Lebens und Denkens wie der feine Metalldraht in einer Glaskugel für das Sichtbarwerden des elektrischen Lichts, setzt viele der heutigen psychologischen Begriffe außer Kraft, die auf der Wechselwirkung zwischen der Psyche und dem physischen Organismus beruhen. Wenn das Vorhandensein dieses Lebenselementes angenommen wird, dürfte es bei den hochempfindlichen Geräten zur Messung psychischer Aktivität, die jetzt in Gebrauch kommen, nicht lange dauern, das Medium ausfindig zu machen. Das heutige Bestreben, fast alle unerklärten Phänomene des Bewußtseins wie Neurosen, Geisteskrankheiten, Hysterie, Ekstase, Traumerlebnisse und religiöse Erfahrungen ausschließlich dem Unterbewußtsein zuzuschreiben, darf nicht weiter maßgeblich bleiben. In diesem Fall wäre es vernünftiger, den Schluß zu ziehen, daß das betreffende Objekt nicht die Seele ist, eine unmaterielle universale Substanz, die durch Berührung mit dem Stofflichen krank werden kann. Es ist vielmehr das vermittelnde Lebenselement, *prana*, der Antrieb des Gedankens, der schon bei kleinsten störenden oder irritierenden Ursachen die Auflösung und Zersetzung der Persönlichkeit hervorruft, die der Bewußtseinsstörung eigentümlich ist.

Freuds Ansicht war, daß Religionen durch primitive Situationen entstanden seien, in denen die Söhne gemeinsam ihren Vater töteten, um dessen Frauen und Konkubinen zu besitzen, sich aber nach dem Mord so schuldig fühlten, daß sie sich dieses Besitzes enthielten und durch religiöse Riten ihre Taten büßten. Die Unrichtigkeit dieser Ansicht liegt auf der Hand. Wie konnte ein einziges oder wie konnten auch einige wenige Beispiele dieser Art in der gesamten primitiven Welt einen Brauch einführen und eine zwanghafte Notwendigkeit besitzen, die so überwältigend war, daß sie Verhalten, Denken und Geschichte der Menschheit bis auf den heutigen Tag beeinflußte? Wie konnte auch der Gedanke religiöser Riten nach dem Tod als Zeichen der Buße bei den Söhnen des ermordeten Vaters aufkommen, wenn nicht die Religion in irgendeiner Form oder zumindest der Gedanke an das Überleben des Geistes des Verstorbenen nicht in ihrem Bewußtsein gegenwärtig war? Wenn aber die Vorstellung schon in jener Zeit geläufig war, dann bedeutet dies, daß die Religion vor diesem Ereignis entstanden sein mußte.

Eine andere Hypothese über den Ursprung der Religion wurde von Wilhelm Schmidt entwickelt. Sie wurzelt in der Voraussetzung, daß zu Beginn ein hoher oder höchster Gott oder einige wenige hohe Götter verehrt wurden, was später bei primitiven Völkern zur Verehrung von zahllosen kleineren Göttern, Geistern oder Dämonen führte. Die Idee eines hohen Gottes kann nur der natürlichen Neigung des Menschen entstammen, den Urheber oder Grund jedes Gegenstandes, dem man begegnet, zu erkennen. Das primitive Denken mußte dieser Neigung folgen, um einen Schöpfer oder Vater für die Existenz der umgebenden Welt zu postulieren, gleichgültig wie grob diese Vorstellung auch gewesen sein mag und wie eng und begrenzt der Kosmos dem noch unvollkommenen Begriffsvermögen erschienen sein mochte. Es kann deshalb keine Diskussion über irgendeine Hypothese geben, die über einen Schöpfer oder Ahnherrn der Welt aufgestellt wird. Die Lage verändert sich völlig, wenn die Hypothese verbunden wird mit der Ehrfurcht gegenüber dem selbstgeschaffenen Urheber und mit der Vorstellung seiner unaufhörlichen Kontrolle über die Naturkräfte, seiner Unkörperlichkeit, Allmacht und Unsterblichkeit. Es bedarf einer gründlichen Untersuchung des menschlichen Geistes, sei er primitiv oder zivilisiert, um die Ursache für alle emotionalen und intellektuellen Regungen aufzudecken, die von frühesten Zeiten an mit der Religion zusammenhingen.

Die Ansicht Durkheims, daß Totemismus die primitivste und allgemein verbreitete Form der Religion gewesen sei und das totemistische Prinzip als Stammesgottheit nichts anderes sein könne als der personifizierte und symbolisierte Stamm selbst, bedeutet, daß die Gemeinschaft die Erfahrung des Göttlichen im Bewußtsein des Primitiven durch die Macht, die es über ihn ausübte, hervorrief. Die Gemeinschaft verlangte, daß der Mensch, seine eigenen Interessen vergessend, zum Diener und Werkzeug jeder Art von Mühen, Entbehrungen und Opfer wurde, ohne die soziales Leben nicht möglich ist. Da die gesellschaftliche Struktur der Gruppe in spiritueller Form ausgedrückt wird, glaubte der einzelne, daß diese außerhalb oder jenseits von ihm sei. Diese Theorie aber erklärt nicht den Ursprung des Totemismus selbst. Warum bildete sich der Primitive ein, daß eine bestimmte enge Beziehung zwischen ihm und einem Tier oder einer Pflanze bestehe, oder warum betrachtete er diese als besonders bedeutsam und verehrungswürdig für den Stamm? Die Tatsache allein, daß eine Institution dieser Art in den mehr primitiven Formen der menschlichen Gesellschaft bestand und mit Ansätzen kultischer Verehrung und Feierlichkeit, ist Beweis genug für das Bestehen eines eigentümlichen Impulses im menschlichen Unterbewußtsein, der sich als eine unsichtbare Beziehung zu einem Tier oder einer Pflanze, einem Gegenstand oder einer Naturkraft äußert. Das primitive Denken erfüllte diese mit Leben und mit der Macht, dem Menschen Böses oder Gutes zuzufügen, ebenso seiner ganzen Familie oder seinem Stamm. Sie verlangten ehrfurchtsvolles und feierliches Verhalten oder Opfer zur Versöhnung und versprachen Stärke und Macht, wenn sie mit gebührender Zeremonie verehrt wurden. Auf diese Weise zeigt schon das Vorhandensein des Totemismus die Wirksamkeit des religiösen Impulses in einer elementaren Form an.

Eine andere philosophische Schule schreibt den Ursprung der Religion der Magie zu. Es ist zweifellos eine vielbeachtete Tatsache, daß der Glaube an Magie in der einen oder anderen Weise unter primitiven Völkern auf der ganzen Erde verbreitet war. Er führte zu Zauberformeln, Bannsprüchen oder zu Riten, um körperlose Geister zu beeinflussen, zu Gespenstern, Dämonen und anderen unsichtbaren Naturkräften als Mittel zu einem Zweck, der über ihre eigenen Kräfte hinausging, zu Krankenheilung, Begünstigungen, zur Schädigung eines Feindes, zum Gewinn eines leidenschaftlich begehrten Objektes oder zu anderen Zwecken. Wie im Fetischismus wird die Symbolkraft in einen natürlichen Gegenstand gelegt, ein Bild, einen Kristall, ein Stück Knochen, die Feder eines besonderen Vogels oder in ein anderes solch kleines Ding oder Objekt, das die Kraft hat, Böses abzuwenden oder Wünsche zu erfüllen. Eine andere Form von Magie ist im Schamanentum enthalten, ein anderer, auch heute noch verbreiteter primitiver Kult bei den Eskimos von Nordamerika, dem nördlichen Asien, den primitiven Völkern des Stillen Ozeans und in Gebieten von Afrika. Die Schamanen stellen in Ekstase, von einem Geist oder einer psychischen Macht besessen, heilende, hellsichtige oder magische Kräfte zur Schau. Nach J. G. Frazer ist Magie die grundlegende Substanz, aus der sich aller Wahrscheinlichkeit nach die Religion entwickelt hat. Wenn die Magie die erwünschten Ziele nicht herbeiführen konnte, dann wandte sich, seiner Aussage nach, der Primitive religiösen Praktiken zu, um das Gewünschte zu erlangen.

Magie ist der Begleiter, nicht der Vorläufer der Religion. Wenn sie auch heute nicht zu Kult und Ritual der großen Weltreligionen gehört, steht sie doch an ihrem Ursprung, hat einen Platz in Leben und Lehre ihrer Gründer als das »Wunderbare«. Buddha verbot strengstens den Gebrauch von psychischen Kräften, aber er gab ihr Vorhandensein zu und die Möglichkeit, daß sie sich in einem Menschen entwickeln, der nach tieferen Einsichten strebt. Es gibt eine Überlieferung, nach der er seine eigenen magischen Kräfte offenbaren mußte, als er zum erstenmal nach der Erleuchtung wieder in sein Königreich zurückkehrte. Das Wunderbare ist nichts anderes als vergöttlichte Magie. Die acht *siddhis* oder psychischen Kräfte, die Yoga zugeteilt werden, sind nur entwickelte Formen magischer Fähigkeit. Die Kunststücke der Schamanen werden täglich in verschiedenen Formen von Medien und Sensitiven zivilisierter Gesellschaften nachgemacht.

Wie viele religiös eingestellte Menschen verehren die Gottheit nur aus Achtung und Hingabe, ohne irgendein irdisches oder geistiges Ziel zu erlangen? Sind nicht für einen großen Teil der Menschen religiöse Bräuche und Gebete ein Mittel, die Gottheit geneigt zu machen, um Erfolg in weltlichen Unternehmungen, Befreiung von Leiden oder Heilung von hartnäckiger Krankheit durch besondere Gunst oder – mit anderen Worten – durch wunderbares Walten zu empfangen? Es hat nie eine Zeit gegeben, in der die Religion frei war von Magie und Wundern. Hexerei, Zauberkraft, Geisterbeschwörung, Starren auf einen Kristall, Prophetie und alle anderen Formen magischer Fähigkeiten und Weissagung stammen aus der gleichen Quelle wie der religiöse Impuls.

Die unverkennbare Ähnlichkeit in den frühen primitiven Religionen, totemistischen Praktiken und den Vorstellungen von Mana-Tabus bei einfachen Menschen, die durch unübersteigbare Schranken und unüberwindliche Entfernungen getrennt waren, weist deutlich darauf hin, daß die Antwort der Menschen auf ein inneres Drängen praktisch die gleiche war, nur gekennzeichnet durch Abweichungen, die auf andersartige Umwelt und Bewußtseinsebenen der einzelnen Stämme zurückgehen. Die komplizierten magischen Praktiken, religiösen Ideen und Rituale der vergangenen Kulturen der Sumerer, Ägypter, Chaldäer, der Völker von Babylon, Kreta und dem Indus-Tal bedeuten eine andere Phase in dieser Entwicklung. Die Lehren der späteren Propheten, Heilande und Weisen zeigen einen weiteren, auffallenden Fortschritt gegenüber den früheren. Aber eine genaue Beobachtung läßt unmißverständlich die Existenz einer deutlichen Übereinstimmung erkennen. Dies ist ein klarer Hinweis, daß die Entwicklung der religiösen Vorstellung im Menschen von den frühesten Zeiten bis zum heutigen Tag in einer sichtbaren, einheitlichen Weise weiter vorangeschritten ist. Hieraus folgt, daß diejenigen Anhänger der bestehenden Glaubensformen, die der Meinung sind, ihre Lehren enthielten das letzte Wort über dieses Thema und der Mensch habe nichts mehr über die religiösen Wahrheiten zu lernen, sich dem natürlich fortschreitenden Wachstum der religiösen Impulse widersetzen.

Es gibt noch eine andere Ansicht über Religion. Hegel hält sie für eine beständige und unabhängige Tätigkeit des Geistes, für die bedeutendste nach der Philosophie. Nach Kant besteht die Religion in der Betrachtung unserer Pflichten als göttliches Gebot. Die Gleichsetzung von Sittlichkeit und Religion erklärt dennoch nicht die äußerst verschiedenen Erscheinungen der letzteren. Gewiß hat die Religion eine enge Beziehung zur Moral, zu dem Erlaubten und Nichterlaubten, aber beide sind nicht identisch. Überdies nahm das, was wir als »göttliche Gebote« ansehen, bei den primitiven Kulten manchmal die Form schrecklicher Menschenopfer an, die man beim besten Willen nicht als moralisch bezeichnen kann, auch wenn die Geistesverfassung, die zu diesen Opfern und zu anderen Greueltaten führte, zweifellos eine religiöse war. Nach Rudolf

Otto ist Grundlage der Religion das Gefühl, das er als »numinos« bezeichnet. Es ist eine Art göttlicher Ehrfurcht, die zu unterscheiden ist von reiner Furcht oder Schrecken. In ihrer niederen Form kann die Religion als ein Gefühl betrachtet werden, das durch Übernatürliches und durch Unheimliches ausgelöst wird. Im Numinosen ist der Sinn für das Geheimnisvolle miteingeschlossen, das niemals von der wahren Religion zu trennen ist.

Wie immer man sich das erklärt, es besteht kein Zweifel darüber, daß dieses Gefühl, der Impuls oder die Geisteshaltung nicht einheitlich unter den Menschen verbreitet, sondern in ihrer Intensität grundlegend verschieden ist. Diese Verschiedenheit reicht von einem vollkommenen Aufgehen in diesem Gefühl und äußerster Weltabgewandtheit bis hin zu einer scheinbar völligen Abwesenheit des Impulses. Wir finden beide Typen von Menschen in unserer Umgebung. Es gibt solche, in denen die Religion die Form einer beherrschenden Leidenschaft annimmt und die nicht zögern, alles zu opfern, um den überwältigenden Impuls auf verschiedene Art zu befriedigen, und jene, die von Gedanken des Übernatürlichen, des Religiösen oder Sakramentalen völlig unberührt bleiben.

Nach ihren Lebensberichten besteht kein Zweifel, daß fast alle großen Heilande, Propheten, Mystiker und Seher Männer und Frauen von überwältigender Leidenschaft für das Geistige und Göttliche waren, die sie häufig zu so unermeßlichen Opfern und Leiden, heroischen Handlungen und mutigen Taten trieb und auf eine so hohe Stufe edler Gesinnung und Güte führte, daß kaum Vergleiche mit anderen Sphären menschlichen Verhaltens gezogen werden können. Viele unter ihnen nahmen Tod und Martyrium auf sich, ohne auch nur einen Schritt vom Wege abzuweichen, den sie erwählt hatten und der ihrem Glauben nach von einem allmächtigen göttlichen Wesen jenseits von irdischem Wollen und Wünschen vorgezeichnet war.

Für ein rechtes Studium der Religion genügt nicht die Konzentration allein auf die Schriften, Rituale, Zeremonien und deren Wirksamkeit als Mittel zum Löschen des geistigen Durstes der Anhänger eines besonderen Glaubens oder aller neuzeitlichen Glaubensformen und -bekenntnisse. Vielmehr muß die Aufmerksamkeit auf die Art der Äußerung des religiösen Impulses von dunkler Vergangenheit bis auf den heutigen Tag gelenkt werden. Eine fruchtbare Methode hierbei ist die Prüfung der geistigen Verfassung, des Verhaltens und der Äußerung eines jeden einzelnen, in dem der Impuls seinen stärksten Ausdruck gefunden hat.

Im Augenblick ist die Welt bedauerlicherweise in zwei einander widersprechende Lager geteilt. In dem einen bekennen die Gläubigen völliges Vertrauen zu den Glaubensformen und Inhalten ihrer Religion, im anderen verleugnen die Nichtgläubigen hartnäckig die Echtheit und Wahrheit solcher Glaubensweisen. So ist die ganze Angelegenheit dort umstritten, wo die Religion mehr eine Sache persönlicher Wahl und Meinung ist oder – deutlich ausgedrückt – mehr ein Hobby oder ein Steckenpferd und nicht eine unentbehrliche Tätigkeit des Denkens oder ein innewohnender Drang der menschlichen Seele. Hierfür sind die Gläubigen ebenso verantwortlich wie die Skeptiker. Denn sie umgeben die Gründer ihrer Religion oder deren Propheten und Weise mit einem solchen Mantel von Wundern und übernatürlichen Ereignissen oder mit einer solchen Atmosphäre der Göttlichkeit, daß sie zu übermenschlichen Wesen erhoben und gänzlich der Ebene der Menschen aus Fleisch und Blut entrückt werden. Diese Vergottung einer besonders begabten Gruppe von Sterblichen, die ebenso menschlich sind wie jeder von uns, schadet der Religion und den ungeheuren Möglichkeiten, die sie zur Vereinigung und Erneuerung der Menschheit besitzt, mehr als alle anderen Faktoren menschlicher Erfahrung. Das einzige, was diese Menschen von uns unterscheidet, ist ihre übermäßige Leidenschaft für das Göttliche und die Empfänglichkeit für mystische Zustände, die ihr ganzes Leben durchzieht.

Man kann leicht erkennen, daß nicht eine der Erklärungen von Wissenschaftlern oder Gläubigen die unzähligen Facetten des religiösen Phänomens umfassen kann. Die meisten Versuche einer Lösung fallen, allgemein gesprochen, in zwei Kategorien. Sie stellen entweder eine Fülle von Gelehrsamkeit zur Schau, so daß die weniger Gelehrten eingeschüchtert werden und dadurch zur Annahme ihrer Theorie gedrängt werden, oder sie betreiben eine intellektuelle Untersuchung aufgrund der gesammelten Tatsachen. Beides aber sind unbefriedigende Methoden für den Zugang zum Numinosen. Zum wirklichen Verständnis religiöser Probleme braucht es eigene Erfahrung. Es ist seltsam, daß bei verwandten Wissenszweigen, z. B. Biologie, Biochemie, Psychologie, die empirische Erfahrung eine wesentliche Voraussetzung ist, wenn man über ein solches Thema arbeiten will. Die ebenso, wenn nicht noch bedeutendere Sphäre der Religion aber wurde dem Zugriff jedes Scharlatans, Stümpers oder Hochstaplers überlassen. Diese machten sie zu einem Tummelplatz ihrer Vergnügen oder ihres Profits.

Wir haben bereits festgestellt, daß – wie immer man sich die Existenz des religiösen Impulses erklärt – dieser ohne Zweifel bei den wahrhaft Erleuchteten, den inspirierten Propheten und großen Weisen in jedem Fall von Anfang an stark ausgeprägt war oder sich zu einer bestimmten Zeit ihres Lebens entwickelte. Wenn eine Studie über alle großen Propheten, Mystiker, Weisen und Seher der Erde gemacht würde, gleichgültig ob sie Christen, Mohammedaner, Hindus, Buddhisten, Taoisten oder Zoroaster-Anhänger waren, dann ergibt sich, daß sie alle – und es sind viele hundert – die transzendenten Eigenschaften in verschiedenem Grad besaßen. Nüchtern betrachtet ist diese einzigartige Verbindung höherer spiritueller Fähigkeiten in genial religiösen Menschen tief bedeutsam, und man kann daraus nur den Schluß ziehen, daß der religiöse Impuls, der sich in unerklärbarer Weise auswirkt, zuletzt eine Persönlichkeit hervorbringt, die nach allgemeingültigen Maßstäben die Krone der Menschheit ist. Dies bedeutet in anderen Worten, daß der religiöse Drang in seiner starken, ausgeprägten Form der Vorbote eines höheren Bewußtseinszustandes, geistiger Leistungskraft, moralischer Erleuchtung und übernatürlicher psychischer Begabungen ist.

Der folgende Abschnitt aus C. G. Jungs Geleitwort zu »Die große Befreiung« von D. T. Suzuki (O. W. Barth Verlag, S. 21 f.) erläutert, was ich meine:

»Man mag dagegen einwenden, daß sich das *Bewußtsein an sich* nicht geändert hätte, sondern nur das *Bewußtsein von Etwas,* gleichsam wie man in einem Buche eine Seite umgeblättert hätte und nun mit denselben Augen bloß ein anderes Bild betrachtete. Ich fürchte, daß diese Auffassung nichts anderes sei als eine willkürliche Deutung, denn sie trägt den Tatsachen nicht Rechnung. Tatsache ist, daß in den Texten nicht bloß ein anderes Bild oder Objekt beschrieben wird, sondern vielmehr ein oft unter den heftigsten Konvulsionen erfolgendes Wandlungserlebnis. Die Auslöschung des einen Bildes und dessen Ersetzung durch ein anderes ist ein höchst alltäglicher Vorgang, dem niemals die Eigenschaften eines Wandlungsergebnisses zukommen. Es handelt sich eben nicht darum, daß etwas *anderes gesehen* wird, sondern daß man *anders sieht.* Es ist, wie wenn der räumliche Sehakt durch eine neue Dimension geändert worden wäre. Wenn der Meister fragt: ›Hörst du das Murmeln des Baches?‹ so meint er damit offenbar ein ganz anderes ›Hören‹ als das gewöhnliche. Bewußtsein ist etwas wie Wahrnehmen und wie letzteres Bedingungen und Beschränkungen unterliegt, so auch das Bewußtsein. Man kann z. B. auf verschiedenen Stufen bewußt sein, in engerem oder weiterem Kreise, oberflächlicher oder tiefer. Diese Gradunterschiede sind aber häufig auch Wesenunterschiede, indem sie von der Entwicklung der Persönlichkeit im ganzen abhängen, nämlich von der Beschaffenheit des erkennenden Subjektes.«

Jungs Lösung der Bewußtseinsfrage gibt eine Erklärung für die Ursache der Bewußtseinswandlung. Denn er verweist jede Manifestation des religiösen Phänomens letztendlich in das Unbewußte. Dieses ist ein selbsterfundener magischer Schlüssel, der durch eine kleine Wortwendung und -drehung in jedes Schloß paßt. Die Wandlung des Bewußtseins deutet in echten Fällen weder auf einen unterbewußten Inhalt des Geistes noch auf ein kollektives Unbewußtes vom frühesten Primitiven bis zum heutigen Intellektuellen hin, sondern zu einem Bewußtseinszustand, der, die Grenzen von Zeit und Raum überschreitend, über die Fähigkeiten gesteigerten Wissens, des Hellsehens und der prophetischen Vision verfügt, die von der Psychologie überhaupt nicht erklärt werden können. Diese Umwandlung des Bewußtseins ist nicht nur eine subjektive Erfahrung, sondern tritt zusammen mit gesteigerten intellektuellen Fähigkeiten, übernatürlichen psychischen Begabungen und moralischer Erhebung auf. Dies beweist, daß die Veränderung die Wurzeln selbst des Seins berührt hat und einen Unterschied aufweist, der dem eines mittelmäßigen Denkers zu einem intellektuell hochbegabten gleicht. Wenn wir nicht daran zweifeln, daß es eine biologische Unterscheidung zwischen diesen beiden Arten des Verstandes gibt, dann ist es wahrhaft seltsam, warum wir die gleiche Unterscheidung nicht zwischen dem gewöhnlichen Menschen und den Erleuchteten gelten lassen wollen.

Nachdem wir bei keiner neuzeitlichen Quelle eine befriedigende Erklärung finden, sind wir gezwungen, uns zur Lösung des Problems an die alten Bücher über dieses Thema zu wenden. Wir entdecken dann, daß das Phänomen der Wandlung oder Wiedergeburt von fast allen Religionen und okkulten Lehren der Vergangenheit anerkannt wird. Jeder Glaube und jede okkulte Lehre besitzen eigene Methoden der psychischen und geistigen Schulung, um diese Wandlung herbeizuführen, aber es besteht unter ihnen Einigkeit über die Natur der erzielten Wandlung oder die für sie verantwortlichen Umstände. Im Augenblick ist wohl niemand bereit, das Vorhandensein einer regelrechten psychosomatischen Anlage im Körper anzuerkennen, die den Zugang zum Göttlichen und zu höheren Bewußtseinsebenen ermöglicht. Für den Gelehrten wie für den Laien ist die religiöse Erfahrung ein subjektives Phänomen, wenn auch ihre Auswirkungen objektive Ergebnisse bringen können. In diesem Zusammenhang haben die Bemerkungen von William James besonderes Interesse: »Wenn ein bestimmter intellektueller Inhalt mit einem Glaubenszustand verbunden wird, prägt sich dieser unweigerlich dem Glauben ein. Dies erklärt die inbrünstige Treue religiöser Menschen zu den kleinsten Einzelheiten ihrer so stark auseinandergehenden Glaubensformen. Wir müssen Glaubensformen und -zustände als ›Religion‹ betrachten und als rein subjektive Phänomene ohne Hinblick auf die Frage nach ihrer ›Wahrheit‹ behandeln und müssen sie aufgrund ihres außergewöhnlichen Einflusses auf die Handlungen und ihre Beständigkeit zu den wichtigsten Funktionen der Menschheit rechnen. Ihre anspornende und betäubende Wirkung hält Professor Leuba für so groß, daß er kürzlich in einem Artikel sogar behauptet hat, die Menschen würden, solange sie von ihrem Gott Gebrauch machen können, sehr wenig danach fragen, wer er sei oder ob er überhaupt existiere. Nach ihm kann man die Wahrheit dieses Themas so formulieren: ›Gott ist nicht bekannt. Man weiß nichts von ihm. Er wird benutzt – manchmal als Lebensmittellieferant, manchmal als moralische Stütze, manchmal als Freund, manchmal als Gegenstand der Liebe. Wenn er sich als nützlich erweist, fragt das religiöse Bewußtsein nach nichts weiterem. Existiert Gott wirklich, wie existiert er, was ist er? In letzter Analyse ist nicht Gott, sondern das Leben, mehr Leben, ein volleres, reicheres, befriedigenderes Leben das Ziel der Religion. Die Liebe zum Leben auf jeder und allen Ebenen der Entwicklung ist der religiöse Impuls.‹ Bei dieser rein subjektiven Bewertung sind die Angriffe der Kritiker gegen die Religion in gewisser Weise gerechtfertigt. Sie kann nicht nur ein Anachronismus oder Überbleibsel sein, sondern muß eine dauernde Funktion ausüben, gleichgültig ob sie einen intellektuellen Inhalt hat oder nicht, ob sie falsch oder wahr ist.«

Nicht Gott wird vom Menschen benutzt, sondern tatsächlich gebraucht Gott den Sterblichen für einen göttlichen Zweck, den er allein kennt. Wissen wir, warum wir uns mit aller Kraft an das höchste Wesen anlehnen, das Ursache unseres Daseins ist? Wissen wir überhaupt, warum wir leben? Wenn wir es nicht wissen, dann müßte unsere Haltung gegenüber dem noch unerforschten Mysterium der Schöpfung mehr Ehrfurcht bezeugen und mehr mit unserem Rang als vernünftige Wesen in Einklang stehen. Dieser Abhängigkeit von Gott der religiös gesinnten Menschen aller Glaubensrichtungen liegt der große Aufwärtsdrang des universalen Bewußtseins – man kann auch Gott sagen – zugrunde, der durch den psychosomatischen Kanal der Kundalini wirkt. Was unsere Gedanken gewöhnlich widerspiegeln, muß seine Quelle in dem unsichtbaren Born haben, aus dem alle unsere gesunden Triebe hervorgehen. Dies ist der Grund für den häufig von Mystikern aller Länder ausgedrückten Gedanken, daß Gott die Liebe seiner Freunde in weit größerem Maße zurückgibt und zumindest ebenso eifrig ist, die liebeskranke Seele in seinen Armen zu empfangen, wie die Seele, die ihn zu erreichen sucht. Schon das Vorhandensein der Idee Gott und die enge Beziehung zu den mannigfachen Hoffnungen und Ängsten des Menschen bedeutet an sich ein starkes Zeugnis zugunsten des Standpunktes, daß Religion untrennbar mit der ganzen biologischen und geistigen Struktur des Menschen verbunden ist.

Der Erfolg chirurgischer Eingriffe und Arzneimittel zur Behandlung von Krankheiten hängt völlig von der angeborenen Tendenz des Körpers ab, die Wunden zu schließen, zu heilen und auf die chemischen Mittel zu reagieren, die in den Magen oder Blutstrom eindringen. Würde diese Neigung nicht bestehen, wäre es gefährlich, sogar verhängnisvoll, Operationen auszuführen, und Medizinen würden in der Behandlung der Krankheit nichts helfen. Das gleiche Gesetz muß in verschiedenen Wirkungsgraden allen Religionen und okkulten Handlungen zugrunde liegen. Dies bedeutet mit anderen Worten: Solange nicht im Körper die Möglichkeit besteht, unmittelbar auf solche Bemühungen zu reagieren, die für religiöse Erfahrungen notwendige geistige und psychologische Bedingungen schaffen, kann niemals diese Arbeit auch nur im geringsten erfolgreich verwirklicht werden. Körper und Geist sind so eng miteinander verbunden, daß eine Veränderung im einen sich unmittelbar oder mittelbar im anderen widerspiegelt. Deshalb müssen die Übungen und Handlungen, die um einer Verwandlung des Bewußtseins willen ausgeführt werden, wie etwa das Hervorrufen von *samadhi* oder das Erlangen übernormaler Fähigkeiten eine entsprechende Wirkung auf den Körper ausüben. Eine Leugnung der Tatsache, daß der menschliche Körper ein unerläßlicher Faktor für die Entwicklung eines höheren Bewußtseinszustandes oder für das Auftreten von übernatürlichen Fähigkeiten ist, bedeutet die Verneinung der objektiven Wirklichkeit des Phänomens.

Wer an Religion und an die Gültigkeit religiöser Erfahrung glaubt, muß auch an die Fähigkeit des menschlichen Körpers glauben, das Phänomen entweder als ein charakteristisches Kennzeichen erscheinen zu lassen, das von Geburt an vorhanden ist, oder als eine verborgene Kraftmöglichkeit, die durch Übung entwickelt werden kann oder sich in einem späteren Lebensabschnitt spontan zu erkennen gibt. In allen Fällen ist das Phänomen in einer Weise manifest, die bisher keine verstandesmäßige Erklärung gefunden hat. Wenn das normale menschliche Bewußtsein einen wohltemperierten, komplexen biologischen Apparat braucht, um sich auszudrücken, wie könnte diese unabdingbare Voraussetzung bei der noch höheren Manifestation des Überbewußtseins fehlen? Uns sind diese Gedanken fremd, weil wir daran gewöhnt sind, den normalen menschlichen Körper und das normale menschliche Bewußtsein als letzte Vollendung der Evolution oder Gottes Schöpfung zu behandeln. Dies aber ist eine höchst irrige, aus Selbstherrlichkeit geborene Vorstellung. Diejenigen, die nicht an Religionen glauben, können das ganze Thema als reine Erfindung des Aberglaubens abtun, als ein Erzeugnis von Priestern oder aus einem anderen Grund. Die Gläubigen aber können sich nicht der Verantwortung entziehen, eine rationale Grundlage für ihren Glauben zu finden. Sie können nicht behaupten, daß religiöse Erfahrung ein Zufall oder ein absonderliches Phänomen sei, das nur einigen Menschen allein durch göttliche Gunst ermöglicht werde oder das als eine Eigentümlichkeit ihrem Geist innewohne ohne irgendeine wie immer geartete Beziehung zum biologischen Aufbau ihres Körpers, ein Nebenprodukt der menschlichen Psyche, das nur zufällig in Erscheinung tritt und nicht in jedem Bewußtsein als angeborene Tendenz liegt.

Man kann ebenso irrtümlich behaupten, daß religiöses Streben und okkulte Handlungen eine besondere Verfassung des Bewußtseins erzeugen, in der mystische Erfahrung möglich wird, ohne den Körper zu beeinflussen, wie man der Ansicht sein kann, daß Selbstkasteiung als ein Gott wohlgefälliges Werk visionäre Zustände herbeiführe. Diese Erklärungen aber lösen das Rätsel nicht, sondern machen es noch schwieriger und komplizierter. Wie können geistige Übungen das normale Verhalten des Bewußtseins verändern und ihm die Fähigkeit geben, völlig unerklärliche Phänomene an den Tag zu legen, und wie kann zu gleicher Zeit die Askese ein Zug des religiösen Impulses sein, der so stark ist, daß zeitweilig ein furchtbarer Drang nach Selbstquälerei und Selbstverleugnung erzeugt wird? Es ist unsinnig, bei einer solch wichtigen Angelegenheit ein Rätsel durch ein anderes zu erklären und damit einen Teufelskreis zu schaffen, der niemals an den Kern des Problems heranführen kann. Weil wir oft aus Gewohnheit die Religion, in der wir erzogen sind, nur als Vermächtnis eines Propheten oder Weisen betrachten und nicht als den angeborenen Durst des menschlichen Geistes, der ebenso auf den biologischen Aufbau des Organismus zurückzuführen ist wie andere grundlegende Impulse, vermögen wir bedauerlicherweise nicht, den Ursprung aller religiösen Phänomene an seiner echten Quelle zu suchen, und springen von einer falschen Vermutung zur anderen, ohne zur richtigen Lösung des Problems zu gelangen.

Wenn wir an die Wirksamkeit von Yoga oder anderen Lehrsystemen glauben, die zu transzendenten Bewußtseinszuständen und psychischen Einsichten führen sollen, dann müssen wir die Existenz eines Reaktionsvermögens im Körper annehmen, das von diesen Übungen in einer solchen Weise berührt wird, daß neue Fähigkeiten und außergewöhnliche Bewußtseinszustände im Körper entwickelt oder hervorgerufen werden. Dieses Vermögen kann entweder die Form einer allgemeinen Tendenz im Körper, einer Anlage im cerebrospinalen System annehmen oder die Form eines regelrechten Mechanismus, der von der Natur aus das menschliche Bewußtsein zu höheren Stufen durch seine eigene natürliche Aktivität oder durch gewisse gedankliche und physische Übungen führen soll. Weder der religiöse Impuls noch das Phänomen der Transzendenz, zu dem er in seltenen Fällen führt, kann rein psychischen Ursprungs sein. Denn in diesem Fall würde, abgesehen von der Tatsache, daß es keine Gleichförmigkeit in seiner Manifestation geben kann, nicht die Notwendigkeit bestehen, somatische Disziplinen für seine Entwicklung einzusetzen. Es kann keine andere rationale Erklärung für religiöse und übernatürliche psychische Erscheinungen geben als eine Tätigkeit in der Geist-Körper-Verbindung, die hinter den religiösen Impulsen und allen aus ihnen fließenden Folgen liegt. Auf keinem anderen Weg sind die außergewöhnlichen Ereignisse der Geschichte zu erklären, die durch den Anstoß erleuchteter Männer und Frauen entstanden. Von Zeit zu Zeit verändern diese den Lauf des Lebens und Denkens von Millionen Menschen und üben auch jetzt noch weiter einen ungeheuren Einfluß auf die Struktur der Geschichte der modernen Welt aus.

Yoga oder irgendein anderes System geistiger Disziplin kann, sobald es erfolgleich ist, zu höheren Stufen führen. Wir können sogar sagen, zu normal nicht erreichbaren Ebenen des Bewußtseins. Dies geschieht aber nicht durch unnatürliche Methoden, die Gedanken oder Atmung zum Stillstand bringen, wie dies manchmal angenommen wird, sondern durch eine bisher unvorstellbare Verwandlung des menschlichen Gehirns. Diese tritt durch einen Mechanismus ein, der schon im Körper vorhanden ist. Zu Anfang oder dort, wo eine andauernde Verwandlung nicht möglich ist, können vorübergehende Erleuchtungen oder überbewußte Zustände auftreten, die von den Yogis *samadhi,* von den Mystikern Ekstase oder Verzückung genannt werden. Bleibende Verwandlung schafft den *jivan-muktha,* den Yogi des kosmischen Bewußtseins oder einen erleuchteten Weisen. In jedem Fall hängt die Verwandlung vom Erwachen der Kundalini ab. Langwierige Übungen von Meditation und *pranayama* eines willensstarken *sadhaka* vermögen in seltenen Fällen zur Erweckung der Schlangenkraft zu führen. In anderen Fällen können entweder ein ohnmachtähnlicher Zustand, dem Winterschlaf der Tiere gleich, in dem das Leben fast stillgelegt ist, und Empfindungslosigkeit oder Selbsthypnose mit stark geschwächter Atmung, Gefühllosigkeit des Körpers und halluzinatorischen Erfahrungen die mühevollen Anstrengungen einiger Schüler unter Tausenden krönen, die diese Schulung auf sich nehmen. Die übrigen erlangen keine wahrnehmbaren Ergebnisse. Die Erweckung der Schlangenkraft ereignet sich selbst bei strengsten Hatha-Yoga-Übungen nur selten, und noch seltener ist ihr Aufstieg zum *sahasrara* und ihr ständiges Verweilen an diesem Ort, wodurch allein die Verwandlung des Gehirns bewirkt und das kosmische Bewußtsein erlangt wird.

Die Wirbelsäule, an deren unterem Ende die Zeugungsorgane liegen und am oberen der Gehirnventrikel, ist das größte Reservoir der Lebenskraft oder *prana* im menschlichen Körper. Diese ist eine biochemische Substanz von komplizierter Art, äußerst feinstofflich und flüchtig, die wahrscheinlich aus subatomaren Schichten der Materie stammt. Der Glaube an die Wirksamkeit von Yoga als einer altehrwürdigen Methode der Selbstverwirklichung *ipso facto* bedeutet Glaube an *prana.* Denn das gesamte Wissen des Yoga ist aufgebaut auf der Möglichkeit, *prana* als ein Werkzeug für die Verwandlung des Gehirns zu verwenden und dieses zu höheren Bewußtseinsebenen emporzuführen. Jede Art von Yoga mit einer meditativen Technik oder Schulung des Atems hat die Beeinflussung des *prana* zum Hauptziel. Daß Physiologen nichts von dieser Substanz wissen, hat nichts zu bedeuten. Denn bis in die jüngste Vergangenheit wußte man auch nichts von Vitaminen. Wenn die Wissenschaft bisher noch nicht fähig war, genügend empfindliche Instrumente herzustellen, um diese feinststoffliche Essenz zu entdecken, dann besagt dies nicht, daß sie nicht vorhanden ist. Yogis waren selbst verschiedener Meinung bezüglich der Frage über die Nützlichkeit der verschiedenen Methoden, die für das Erlangen transzendenten Wissens über die Art der höchsten Wirklichkeit angewendet wurden, aber es gab keine Auseinandersetzung unter ihnen über die Wirklichkeit von *prana,* der einzigen Kraft, die verantwortlich ist für den Erfolg bei dem Versuch, höhere Bewußtseinszustände zu erlangen. Von den Zeiten der Veden bis auf den heutigen Tag, einem langen Zeitraum von fast viertausend Jahren, wurde Generation auf Generation von Yogis und Okkultisten Indiens die Existenz von *prana* als wirksames Instrument für das Heil angesehen. Ihr gemeinsames Zeugnis hat ein Gewicht, das nicht einfach beiseite geschoben werden kann.

Die Art, wie das cerebro-spinale System, mit den Fortpflanzungsorganen am unteren Ende, als Evolutionsapparat funktioniert, ist eines der bedeutsamsten Beispiele für die Genialität und Ökonomie der Natur. Das weitverbreitete Netzwerk der Nerven, das den ganzen Körper bedeckt und in jedes Haar, in jede Pore der Haut, in jede Zelle von Fleisch und Knochen, in jede Faser der Muskeln und bis in die kleinsten Teile jedes inneren und äußeren Organs eindringt, vollbringt neben seiner komplexen natürlichen Funktion als Kommunikationssystem des Körpers auch die hohe Aufgabe, die Impulse der Evolution, die den Aufstieg des Menschen zu seiner heutigen Intelligenz bewirkt haben, einzuleiten und leistungsfähig zu machen. Auch heute noch ist dieses System am Werk, um das Gehirn zu einer höheren Erkenntnisstufe umzubilden oder – anders ausgedrückt – zu einem transzendenten Bewußtseinszustand hin. Die Methode, die dieses bewirkt, ist, wenn sie einmal ganz verstanden wird, wie alle anderen Entwürfe der Natur äußerst einfach. Solange aber das Verständnis fehlt, erscheint sie wie andere noch verborgene Geheimnisse des Seins so verblüffend und schwierig, als würde sie niemals verstanden werden können.

Ziel dieses Buches ist es, die Aufmerksamkeit auf diese erstaunliche und zugleich bisher noch völlig unerwartete Tätigkeit des Nervensystems zu lenken. Das hier Berichtete beruht Wort für Wort auf sorgfältig beobachteter persönlicher Erfahrung, verbunden mit schlüssigen, objektiven Beweisen, die in einem anderen Buch an geeignetem Ort erwähnt werden sollen. Dies ist nicht alles. Unsere Erfahrung wird nicht nur unterstützt durch Enthüllungen, die in der großen Menge alter Literatur über Kundalini in Tantras, Schriften über Hatha-Yoga, in Upanishaden, Puranas, buddhistischen Dokumenten und anderen heiligen Lehren Indiens enthalten sind, sondern auch von Lebensgeschichten und Äußerungen vieler berühmter Yoga-Heiligen, die in den letzten, fast mehr als tausend Jahren lebten.

In Begriffen der modernen Physiologie beschrieben, liegt die Tätigkeit des Nervensystems sowohl beim Vorgang der Evolution wie der Fortpflanzung im Extrahieren einer feinststofflichen, aber höchst potenten Essenz aus dem jede Nervenfaser umgebenden Gewebe. Diese kann als konzentrierte Lebenskraft bezeichnet werden, die auf ihrer Wanderung entlang den von zahllosen Nervenfasern vorgeschriebenen Wegen letztendlich die Wirbelsäule und das Gehirn erreicht, das wohlgeschützte Reservoir dieser höchst komplizierten Substanz. Ein Bruchteil davon rinnt in die Nervenverbindungen und Nervengeflechte wie auch in die Nervenstränge der verschiedenen Organe. Bei normalen Männern und Frauen rinnt ein feiner Strom dieser Lebensessenz durch die Nerven in die Zeugungsorgane, in denen sie die Geschlechtszellen erweckt, die von den Keimdrüsen produziert werden. Diese konzentrierte Nervenessenz in Samen und Ei verleiht Fruchtbarkeit und die Kraft, Erbmerkmale durch die Gene weiterzugeben. Die Essenz durchdringt jedes Atom der Geschlechtszellen.

Von dem oberen Ende der Wirbelsäule rinnt ein anderer feiner Strom dieser Lebensenergie in das Gehirn und erzeugt Wärme für den Prozeß der Evolution, der im Organismus ständig am Werk ist. Von der Stärke dieses feinen Stroms hängt die intellektuelle und ästhetische Entwicklung eines Menschen ab. Der Strom ist verhältnismäßig stärker bei genialen und überdurchschnittlich intellektuellen Menschen. Die verschiedenartige Äußerung genialer Fähigkeiten hängt von dem besonderen Gehirnbereich ab, den der Strom erregt und entwickelt. Im vollendeten Yogi arbeitet das Nervensystem so, daß fast alles feinstoffliche *prana,* das von den Nerven extrahiert wird – ein großer Teil davon wurde früher für den Zeugungsvorgang verausgabt – jetzt das Gehirn durchstrahlt und die Wandlung des Bewußtseins bewirkt. Der ganze Körper, einschließlich aller Lebensorgane, nimmt an dieser Tätigkeit des Nervensystems teil, wenn bei einem Meister Kundalini ihren Sitz in *sahasrara* hat. Bei jenen, die nur zeitweilig ekstatische Erfahrungen mit oder ohne Entrückung haben, tritt diese außerordentliche Wirksamkeit nur für eine begrenzte Dauer in Zwischenräumen auf und erweckt während dieser Zeit ein höheres Bewußtsein.

8 *Die Physiologie des Yoga*

Bevor wir die Art beschreiben, in der die göttliche Energie Kundalini wirksam ist, und die Methoden angeben, die von alters her für die Erweckung ihrer Tätigkeit ersonnen wurden, ist es notwendig, einen Punkt kurz zu erörtern. Wenn Kundalini das einzige, von der Natur eingepflanzte ursprüngliche Vorhaben im Menschen ist, das zu übersinnlichen Bewußtseinsstufen führt, wie konnten dann die Anhänger anderer Yoga-Schulen und anderer Religionen den mystischen Zustand ohne Erweckung dieser Kraft erreichen, sogar ohne das Wissen, daß eine solche Möglichkeit zum Erregen der Kundalini existiert? Und weiter: Besteht ein Kraftzentrum dieser Art überhaupt im menschlichen Körper, wie konnte es dann den modernen Anatomen entgehen, die jeden Winkel und jede Ecke des Körpers erforschten, und warum ist, wenn besondere Methoden zu ihrer Aktivierung vorhanden sind, das Wissen um diesen Mechanismus, sogar in Indien, so selten und die Zahl der wirklich Eingeweihten so äußerst klein, daß man sie kaum beachtet? Es gibt auch noch einen anderen wesentlichen Punkt: Nachdem Kundalini der Ursprung aller Erscheinungen ist, wie aus jeder Yoga-Art oder geistigen Disziplin hervorgeht, wie ist es dann möglich, daß sogar vollkommene Yogis, die durch Raja-Yoga, Bhakti-Yoga oder Karma-Yoga zur Transzendenz geführt wurden, oder Mystiker nicht fähig waren, dieses verborgene Kraftzentrum zu entdecken oder zu lokalisieren, wie es die Meister des Hatha-Yoga und Tantrik-Yoga taten?

Diese Punkte sind sehr wichtig für das Folgende und unterstützen indirekt unsere Hypothese. Wir kamen zuvor schon zu dem Schluß, daß Religion, um ein dem menschlichen Geist innewohnendes Attribut und nicht nur eine künstliche Erfindung von Propheten und Weisen zu sein, eine unabhängige Grundlage in der psychischen Anlage des Menschen besitzen muß, die auch eines ergänzenden biologischen Apparates bedarf. Der einzige Weg, auf dem diese psychosomatische Anlage sich bemerkbar zu machen vermag, ist, daß auf der Oberfläche des Bewußtseins die Wahrnehmung des Zweckes erzeugt wird, den diese Anlage zu erfüllen hat. Dieses Gewahrwerden kann in den Anfangsstadien nur die Form eines nicht nachweisbaren Impulses oder Verlangens annehmen, der oft unberechenbar der vorbestimmten Richtung zustrebt, so wie die undefinierbaren sexuellen Neigungen der Kinder, bevor sie die Bedeutung dieses Dranges zu verstehen beginnen. Wir sahen, wie der Impuls im Primitiven mit den Vorstellungen von Totem, Tabu, Todes- und Geburtsritualen, von Animismus, Übernatürlichem und ähnlichem begann und sich zur Verehrung von Geistern, Gespenstern, Lebewesen oder natürlichen Objekten verschiedener Arten entwickelte und dann zur Anbetung übernatürlicher Wesenheiten, himmlischer Wesen, Götter und Göttinnen oder zu einem allesbeherrschenden Einen Gott.

Während dieses Evolutionsprozesses, für dessen Vollendung der Mensch Äonen brauchte, müssen zu der einen oder anderen Zeit besonders veranlagte Männer und Frauen der gleichen Kategorie geboren worden sein, die wir jetzt für Mystiker, Medien und Sensitive halten. Sie müssen unerklärliche psychische Begabungen gehabt haben, in anderer Beziehung aber dem gleichen Niveau angepaßt gewesen sein, das der mentalen Entwicklung der anderen entsprach. Die etwas Intelligenteren und Sensibleren unter ihnen verließen sich auf die Ehrfurcht und die Bewunderung, die sie hervorriefen, und müssen Machtpositionen innegehabt haben wie die Propheten im Altertum. Mit dieser Autorität schrieben sie zur Befriedigung der neugierigen Menge Methoden und Wege vor, wodurch die anderen die gleichen Kräfte erlangen konnten, über die sie selbst verfügten. Das Auftreten solcher ungewöhnlich begabter Menschen seit den frühesten Epochen menschlicher Existenz sollte nicht im geringsten verwundern, denn es stimmt vollkommen mit der natürlichen Ordnung der Dinge überein. Ebenso wie es Unterschiede auf der geistigen Ebene, in der physischen Entwicklung und in den Emotionen der verschiedenen Völker gab und wie dies auch heute noch zutrifft, so müssen auch dann und wann seltsame Individuen aufgetaucht sein mit unheimlichen Kräften wie die Medizinmänner, die wir noch heute unter den sogenannten unterentwickelten Völkern finden und die noch an religiösen Bräuchen und Ritualen wie vor Jahrtausenden hängen. Ihre späteren Vorbilder leben als Schamanen, Hexen, Medizinmänner und in anderer Form in den primitiven Gemeinschaften der Erde.

Die unerklärbare Erscheinung von mediumistischen Fähigkeiten einiger Menschen – Telepathie, Hellsehen, Prophetie und anderen psychologischen Begabungen – kann nicht dem reinen Zufall zugewiesen werden. Denn ihre Merkmale sind so klar bestimmt, und das Phänomen ist seit frühesten Zeiten derart hartnäckig aufgetreten, daß es völlig unvernünftig wäre, dies dem launischen Spiel des Zufalls zuzuschreiben. Wird Zufall ausgeschaltet, dann kann man als einzige rationale Möglichkeit nur annehmen, daß ein solches Talent in der psychischen Anlage des Menschen liegt. Über diese sind wir noch im unklaren. Sie offenbart sich selbst in unseren Tagen nur in einem äußerst geringen Prozentsatz von Menschen. Diese logische Schlußfolgerung weist wiederum auf eine noch verborgene Tätigkeit des menschlichen Gehirns hin, auf das Vorhandensein einer besonderen Region oder eines Zentrums psychischer Energie, das sie erweckt, mit anderen Worten auf Kundalini. Diese geborenen Sensitiven, die von Anfang an Teil und Glied der menschlichen Gesellschaft sind, werden mit aller Wahrscheinlichkeit die von Natur bestimmten Werkzeuge sein, die nicht nur Interesse am Okkulten und Übernatürlichen wecken, sondern es durch ihre erstaunlichen Fähigkeiten auch wiederbeleben sollen, wann immer es abzunehmen droht. Wahrscheinlich bezieht sich Patanjali in seinen

Yoga-Sutras auf diese Gruppe von Menschen, die von Geburt an über *siddhis* verfügen. Indem sie den schon in den Menschen ihrer Zeit vorhandenen religiösen Impuls ansprachen, müssen sie verantwortlich gewesen sein für das Erwecken dieser brennenden Begeisterung, selbst Raserei, die gewöhnlich den religiösen Eifer des Primitiven kennzeichnete. In späteren Epochen wurde diese Begeisterung schwächer und verfeinerter, entzündet von Orakeln und Sehern, den höher entwickelten Vertretern, die als Medizinmänner, Zauberer, Schamanen und dergleichen bekannt waren. Selbst in unserem rationalen Zeitalter sind sie von großem Interesse für Abermillionen von Menschen im Osten wie im Westen, die unwiderstehlich zu ihnen hingezogen werden, um ihren eigenen Durst nach dem Unsichtbaren und Übernatürlichen zu stillen. Die Machtstellungen, die diese primitiven Okkultisten innehatten, ebenso wie die ihnen innewohnende Neugier, müssen als mächtiger Ansporn gewirkt haben – auch heute noch –, um die Geheimnisse ihres Wissens zu erfahren und die gleiche Stellung zu erlangen. Die Menschen wollten damit auch ihren Durst nach Erkenntnis übernatürlicher Kräfte stillen und diese gleichzeitig sich dienstbar machen. Dies muß zu einer Suche nach Methoden und Praktiken geführt haben, um denselben Geisteszustand wie die von Natur aus psychisch Begabten zu erlangen, und bei dieser Suche müssen die letzteren wohl die Rolle von Lehrern gespielt haben, wenn auch nicht immer eine redliche. Der Wunsch, die eigene Stellung und ihr Ansehen zu bewahren, führte letztendlich zu den seltsamen Praktiken, den orgiastischen Ritualen, harten Bußübungen, blutigen Opfern und grotesken Arten der Verehrung, die charakteristisch sind für die religiösen Observanzen der Primitiven. Ihr brutaler Aspekt entsprach dem Verhaltensmuster und der geistigen Entwicklungsstufe dieser Menschen. Es konnte auch nicht anders sein. Denn es wäre völlig unnatürlich, wenn primitive Menschen in einer Hinsicht Engel und in der anderen Teufel gewesen wären.

Diese Sammlung von Riten, Praktiken und Übungen, die

seit alters her von Zeit zu Zeit beschnitten und verfeinert, durch den Kontakt mit anderen Völkern und Stämmen verändert und verwandelt oder später durch besonders begabte Magier, Propheten oder Priester revidiert wurden, blieb weiter in verschiedenen Teilen der Welt Besitz der Menschen, bis die Praktiken bei weiterem Fortschreiten der Zivilisation erneut verändert und verfeinert wurden durch Propheten, Weise und Seher, welche die Magier, Weissager, Schamanen, die Medizinmänner und Zauberer der Primitiven ersetzten. Unter den Menschen, die durch Meer, Wüste oder andere natürliche Schranken isoliert lebten, blieben die alten Methoden und Praktiken bis in die jüngste Zeit hinein bestehen. Da sie alle durch die Wirkung einer von Natur aus aktiven Kundalini Jahrhunderte hindurch ins Leben gerufen und von Zeit zu Zeit von jenen verbessert und verfeinert wurden, in denen die Kraft ursprünglich erweckt war oder in elementaren Formen entwickelt wurde, bleibt es im Rahmen unserer Vorstellung, daß die Anhänger anderer Glaubensrichtungen und anderer Yoga-Schulen auch ohne Kenntnis von Kundalini oder einer Ahnung von Hatha-Yoga-Übungen mit diesen Methoden in einer begrenzten Anzahl von Fällen Erfolg erzielten. Der Ursprung aller religiösen Systeme und Rituale, vom Urbeginn des religiösen Dranges an, war allein Kundalini; keine andere menschliche oder göttliche Kraft hat diesen Impuls erweckt.

Was den anderen Punkt betrifft, so genügt die Aussage, daß im Körper kein gesondertes Organ besteht, das die Manifestation von Kundalini entwickelt. Diese Funktion wird von dem gesamten cerebro-spinalen System durch unmittelbare Vermittlung des Fortpflanzungsapparates an der Basis der Wirbelsäule und durch ein noch nicht identifiziertes und noch untätiges Zentrum im Gehirn ausgeführt, das von indischen Gelehrten *brahma-rendra* oder die Höhle *brahmans* genannt wird. Es wird beim Erwachen der Kundalini wirksam und führt zu einer veränderten Tätigkeit des Nervensystems. Man kann diese Aktivität mit geeigneten Methoden nachweisen und messen, die für diesen Zweck entwickelt werden, sobald die Natur der Veränderung bekannt ist. Die Feststellung mag genügen, daß die Lokalisierung dieser äußerst empfindsamen Zone und die außerordentlichen Wahrnehmungen, die sie erweckt, von einigen der großen Mystiker und Yoga-Heiligen Indiens genau beschrieben wurden. Die höchst wichtige Bedeutung dieser Zone wurde in jeder Art von Yoga und in jeder meditativen Methode aller religiösen Schulen und esoterischen Praktiken in Indien allgemein anerkannt und wird wiederholt nicht nur in den alten heiligen Schriften und Yoga-Texten erwähnt, sondern auch im Brauchtum in einem solchen Ausmaß, daß die enge Verbundenheit dieses Bereiches mit erfolgreicher religiöser Bemühung fast ebenso bekannt ist wie andere gemeinsame religiöse Vorstellungen.

So wie das erste Hellwerden des Himmels in der Morgendämmerung das Nahen der Sonne ankündigt, kommt jedes erste Zeichen von Erfolg in irgendeinem religiösen Bestreben aus diesem Bereich. Er ist der Ort der Vereinigung des Kanals, der aus der Wirbelsäule hervortritt, mit den Gehirnventrikeln. Dieser Hohlraum und die angrenzenden sind mit der cerebro-spinalen Flüssigkeit gefüllt, die ein Derivat des Blutes und dem Plasma in gewissem Sinne verwandt sein soll. Der gesamte umfassende Aufbau des Kundalini-Yoga kreist um diesen Hohlraum und den Kanal in der Wirbelsäule. Für diejenigen, die in der menschlichen Anatomie nicht bewandert sind, kann die ungefähre Lokalisierung des Bereichs nur aufgrund einer inneren Wahrnehmung dieser Zone oder der dort erfahrenen Empfindungen festgestellt werden. Nach unserem Wissen waren dies auch die Beobachtungsmethoden der alten Meister dieses Yoga. Das mag der Grund sein für die verschiedenen Angaben über die Zahl der *nadis* und Chakras wie auch über ihre Lokalisierung. Deshalb ist genaues Studium und Beobachten von Fachleuten notwendig, damit das Thema auf eine wissenschaftliche Grundlage gestellt wird. Die Wirkungen, die von einer erwachten Kundalini ausgehen, sind vom ersten Anfang bis zum Ende so vielschichtig, daß eine Anzahl von Möglichkeiten auftauchen wird, sobald einmal eine eingehende Untersuchung begonnen hat. Dadurch wird man die biologische Natur des Phänomens, von grundlegenden Veränderungen im Verhalten der Geschlechtsorgane bis zur Veränderung der Tätigkeit des Nervensystems und Gehirns, zweifellos nachweisen können. Es gibt keine Methode, die so genau die objektive Wirklichkeit des religiösen Phänomens aufzeigen kann wie eine Erforschung der Kundalini.

Die Ansicht von Arthur Avalon in seinem glänzenden Buch »Die Schlangenkraft«, der Aufstieg der Kundalini gehe immer mit einer Kälte des Körpers Hand in Hand, trifft nur auf eine sehr begrenzte Zahl von Menschen zu. Er schreibt: »Das Erwachen der Kundalini wird als intensive Hitze empfunden. Bei ihrem Aufstieg werden die unteren Glieder so schwer und kalt wie bei einem Leichnam. Gleiches gilt für jeden Körperteil, den sie durchlaufen hat und dann verläßt. Grund hierfür ist die Tatsache, daß sie als Kraft, die den Körper als ein organisches Gesamt aufrecht hält, ihr Zentrum verläßt. Der obere Teil des Kopfes wird dagegen ›strahlend‹, was nicht ein äußeres Leuchten bedeutet (*prabha*), sondern Helle, Wärme, Belebung. Bei vollkommenem Yoga sitzt der Yogi unbeweglich in der gewählten Stellung, und die einzige Spur von Wärme, die in dem gesamten Körper zu finden ist, besteht am Scheitel des Kopfes, an dem sich die Vereinigung von Shakti mit Shiva vollzieht. Skeptiker können leicht einige dieser Tatsachen bestätigen, wenn es ihnen gelingt, einen erfolgreichen Yogi bei seiner Arbeit zu beobachten. Sie werden seine Ekstase und die Kälte seines Körpers wahrnehmen, die bei sogenannten *dhyana*-Yogis oder bei einem nur meditierenden Yogi, der Kundalini nicht erweckt, nicht zu beobachten sind. Diese Kälte ist ein äußeres und leicht wahrnehmbares Zeichen.«

Ein natürliches Erwecken bringt keine intensive Hitze hervor, nur eine angenehme Empfindung von Wärme, die sich zuerst von *muladhara* über den ganzen Körper ausbreitet. Allgemein nehmen die alten Autoren an, daß »Hitze« im Nabelzentrum liegt, um die Verdauungsfunktion durchzuführen. In Übereinstimmung mit diesen Gedanken kann man sagen, daß Kundalini im Nabel brennt. Ungewöhnlich ist auch nicht der Ausdruck, daß die Erweckung der Schlangenkraft im Nabelbereich sich durch die Empfindung eines großen Feuers enthüllt. Tatsächlich gleicht der Aufstieg der Kundalini dem Ausgießen flüssigen Feuers in die verschiedenen Chakras und zuletzt in den Schädel. Es kann auch der Vergleich mit dem strahlenden Licht eines verlängerten Blitzstrahls angewendet werden, der von donnerähnlichen Geräuschen begleitet wird. Aber der Vergleich mit einem lodernden Feuer, einer Flamme oder einem Blitzstrahl schließt die Vorstellung einer intensiven und brennenden Hitze nicht ein. Denn dieses würde einen unheilvollen Zug in das Phänomen hineintragen. Die wiederholte Erwähnung des Mondes im *sahasrara* und seines kühlen, erfrischenden Lichtes in den alten Werken über Kundalini-Yoga liefert genügend Hinweis für unsere Ansicht.

Zweifellos wird mäßige Hitze, die den Körper zu Schweißausbrüchen führt, durch *pranayama* hervorgerufen, diese aber wird auch durch jede andere starke Übung verursacht. Das Wort *tapas*, das seit den Zeiten der Veden gebraucht wird, bezeichnet einen religiösen Eifer, der mit frommer Verehrung, Selbstzucht und Buße verbunden ist und nicht mit einer sogenannten »mystischen Hitze«. *Siddhis* und göttliche Manifestationen entstehen aus *tapas*, wie dies häufig in den heiligen Schriften erwähnt wird. Deshalb kann *tapas* nur im Sinn von intensiver geistiger Bemühung und Strenge verstanden werden und nicht als Hitze in mystischer oder anderer Weise. Häufig besteht die Neigung, verborgene oder geheime Bedeutungen in einfachen Worten und Ausdrücken zu entdecken, die von frühen Schriftstellern gebraucht wurden, und dies verwirrt das Verständnis der mit Religion und Okkultismus verbundenen Erscheinungen. Die Ausdrücke »mystisch-seelische Feuerkraft« und »die Geburt der verborgenen psychischen Hitze«, die in der unten ausgeführten Stelle aus dem Buch: »Yoga und Geheimlehren Tibets« von W. Y. Evans-

Wentz benutzt werden, beziehen sich nicht auf irgendeine brennende Hitze, wie sich dies auch aus anderen Stellen des Buches ergibt, sondern eher auf das einfache Phänomen des Erwachens, das hier der Verwandlung des Samenflusses zugeschrieben wird. Evans-Wentz erklärt dies mit den Worten: »Die männliche Zeugungskraft versinnbildlicht die verwandelte Geschlechtskraft, durch welche die Psychische Wärme wie alle geheimen psycho-physischen Kräfte geschaffen wird.«*

In diesem Sinn ist die zuvor erwähnte Stelle, die im folgenden angeführt wird, zu verstehen: »Das ist das tibetische Buchstaben-Symbol für das persönliche Fürwort ›Ich‹, als HAM übertragen und HUM ausgesprochen. Dem Sexualstrom entsprechend, der seine Schau in physische Wirksamkeit versetzt, ist es weiß. Da das psychische Zentrum des Gehirns als Leitung der Sexualfunktion angesehen wird, muß das HAM in dem Chakra Sahasrara-Padma oder tausendblättriger Lotos geschaut werden. Das HAM versinnbildlicht den männlichen Aspekt der mystisch-psychischen Feuerkraft; und aus seiner Verbindung mit dem weiblichen Aspekt, dem kurzen A, wird die innere Psychische Wärme geboren.«** Die Göttin Kundalini wird von ihrem zeitlos langen Schlaf erweckt, um zu ihrem Herrn in der Fruchthülle des tausendblättrigen Lotos aufzusteigen. Sie steigt erst wie eine Flamme zum Manipura-Chakra empor, dessen Mittelpunkt der Nabel ist; und die untere Körperhälfte ist mit dem mystischen Feuer erfüllt. Von dort setzt sie ihren Aufstieg fort; und in der Vereinigung mit ihrem Herrn, dem Göttlichen, ist der ganze Leib bis zu den Spitzen der Finger und Zehen mit der inneren Psychischen Wärme erfüllt.

Der Strahlenglanz im Kopf und das Licht, das durch die Nerven kreist, gibt dem *sadhaka* den lebendigen Eindruck einer nicht von Hitze begleiteten inneren Feuersbrunst oder

* W. Y. Evans-Wentz, »Yoga und Geheimlehren Tibets«, (O. W. Barth Verlag, München-Planegg 1937), S. 261, Anm. 82.

** Ibid., S. 260, Anm. 80.

von einem inwendigen Glanz, der den ganzen geistigen Horizont erfüllt und ihn innerlich wie äußerlich wie ein weiter Flammenkreis umgibt. Gunjari-pada, den Eliade zitiert, bestätigt, daß weder versengende Hitze noch Rauch gefunden wird. Von dieser Tatsache aus ist es verständlich, warum die alten Weisen in der inneren Erscheinungswelt von dem Spiel des Feuers sprechen und es mit dem intensiven Glanz von Gegenständen oder mit den Himmelskörpern vergleichen. Dennoch besteht kein Zweifel, daß in allen Fällen eines heilen Erwachens der Kundalini die Kraft der Verdauung in hohem Maß verstärkt wird. Von alters her wird dies als Zunahme der Verdauungswärme gewertet. »(Mit Fortschritt im *pranayama*) nimmt das Feuer der Verdauung (*jathar-agni*) des *sadhaka* stark zu.« »Alle Glieder werden anmutig.« So heißt es in Shiva-Samhita (III.34). »Und er nimmt mit großer Freude teil an köstlicher und gesunder Nahrung. Überflutet von Stärke und Energie ist sein Herz stets voller Freude. (Alle) diese Eigenschaften manifestieren sich unvermeidlich im Körper des Yogi.« Brennende Hitze wird im Körper erzeugt, wenn die *prana*-Energie, die Kundalini auslöst, nicht durch *susumna*, ihren natürlichen Kanal, aufsteigt, sondern zum Teil oder ganz durch *pingala* oder das Sonnen-*nadi* auf der rechten Seite der Wirbelsäule strömt. Wenn man die Schlangenkraft durch den Nervus symphaticus aufsteigen läßt, werden die außergewöhnlichen Kunststücke wie das nackte Liegen unter Eis oder das Trocknen nasser Leinentücher am bloßen Körper in arktischer Kälte möglich.

Das Phänomen der Kundalini umfaßt so viele Möglichkeiten, daß Bände geschrieben werden müßten, wollte man sie genau behandeln. Zu unserem Zweck genügt die Bestätigung, daß die Erweckung der Kundalini durch *ida* oder *pingala* und nicht durch *susumna* oder zum Teil durch eine von beiden und *susumna* vor sich gehen kann. Wenn dieses plötzlich in zwangvoller Weise geschieht, sind Leben und Gesundheit von schwerster Gefahr bedroht. Dieses bisher so wenig verstandene krankhafte Erwecken der Kundalini ist der Hauptgrund für einige Arten von Wahnsinn, die den Psychiatern noch völlig unbekannt sind. Bei den Menschen, in denen das cerebro-spinale System die erforderte Reife erlangt hat, nimmt die von Kundalini freigesetzte machtvolle psychische Kraft ihren Platz ununterbrochen im Kopf ein und erhebt das Bewußtsein auf übersinnliche Ebenen. Jeder Versuch, die göttliche Energie zu diesem oder jenem Chakra umzuleiten, ist voller Gefahr. Weniger hoch entwickelte *sadhakas* können die Kraft durch *ida* oder *pingala* emporführen, um einige erstaunliche Leistungen zur Schau zu stellen, die auf Kosten ihres geistigen Wohlbefindens und ihres Glückes gehen. Nachdem Kundalini die Grundlage aller Yoga-Übungen ist, kann die Notwendigkeit zu äußerster Vorsicht denjenigen, die ohne gründliche Information über diesen Vorgang rein zufällig die Übungen ausführen, nicht genügend betont werden.

Wir kommen nun zum Hauptpunkt: Der Rückenmarkstrang, der eine höchst wichtige Rolle beim Erlangen höherer Bewußtseinszustände spielt, ist ein ziemlich langer weißer Zylinder, im Querschnitt oval, mit einer grauen Masse innen und einer weißen außen. Im Gegensatz hierzu haben das Kleinhirn und die Gehirnhälften innen eine weiße Masse und außen eine dünne Schicht von grauer Materie auf ihren Oberflächen. Der Strang wird von den Wirbeln eingeschlossen und von dieser starken Knochenschicht bedeckt. Die menschliche Wirbelsäule besteht aus 33 Wirbeln, die sich ineinander fügen und dadurch dem Rückgrat Beweglichkeit verleihen. Die Verordnung, beim Meditieren in der Yoga-Übung aufrecht zu sitzen, soll eine Krümmung von Rückgrat und Zentralkanal vermeiden, in denen neue Vorgänge sich anbahnen und neue Kräfte erzeugt werden durch den Druck, der auf das Gehirn und die Nerven mittels fixierter Aufmerksamkeit und *pranayama* ausgeübt wird. Der Rückenmarkstrang von Menschen nimmt nicht die ganze Länge der Wirbelsäule ein, sondern endet etwa am zweiten Lendenwirbel unter dem Thorax-Bereich. Bei Tieren mit Schwänzen (Kühen, Pferden etc.) ist der Rückenmarkstrang tatsächlich so lang wie die Wirbelsäule.

Beim Menschen dehnt sich der Rückenmarkkanal nicht bis zur Wurzel des Rückgrats aus, sondern endet an einem höheren Punkt. Am Endpunkt des Rückenmarks fällt ein Bündel von Nerven herab, einem Pferdeschwanz vergleichbar. Es wird *cauda equina* genannt.

Aus dem Rückenmarkstrang erheben sich 31 Paar Rückenmarksnerven. Jedes Paar steigt in einem Segment des Rückenmarks auf. Innerlich sind diese Abschnitte nicht zu unterscheiden. Jeder Nerv des Rückenmarks erhebt sich in zwei Bündeln aus dem Strang: den Rücken- und Bauchwurzeln. Die Rückenwurzeln sollen zuführende oder sensorische Fasern enthalten und die Bauchwurzeln heraustragende oder motorische Fasern. Entlang jeder Seite des Rückenmarkstranges liegt eine Kette von Ganglien, die Kette des sympathischen Nervensystems genannt. Diese Ganglien sind mit einer anderen Kette von Ganglien vor der Wirbelsäule verbunden, den Geflechten des Plexus sympathicus. Die dritte Gruppe der sympathischen Ganglien, die in den Organen liegen, heißt Schlußganglien. Diese drei Gruppen sind miteinander verbunden, ebenso auch mit den Nerven des Rückenmarks. Neben dem Sympathicus ist noch ein anderes Nervensystem, der Parasympathicus, vorhanden. Sowohl das sympathische wie das parasympathische bilden das autonome Nervensystem. Der wichtigste Nerv des Parasympathicus ist der Vagus, der umherschweifende, der zum Gehirn aufsteigt und auf der linken und rechten Seite der Wirbelsäule verläuft. Die meisten zu den Eingeweiden gehörenden Organe empfangen eine doppelte nervliche Versorgung. Das heißt, daß sowohl das System des Sympathicus wie des Parasympathicus seine Nerven dorthin sendet. Im allgemeinen üben die Nervenfasern der beiden Systeme entgegengesetzte Tätigkeiten auf die von ihnen belebten verschiedenen Organe aus.

Die Impulse des Sympathicus beschleunigen die Herztätigkeit, während der Parasympathicus sie verlangsamt. Motilität und Ausscheidung des Verdauungstraktes werden von Impulsen der parasympathischen Nerven erhöht und durch die sympathischen verringert. Das gleiche gilt für andere Organe. Diese verstärkende und hemmende oder anregende und niederdrückende Tätigkeit des autonomen Nervensystems wurde von den frühen Vertretern des Hatha-Yoga mit den Begriffen *heiß* und *kalt* umschrieben. *Pingala* oder solar *nadi* auf der rechten Seite des Rückenmarkstranges, der vom *muladhara*-Chakra aufsteigt, soll nach Durchkreuzung mit *ida* an den Stellen der verschiedenen Chakras heiß sein und *ida* oder lunar *nadi* auf der linken Seite des Rückenmarkkanals, von dem gleichen Ort ausgehend und in gleicher Weise kreuzend, soll kalt sein. Die beiden *nadis* werden als Sonne und Mond bezeichnet, um ihre Wirkung von Hitze und Kälte auszudrükken. Die Beschreibungen der alten Meister über anatomische und physiologische Einzelheiten müssen nicht zu wörtlich genommen werden. Erstens, weil ihr Wissen aus subjektiver Erfahrung und nicht aus tatsächlichem anatomischen Studium stammt. Zweitens, weil es die Neigung jener Zeiten war, physiologische und somit auch andere naturwissenschaftliche Kenntnisse in bildhafte Sprache zu kleiden, nachdem empirische Methoden der Beobachtung noch im Anfangsstadium waren. Dies gilt nicht nur für Yoga, sondern auch für Wissenschaften wie Heilkunde, Astronomie und Chemie. Dies ist ersichtlich aus Abhandlungen über solche Themen, die damals entstanden.

Unsere Aufgabe wird leichter, wenn wir uns einen Augenblick der Illusion entziehen, daß die frühen Autoren unfehlbar waren und mit Yoga, okkulter Literatur und mystischer Erfahrung so umgingen, wie es die ersten Forscher praktisch mit der Fülle des noch ungeordneten theoretischen Materials taten, das aus frühen Zeiten stammte. Alchemie, Astronomie, Geographie, Medizin, Biologie und andere Naturwissenschaften, die sie als Vermächtnis aus der Vergangenheit erhielten, wurden auf solche Weise behandelt. Die Abneigung, empirisch die religiösen Phänomene zu erforschen, kann nur aus dem Bestreben stammen, die Religion in den Augen der wissenschaftlich Interessierten in Mißkredit zu bringen und Zweifel wie Widerspruch gegen eine grundlegende Wirklichkeit und ein fundamentales Bedürfnis des menschlichen Geistes hervorzurufen. Solange religiöse Wahrheiten nicht nachweisbar sind und immer nur im Glauben angenommen werden müssen, bedeutet dies Verewigung der bestehenden Konflikte zwischen den Menschen des Glaubens und denen der Wissenschaft, zwischen Religion und Religion, Glaubensbekenntnis und Glaubensbekenntnis und eine Fortsetzung von Zweifeln und Ungewißheiten. Sind diese Wahrheiten aber nachweisbar und damit von Dauer, dann sollte eine Beweisführung ebenso möglich sein – heute wie zu jeder künftigen Zeit.

Anstatt immer stärker in haarspaltende Diskussionen einzutreten, wäre es beim heutigen Stand der Wissenschaft klüger, sich auf das Wesentliche zu konzentrieren und einen Ausweg aus dem Labyrinth durch den Versuch zu finden, nur jene Tatsachen zu betrachten, die einige Wahrscheinlichkeit besitzen – und nicht zu schwer sind –, um den modernen Begriffen der Anatomie und Psychologie zu entsprechen. Um sich dieser Darstellung anzupassen, müßten viele ehrwürdige Bezeichnungen und Ausdrücke vermieden werden, die Schriftsteller über diesen Yoga verwendeten, wobei sie ihn zu einem sektiererischen Kult herabminderten, und man müßte ihn in eine Sprache kleiden, die besser zu den rationalen Tendenzen unserer Zeit paßt und die universale Art des Themas selbst im Auge behält. Wenn wir nicht den unhaltbaren Standpunkt einnehmen, daß der menschliche Körper und das Gehirn für den Ausdruck höherer Bewußtseinszustände überhaupt nicht in Frage kommen und das Überbewußtsein durch ein plötzliches Untertauchen im Unbewußten erreicht werden kann, dürfen wir keine Möglichkeit auslassen, um eine gewisse Übereinstimmung zwischen den Feststellungen der alten Autoren, die aufgrund der allgemeinen Unkenntnis des menschlichen Körpers unter großer Benachteiligung schrieben, und der heutigen hochentwickelten Kenntnis der Physiologie zu finden. Bei diesem Vorgang besteht die schwierigste Aufgabe im Herstellen eines ersten schwachen Verbindungsgliedes. Danach wäre es bei der heutigen Forschungsmethode nicht schwer, die ganze Kette zu lokalisieren, die für das Phänomen verantwortlich ist.

Wenn wir unsere Beschreibung der *nadis* zusammenfassen, dann können wir mit Gewißheit *susumna* mit der Wirbelsäule und ihrem zentralen Kanal identifizieren, *ida* und *pingala* mit den sympathischen und parasympathischen Strängen auf ihrer linken und rechten Seite. *Pingala* soll von dem rechten Hoden und *ida* von dem linken ausgehen. Hier ist eine Klärung notwendig, da das sympathische und das parasympathische Nervensystem die Eingeweide beleben und auch in anderen Körperteilen verbreitet sind. Die Ganglien des Sympathicus erheben sich aus der Brust- und Lendengegend der Wirbelsäule; die des Vagus regeln Gehirn und die Kreuzgegend der Wirbelsäule. So betrachtet, können Hodensack und Hoden nicht als Ursprungsort dieser beiden *nadis* betrachtet werden. Tatsächlich wird der gesamte Bereich vom Damm bis zum Nabel stark von Nerven sowohl aus dem zentralen wie dem sympathischen und parasympathischen System versorgt. Ein großer Teil dieser Nerven durchzieht die Fortpflanzungsorgane von Mann und Frau. Diesen Nervensträngen schließen sich auch andere Nerven an, die über die rechten und linken Schenkel, Beine und Füße verteilt sind. In einem erweiterten Bewußtseinszustand erscheint der Nervenfluß, der die *pingala* genannten Nervenstränge durchzieht, deutlich heiß, und der durch *ida* geführte entsendet Kälte. Die Wahrnehmung dieser beiden Ströme durch Introversion ist eins der ersten Ergebnisse nach dem Erwachen der Kundalini.

Das erste Zentrum oder *muladhara*-Chakra, das beim Erwachen eine entscheidende Rolle spielt, kann mit Sicherheit identifiziert werden mit der Nervenverbindung zwischen dem After und der Wurzel des männlichen Organs. Dies ist der empfindsamste und wichtigste Teil für alle Tätigkeiten, die Kundalini beim Erwachen ausübt. Wir haben absichtlich vermieden, *nadis* und Chakras mit diesem oder jenem Nerv und Plexus zu identifizieren und wollen diese Aufgabe den Bemühungen fachkundiger Forscher überlassen, die ein gründliches Wissen über Nervensystem und Gehirn besitzen. Die Information, die wir geben, beruht auf Erfahrung und innerer Beobachtung. Darum ist es nicht möglich, unter den Tausenden von Nerven den eigentlichen zu präzisieren oder den genauen Ort herauszufinden, an dem sich diese Tätigkeit abspielt. Die genaue Bezeichnung der Nerven und ihre hier erwähnte Lokalisierung sind Versuche und sollten deshalb nur als annähernde Bestimmungen gelten, die des Beweises und Studiums anderer Beobachter bedürfen. Auf diese Weise werden Kontroversen und Konflikte, die in der Vergangenheit auftraten, vermieden. Ziel dieses Buches ist nicht die Gründung neuer Glaubensformen oder die Diffamierung der bestehenden, sondern die Suche nach einer gemeinsamen Grundlage und Formel für sie alle. Dadurch würde dankenswerterweise ein Irrtum berichtigt. Denn durch allmähliche Ausweitung seines Wissens und durch Verbesserung seiner Fehler hat der Mensch seine heutige hohe Entwicklung erlangt.

Kurz gesagt: Ein göttliches Werk beginnt mit dem Erwachen der Kundalini die Befreiung der Seele zu bewirken. Die Vertreter des Kundalini-Yoga glauben, daß der menschliche Körper als Mikrokosmos im Makrokosmos den Vorgang der Schöpfung, Erhaltung und Auflösung des Kosmos verdoppeln kann. Ihrer Meinung nach bleibt die verkörperte Seele, solange Kundalini zusammengerollt über dem *muladhara*-Chakra liegt und die Öffnung zu *brahman-rendra* verschließt, der Welt hin geöffnet. Doch wenn sie aus eigener Kraft erweckt und zur Vereinigung mit ihrem Gatten, dem Herrn Shiva, im *sahasrara* emporgeführt wird, dann erwacht der Yogi, der nun der Sinneswelt gegenüber in Schlaf verfällt, zur Verwirklichung seiner göttlichen Natur. Die Aufwärtsbewegung der Kundalini zu *sahasrara* wird deshalb *laya-karma* genannt oder der Prozeß der Auflösung und ihr Abstieg zu *muladhara* zurück ist *srsti-karma*, der Vorgang der Schöpfung. Kundalini-Yoga wird auch *Laya-Yoga* genannt. Wer Vollendung in dieser Form von Yoga erlangt hat, soll, wie es heißt, die

Macht besitzen, nach seinem Willen die Welt zu schaffen oder zu zerstören.

Die Vorstellung, daß die Schlangenkraft eine unbegrenzte Quelle der Energie ist und dem Eingeweihten, der sie zu erwecken vermochte, vollkommene Herrschaft über die Naturkräfte verleihen kann, beruht nicht auf Wirklichkeit und ist Ergebnis der übertriebenen Berichte alter Schriften über die wunderbaren Eigenschaften der Kundalini. Diese treffen auf den kosmischen Aspekt der schöpferischen Kraft oder *shakti* zu; werden sie aber auf den Menschen angewendet, dann müssen die Beschränkungen, die das schwache menschliche Geschöpf von dem allmächtigen kosmischen Sein abgrenzen, ebenso auf den individuellen Aspekt der Kundalini bezogen werden. Wäre dies nicht der Fall, würden Vorstellungen wie die folgenden undenkbar sein: »Vom Schlaf erwecken ... sie zu *sahasrara führen* ... emporführen, wie ein Reiter seine Stute an den Zügeln führt ... die junge Witwe muß mit Gewalt beraubt werden ... Durch Übung wird ein Yogi sie geschickt manipulieren«, und andere ähnliche Redensarten, die von den frühen Autoren benutzt wurden. Somit ist klar, daß die angeführte Kraft eine mächtige Lebensenergie ist, die im normalen Fall schläft, aber durch eigene zielgerichtete Anstrengungen aktiviert werden kann.

Wenn man die Natur des Phänomens betrachtet, das die Lebensenergie erweckt, dann kann man diese Energie mit einem kräftigen organischen elektrischen Strom vergleichen, den der Körper beim Erwachen der Kundalini erzeugt. Diese wunderbare organische Kraft kennt die Welt der Gelehrten nicht mit Ausnahme dessen, was in Büchern über Tantrik und Hatha-Yoga zu lesen ist. Ein Teil dieser erstaunlichen Energie schwebt hoch über der Wolke der Sinneswahrnehmungen und bleibt in ständigem Kontakt mit dem reinen, ewig strahlenden Himmel des universalen Bewußtseins, während der andere, tief im Körper verwurzelt, von den Gesetzen der Biologie beherrscht wird und für seine Wirksamkeit der Nahrung bedarf, die Fleisch und Blut ihm bereiten.

Ida und *pingala* steigen, wie es heißt, von der linken und rechten Seite des Hodensacks auf und *susumna* von einer Stelle, die der Basis der Fortpflanzungsorgane entspricht, und viele Übungen des Hatha-Yoga, etwa die Stellung der Fersen in *siddhasana* und *padmasana*, drücken die Region der Genitalien, und das wiederholte Ausweiten und Zusammenziehen des Afters durch Bewegen des Afterschließmuskels wird für das Erwecken befürwortet. Dies aber darf nicht, wie manche glauben, bedeuten, daß diese Übungen nur eine Erregung des Sexualbereichs auslösen sollen und das Erwachen der Kundalini nichts anderes sei als das Wiederzurückführen des Samenausflusses in die Blutbahn oder seine Sublimierung, um ekstatische Bewußtseinszustände hervorzurufen. Tatsache ist, daß das cerebro-spinale System mit dem Bewußtseinszentrum an der höchsten Stelle des Kopfes und dem Fortpflanzungsbereich an der Basis des Körpers im Menschen den doppelten Zweck hat, Entwicklung wie auch Fortpflanzung zu aktivieren. Die drei Nervenkanäle, *ida*, *pingala* und *susumna*, sind die Arterien der Kommunikation zwischen den beiden Extremitäten oder Polen. Der Zusammenfluß von *ida*, *pingala* und *susumna* auf der Ebene des *ajna*-Chakras wird *trivani* genannt. Wie tief die mit Kundalini zusammenhängenden Vorstellungen in die Grundelemente des Hinduismus eingedrungen sind, zeigt sich an dem hohen Grad von Heiligkeit, der dem Zusammenfluß von zwei oder drei heiligen Flüssen beigemessen wird, in dem Millionen bei bestimmten günstigen Anlässen baden, um ihre Sünden fortzuwaschen oder Befreiung zu erlangen in symbolischer Nachahmung des Reinigungsaktes, den Shakti (Kundalini) beim Erwachen vollzieht. Die solaren und lunaren *nadis* kreuzen *susumna* an den verschiedenen Chakras. Zuletzt übernimmt Kundalini im *ajna*-Chakra, der Stelle zwischen den Augenbrauen, die Herrschaft über die Denkfunktionen, indem sie einen neuen Kanal der Wahrnehmung, den sechsten Sinn oder das dritte Auge öffnet. Dies bedeutet für den mit Erfolg Eingeweihten den Aufstieg zu einer höheren Stufe auf der Leiter der Evolution. Vom *ajna*-Chakra gehen, wie es heißt, *ida* und *pingala* jeweils zum rechten und linken Nasenloch hin, und *susumna* tritt in *sahasrara* ein.

Wenn die Erfahrung bisher noch nicht imstande war, den Kanal der Kommunikation zwischen den beiden Polen dieser zweibahnigen Tätigkeit im menschlichen Körper zu lokalisieren, so wird das Gewicht von Indizienbeweisen, aus objektiven Quellen zusammengetragen, auch ohne subjektive Erfahrung in der nächsten Zeit zu dieser Ortsbestimmung zwingen. Die Ganglienstränge von Sympathicus und Vagus, die Wirbelsäule, das System der Fortpflanzung und das Gehirn sind die größten Reservoire von *prana* oder der organischen Lebensessenz im Körper. Dieses feinstoffliche organische Medium wird in jede Zelle und in jeden Teil des Körpers ausgebreitet und wirkt als Verbindungsglied zwischen dem übernatürlichen kosmischen *prana* und dem Körper. Die Bezeichnung *prana*, die wiederholt in den Büchern über Kundalini-Yoga verwendet wird, bezieht sich gewöhnlich auf das feinstoffliche organische Medium, die Brücke zwischen Geist und Materie. Im lebendigen Körper wird dieses Medium von der kosmischen Intelligenz manipuliert, die in dem unstofflichen universalen *prana* oder in *pranashakti* liegt. Das wunderbare Funktionieren der organischen Körper, das zyklische Gedächtnis der Genen und die Wirksamkeit des Fortpflanzungssystems, die den menschlichen Intellekt ins Wanken bringen, hängen von der übermenschlichen Intelligenz ab, die im universalen *prana*, der Quelle alles kosmischen Lebens, vorhanden ist. Das kosmische *prana* besteht als ein unbegrenztes Universum bewußter Energie, als ein unsichtbarer, aus sich selbst erzeugter, alles durchdringender Strom von intelligenter Elektrizität mit unbegrenzter Macht und uneingeschränkter Schnelligkeit, der, sobald er in den Gesichtskreis der inneren Wahrnehmung tritt, dem Bewußtsein des Erwachten andere Universen und andere feinstoffliche Energien zuführt. Diese bewirken die Weiterentwicklung der wunderbaren Schöpfung, deren allerkleinster Teil im allgemeinen vom Menschen mit allen seinen Sinnen und seiner gesamten Intelligenz wahrgenommen wird.

Der Mechanismus von Evolution-mit-Fortpflanzung im Menschen funktioniert auf eine Weise, in der der Aspekt der Entwicklung völlig abgeschirmt ist von der Sphäre unmittelbarer Wahrnehmung. Während wir so geschaffen sind, daß wir die Existenz der Zeugungsfähigkeit genau wahrnehmen durch die beständige Gegenwart romantischer und verliebter Gedanken und durch den Geschlechtstrieb, haben wir kein Bewußtsein eines direkten Einflusses, den der Evolutions-Aspekt dieses gemeinsamen Mechanismus auf unsere Gedanken ausübt. Ein indirekter Beweis, der fast beweiskräftig ist, wird von dem bisher unvollkommen verstandenen religiösen Impuls geliefert und von dem unstillbaren Durst des menschlichen Geistes nach Erkenntnis, der bedauerlicherweise durch eine bisher grundlegende mechanistische Entwicklungstheorie erforscht und erfaßt wurde. Kundalini ist der Schlüssel zum Evolutionsvorgang. Deshalb ist es nur natürlich, daß dieser mit der Wirbelsäule, dem autonomen Nervensystem und dem Gehirn in Verbindung steht und sie beeinflußt. Denn jeder Anreiz zur Entwicklung kann nur wirksam sein, wenn er von der Leitung des cerebro-spinalen Nervensystems ausgeht und muß von ihm für seinen Erfolg engste Mitarbeit und Unterstützung auf jeder Stufe empfangen. Der Grund für die Verbindung mit dem Fortpflanzungssystem erhellt sich vollauf durch die Art des Kundalini-Yoga selbst und durch die Erklärung seiner Vertreter. Nach dem Erwachen der Kundalini ist der Eingeweihte in der Lage, die ungeheure Potenz von *prana* oder die organische Lebenskraft, die in diesem Bereich existiert, für die wichtige Aufgabe einzusetzen, Gehirn und Nervensystem umzugestalten bis zum Punkt der vollendeten Evolution, an dem der Mensch beginnt, sich dem Stand des Übermenschen zu nähern, der durch neue Kanäle der Wahrnehmung in die feinstofflichen übersinnlichen Bereiche des Universums einzudringen vermag. Aus diesem Grunde wurde Kundalini-Shakti von den Alten als Göttin verehrt.

Die zu Beginn des Kapitels gestellte Frage, warum Methoden zur Behandlung dieses Kraftzentrums, die in Indien angewendet wurden und wahrscheinlich auch in anderen Ländern bekannt waren, ebenso wie die Erkenntnis dieses Zentrums, so selten und die Zahl der Eingeweihten so äußerst gering waren, birgt in gewisser Weise die Antwort schon in sich. Fast alle, denen dieses geistige Kraftzentrum natürlicherweise von Geburt an zur Verfügung stand, die aber nicht die biologische Natur dieser in ihrem Körper wirkenden Kraft kannten, schrieben gewöhnlich alle Manifestationen und Entwicklungen göttlicher Gunst zu. Wenn aber die Dinge schlecht ausgingen, machten sie satanische und dämonische Einflüsse verantwortlich. Denn von allem Anfang an wurden die Erscheinungen, die von Kundalini hervorgingen, übernatürlichen oder göttlichen Kräften zugeschrieben. Denjenigen, die nach langen Bemühungen das Erwachen der Kundalini erlebten, gab die Gnade Gottes oder die Gunst der heiligen Shakti die Antwort auf unheimliche Manifestationen und außergewöhnliche Ereignisse, die den Verlauf der neuen Entwicklung kennzeichneten. Dies wird in vollem Maße bestätigt von Tantras und anderen frühen Werken über Kundalini. Die Beschäftigung mit Kundalini betrifft ein göttliches Kraftzentrum im Menschen, das bestimmt ist, ihn zur Erkenntnis seiner unsterblichen, überirdischen Natur durch einen Prozeß der Vertiefung, Reinigung und Umwandlung zu führen, der gewöhnlich Hunderte, selbst Tausende von Jahren dauern könnte. Es muß deshalb ein gewisser Zustand der Vorbereitung und Reifung in geistiger wie körperlicher Hinsicht für diejenigen gegeben sein, bei denen die selbst in Gang gebrachten Bemühungen zum Erfolg führen. Doch in Anbetracht all dieser Schwierigkeiten ist die Zahl der Menschen, die in verschiedenen Teilen der Welt von Geburt an oder durch Übungen das Erwachen der Kundalini erfolgreich bewirkten, erstaunlich groß. Mit den jetzt verfügbaren Kenntnissen und bei der Geschwindigkeit des Fortschritts auf fast allen Gebieten wäre der Erfolg heute im Verhältnis wahrscheinlich hundertmal größer, falls diese heilige Suche ernsthaft von den Erleuchteten unserer Zeit aufgenommen wird.

Es braucht kaum erklärt zu werden, daß für den Erfolg in irgendeinem Yoga-System oder geistigen Bemühen etwas im Körper vorhanden sein muß, das darauf reagiert, was von den Übungen angeregt oder beeinflußt wird, um die Bewußtseinszustände herbeizuführen, in denen eine mystische oder andere geistige Erfahrung möglich wird. Ohne eine Reaktion dieser Art und ohne objektiven Beweis, der die Existenz eines höheren Geisteszustandes jenseits der normalen Leistungsfähigkeit des Gehirns aufzeigt – wie dies bei fast allen echten Propheten, Mystikern und Heiligen offenbar wurde –, kann die Gültigkeit der Erfahrung bei Menschen, die keine andere außergewöhnliche geistige Entwicklung erkennen lassen, ernsthafte Zweifel auslösen. Eine biologische Veränderung im Gehirn wäre unbedingt erforderlich für jede ausgeprägte Erhöhung der geistigen Leistungsfähigkeit über die normale Begrenzung hinaus und für das Hervortreten einer konzentrierteren Form des Bewußtseins. Deshalb muß jeder Erfolg in Yoga, jedes religiöse Bemühen, jede okkulte Handlung das Vorhaben der Natur, das zur Umwandlung führen soll, anregen, vorausgesetzt, daß alle anderen Faktoren gemeinsam eine günstige Reaktion auf solches Bestreben hervorrufen. Dies bedeutet, daß jede Bemühung, die Zugang zu übersinnlichen Zuständen des Bewußtseins fand, bezeugt oder unbezeugt, den Mechanismus der Evolution durch die Schlüsselkraft, Kundalini, zum Einsatz brachte.

Der Grund, warum so viele Streitigkeiten und Konflikte zwischen den Anhängern verschiedener Glaubensarten, verschiedenen Yoga-Formen oder Schulen des Okkultismus entstehen, stammt aus der mangelnden Kenntnis des Gesetzes, das den Manifestationen zugrundeliegt. Kann es möglich sein, daß der transzendente Bereich so gesetzlos ist, daß es keinen einheitlich geregelten Zugang zu ihm gibt? Der herrschende Glaube, daß religiöses Streben oder Yoga in irgendeiner Form die Vereinigung mit dem Göttlichen herbeiführen solle, deren Ergebnis die Befreiung aus den Fesseln des Fleisches ist, liegt diesem Mißverständnis zugrunde. Schon die Vorstellung von Befreiung umfaßt den Gedanken der Flucht aus den Klauen einer leidvollen Welt in die schützenden Arme einer mitleidvollen Gottheit, die darauf wartet, die bedrängte Seele aufzunehmen. Dies wiederum bedeutet, daß der Herzenswunsch des Menschen nach Freiheit von der Welt mit ihren Sorgen und Lasten durch die Suche nach der einen Wirklichkeit im Schöpfungsplan enthalten ist oder, anders ausgedrückt, mit dem Willen des Schöpfers übereinstimmt. Wird dies bejaht, dann ergibt sich logischerweise der widersinnige Schluß, daß dieses ganze wunderbare Universum nur geschaffen wurde, um vorsätzlich die verkörperte Seele in eine solche qualvolle Umgebung zu bringen, daß die Menschen, sobald sie intelligent genug sind, um ihre mißliche Lage zu verstehen, inbrünstig verlangen, von ihr befreit zu werden. Eine solche Vorstellung ist völlig unvereinbar mit der Idee eines barmherzigen Gottes. Die Behauptung, daß Bindung und Befreiung die Früchte des Karmas sind und daß die Seele selbst und nicht der Schöpfer dafür verantwortlich ist, gibt keine befriedigende Antwort auf das Problem. Zugegeben, daß karmische Gesetze bestehen; aber wissen wir, von welchem Punkt aus sie in Kraft traten? Wenn wir es nicht wissen, wie können wir dann sagen, wo sie enden? Alles, was wir wissen, ist, daß der Mensch sich zu einem gottähnlichen Wesen in den Jahrtausenden, die er noch auf Erden zu leben hat, entwickeln soll, und unsere Anstrengungen, diesen Lauf der Evolution durch ein frühzeitiges Zurückziehen aus der Welt zu unterbrechen, mögen nicht mit dem kosmischen Plan vom zukünftigen Schicksal der Menschheit übereinstimmen.

Ebenso wie jede Art von Studium das Zentrum der Intelligenz im Gehirn erregt und jede künstlerische Tätigkeit die Muskeln der Hand, Finger oder Hals schult und zu einer besseren Verbindung zwischen Organ und Geist führt, oder ebenso wie regelmäßige Übung eine bestimmte Gruppe von Muskeln, auf die sie ausgerichtet ist, zu entwickeln sucht, so bemüht sich jede religiöse Übung, Yoga oder okkulte Praxis, Kundalini zu erwecken. Diese löst ihrerseits durch Einsatz eines stärkeren *prana* und wertvoller Substanzen, die in den Sekretionen der Fortpflanzungsorgane vorhanden sind, einen erstaunlichen Prozeß der Umbildung aus, um einen Teil des Gehirns für das Übersinnliche auszuformen – das höchste Ziel des im Menschen noch aktiven Impulses der Evolution. Die allgemein vertretene Ansicht, daß in Raja-Yoga, Bhakti-Yoga, in Karma-Yoga, Jnana-Yoga oder in anderen Formen religiöser Bestrebungen Kundalini nicht erweckt wird, stimmt nicht. Es wurde schon erklärt, daß für den Erfolg jeder religiösen Bemühung ein Druck auf einen natürlichen Mechanismus im Körper notwendig ist, ohne den keine Bewußtseinsveränderung jemals möglich ist. Swami Vivekananda verkündete die gleiche Wahrheit mit den Worten: »Jedesmal, wenn sich die sogenannte übernatürliche Kraft oder Weisheit in irgendeiner Weise manifestiert, muß ein kleiner Fluß von Kundalini seinen Weg in *susumna* hinein gefunden haben.« Wenn nicht schon eine natürliche Vorkehrung im Gehirn vorhanden ist, durch die seine Wirksamkeit zur übersinnlichen oder außersinnlichen Wahrnehmung gesteigert wird, kann keine noch so intensive geistige Schulung zu Bewußtseinszuständen führen, die völlig verschieden oder höher sind als das normale Modell, das die gemeinsame Erbschaft fast aller Menschen ist.

Es ist nicht einleuchtend, daß Kundalini nur durch gewaltsame und erzwungene Mittel erweckt werden kann, wie diese in den verschiedenen Schulen von Hatha-Yoga dargestellt werden. Im Gegenteil, wir können realistischerweise diese Methoden als unnatürlich bezeichnen. Wenn das Vorhandensein eines Evolutionsmechanismus im menschlichen Körper zugegeben wird, dann muß auch angenommen werden, daß seine Aktivität von einem gewissen Reiz abhängt, der entweder von der Außenwelt ausgeht oder von dem frei handelnden Denken des Menschen selbst. Man muß auch annehmen, daß manche dieser Reize mehr und andere weniger wirksam eine Reaktion hervorrufen, wie es bei jedem anderen menschlichen

Organ der Fall ist, und daß diese Reaktionsfähigkeit und die Art der Antwort bei den Menschen verschieden sein muß, entsprechend allen anderen Reflexsystemen im Körper. Dies erklärt, warum einige Menschen intensiv, andere gemäßigt, noch andere kaum und wieder andere überhaupt nicht religiös sind, ebenso wie einige Menschen sehr leidenschaftlich, andere maßvoll, einige nur gering und andere so wenig leidenschaftlich sind, daß sie überhaupt keine Liebesgefühle kennen. Wenn wir den Vorgang der Evolution mit dem Geschlechtsakt vergleichen, dann müssen wir uns der Tatsache erinnern, daß der erstere, im Gegensatz zum letzteren, der nur auf die Befriedigung des Fortpflanzungsimpulses oder erotischen Dranges gerichtet ist, sich bemüht, die Lösung für das Geheimnis der Existenz und des eigenen Seins zu finden, die Grundlage der religiösen Suche, und nach Erkenntnis strebt, um die Ursachen für das Naturphänomen zu entdecken, das nach Machtstellung und Wohlbefinden drängt, die Suche des Intellekts. Es ist deshalb nicht unbedingt erforderlich, daß alle Menschen religiös gesinnt sind. Auch bei den Menschen, die unter Ausschließung der Religion völlig von dem Streben nach Wissen in Anspruch genommen sind, ist der Impuls zur Entwicklung am Werk.

Bei jeder echten mystischen Erfahrung und geistigen Erleuchtung wird das Gehirn von dem höheren, stark wirksamen *prana* ernährt, von der Lebenskraft, die Kundalini nach Extraktion aus allen Körperteilen durch den Kanal der Wirbelsäule in das Gehirn strömen läßt. Es ist klar, daß ohne höhere geistige Aktivität oder Hervortreten eines höheren Bewußtseins, die dieses Phänomen verursachen, die ganze Erfahrung zu einer Halluzination zusammenschrumpft. Es ist auch offensichtlich, daß eine kräftigere Energie als Brennstoff nötig ist für eine regelmäßige übernatürliche Gehirntätigkeit. Diese stellt Kundalini zur Verfügung. Der Vorgang der Verwandlung, der notwendig ist für eine geregelte Versorgung mit dieser Energie in Übereinstimmung mit dem Stoffwechsel im Körper ist ein sehr schwieriger und heikler Eingriff, der vom

Augenblick der wirksam gewordenen Übung an weiterwirkt. Die Yoga-Schüler, die der Ansicht sind, sie könnten die Tore des Himmels mit der einen oder anderen Methode gewaltsam öffnen, erkennen nicht die erstaunliche Aufgabe, die sie unternehmen. Wie immer die Methode ist, die zum Erlangen transzendenter Erkenntnis, selbst okkulter Kräfte eingesetzt wird und wie intensiv die Bemühungen sind, die letzte Entscheidung liegt bei Kundalini. Deshalb wurde seit undenklichen Zeiten die Schlangenkraft instinktiv von fast allen Menschen der Erde in zahllosen Formen und unzähligen Gestalten verehrt. Selbst diejenigen, die kein Vertrauen zur Religion und keinen Glauben an Gott haben, weil sie den Intellekt als alleinigen Lenker und Schöpfer des menschlichen Schicksals ansehen, bringen indirekt Kundalini Verehrung dar. Denn das menschliche Denken hätte ohne das beständige Einsickern des Lebenselixiers in das Gehirn durch *susumna* als unentbehrlichen Faktor im Evolutionsprozeß niemals die gegenwärtigen überragenden Höhen erreicht.

9 *Die Ernte: Transzendenz, Genius und psychische Kräfte*

Es wurde schon erklärt, daß Kundalini sowohl die geistige wie die biologische Grundlage aller Erscheinungen ist, die mit Religion, Okkultismus und dem Übernatürlichen zusammenhängen. Wenn jemals in der gesamten Menschheitsgeschichte einige Männer oder Frauen unheimliche Kräfte zur Schau stellten, die in den Bereich der Magie, Zauberei, Weissagung, Hexerei oder in das Mediale hineingehörten, und überzeugende Beweise erbrachten über die Echtheit der Manifestationen in jedem Fall und ohne Ausnahme, dann bedeutete dies die verschleierte Tätigkeit einer leise erwachten Kundalini. In gleicher Weise zeigte auch stets dort, wo Männer oder Frauen Anspruch auf Prophetie und unmittelbaren Kontakt zu Gott oder einer allmächtigen Quelle der Intelligenz erhoben und unwiderlegbare Beweise von übernatürlichen Fähigkeiten, höherer Ethik und mystischer Einsicht erbrachten, in jedem Fall sich Kundalini in voller Tätigkeit, im Aufstieg zu *sahasrara*, dem höchsten Zentrum im Gehirn. Ebenso wie alle Variationen, Perversionen und anderen Abwege im sexuellen Verhalten der Menschen nur eine Äußerung des Geschlechtstriebes sein können, der im Fortpflanzungsmechanismus wurzelt, haben alle verschiedenen Manifestationen, die mit Religion und dem Übernatürlichen zusammenhängen, ihren Ursprung in dem dynamischen geistigen Kraftreservoir der Kundalini.

Angesichts der Tatsache, daß verschiedene Vorstellungen über Gott, die Seele und das Jenseits unter Menschen verschiedener Glaubensrichtungen bestehen, ist es keinesfalls eine leichte Aufgabe, die revolutionären Ideen in diesem Buch so darzustellen, daß sie mit der unendlichen Menge der auseinandergehenden und einander widerstreitenden Ansichten der zahllosen Anhänger dieser Glaubensrichtungen übereinstimmen. Diese Aufgabe ist noch besonders erschwert worden, weil die vorhandene Literatur über Yoga und Kundalini, die moderne populäre Abhandlungen über dieses Thema enthalten, von beiden ein Bild vermitteln, das oft nicht der Wirklichkeit oder dem Grundbegriff von Yoga entspricht, wie die Meister der Vergangenheit diesen lehrten. Yoga und Kundalini sind austauschbare Begriffe. Denn es gibt keinen Yoga und keine Vereinigung des Einzelnen mit dem kosmischen Bewußtsein, solange Kundalini nicht in Aktion getreten ist. Dies alles läuft darauf hinaus: Das menschliche Gehirn hat als Ergebnis der Evolution nunmehr die Fähigkeit, eine andere Art von Bewußtsein zu entwickeln, das sich selbst kennen kann oder – mit anderen Worten – des Bewußtseins bewußt wird und über Raum und Zeit hinaus blickt. Noch erstaunlicher ist, daß dieses Bewußtsein nicht wie sonst üblich durch logisches Denken zu Schlußfolgerungen kommt, sondern in ein Meer von Wissen eintauchen kann, in dem alles Wissensmögliche gewußt und alle Probleme, die auf Lösung warten, gelöst sind. Aus diesem Meer sickern kleine Tropfen von neuer Erkenntnis in das normale Bewußtsein ein nach Maßgabe der Entwicklung des Gehirns, und diese kleinen Tropfen seltenen Wissens, die mit empirischen Methoden nicht erkannt werden können, wurden zu allen Zeiten als Offenbarung verehrt.

Nach den Berichten über den transzendenten Zustand des Bewußtseins, die Mystiker und Seher aus Osten und Westen hinterließen, ist das Ziel jeder Form religiösen Strebens, einschließlich Yoga, das Erlangen eines neuen Seinszustandes, in dem neue Fähigkeiten jenseits der verstandesmäßigen Vernunft zum Besitz des Menschen werden. Seit Beginn der aufgezeichneten Geschichte war es für jeden Einzelnen, der diesen Seinszustand erlangte, stets schwierig, ja unmöglich, eigene Erfahrung in Begriffen wiederzugeben, die den Zeitgenossen verständlich waren. Sogar die Redegewandtesten mußten zu Gleichnissen, Paradoxen und Bildern greifen, um die nicht ausdrückbare Erfahrung in Worte zu fassen. Diese Schwierigkeit besteht noch. Man sollte daraus aber nicht schließen, daß wir sie hier erwähnen, um uns der Verantwortlichkeit zu entziehen, annehmbare Beispiele für die objektive Natur des Phänomens beizubringen. Wir wollen nur feststellen, daß wir einem Menschen, der niemals Salz gekostet hat, diesen Geschmack ebensowenig beschreiben können, wie wir durch Worte auch nur eine entfernte Vorstellung des transzendenten Zustandes denen vermitteln können, die ihn niemals erfahren haben.

Die Unmöglichkeit, sich auszudrücken, war stets ein Merkmal der wahren mystischen Erfahrung. In der Kena-Upanishad (II. 2) heißt es: »Sie ist dem bekannt, der sie nicht kennt. Sie ist denen unbekannt, die (der Meinung sind), sie würden sie gut kennen, und denen bekannt, die nichts von ihr wissen.« Im folgenden Vers wird beschrieben, wie der von *brahman* Wissende seine eigene Bestürzung bei dieser Erfahrung ausdrückt: »Ich denke nicht, daß ich (*brahman*) genügend kenne. Nicht, daß mir die Kenntnis fehlt, ich weiß und weiß zugleich doch nicht. Wer von uns die Äußerung versteht: ›Nicht, daß mir die Kenntnis fehlt. Ich weiß und weiß zugleich doch nicht‹, kennt dieses *brahman.*« Nur Menschen, die mit einem unersättlichen Verlangen nach Gottesschau oder nach dem Zugang zu höheren Bewußtseinsebenen suchen, werden durch das Zentrum der Evolution im Gehirn angetrieben, die Begrenzungen des menschlichen Bewußtseins zu überschreiten. Bei Mystikern und Sehern der Vergangenheit geschah der Übergang manchmal plötzlich aufgrund von intensiver Meditation, brennendem Verlangen und Enthaltsamkeit. Das höhere Zentrum begann sich ganz unerwartet zu regen und verursachte gleichsam eine Explosion im Bewußtsein, die dem Eingeweihten vor der Vision einer überwältigenden und gänzlich unerwarteten inneren Wandlung den Atem verschlug. Kein Wunder, daß die supramentale lebendige Wirklichkeit, die sich in seinem Bewußtsein entfaltete, als höchster Lenker, Schöpfer oder Urheber des Universums angesehen wurde.

Das dringendste Bedürfnis unserer Zeit ist die Erweiterung der inneren Horizonte des Bewußtseins. Dies ist notwendig als Gegensatz zum Intellekt, der durch die heutige, ungeheuer vergrößerte Erkenntnis des Universums aus dem Gleichgewicht geraten ist. Denn diese Erkenntnis weist die Erde, das Sonnensystem und selbst den Menschen an einen Platz äußerster Bedeutungslosigkeit innerhalb eines ungeheuren Alls. Das Gefühl der Belanglosigkeit und Isolierung wird wahrscheinlich nicht so ausgeprägt bei Menschen sein, die leitende Stellungen in irgendeinem Bereich menschlicher Tätigkeit ausüben: in Wissenschaft, Philosophie, Kunst, Industrie, in Finanzen, Politik, Sport und ähnlichem. Seine Wirkung aber auf die Intelligenteren und Feinfühligeren ist oft verheerend. Die heutige explosive Weltlage ist unmittelbares Ergebnis der äußeren und inneren Unausgeglichenheit. Die ungeheure Zunahme an Drogensüchtigen, das Absinken von Millionen in ein zügelloses, chaotisches Leben bei fruchtloser Bemühung, inneren Frieden zu erlangen, das Jagen nach Yoga und anderen okkulten Praktiken, um das Numinose zu erfahren, die beständigen Szenen von Unordnung und Zerstörung, Gewaltsamkeit, Krieg, Revolutionen und Tumulten in einem Zeitalter, in dem die Technik ungeahnte Annehmlichkeiten in die Reichweite eines jeden Menschen gebracht hat, bilden ein Phänomen, das mit keinem Begriff des üblichen Wissens erklärt werden kann. Der wirkliche Grund für diese unkontrollierbare Situation liegt darin, daß mit der wachsenden Kompliziertheit und Erweiterung der Außenwelt auch eine entsprechende Ausweitung der inneren Horizonte notwendig ist, damit der Mensch von der schweren Bürde seiner eigenen Schöpfung nicht erdrückt wird.

Die Entwicklung mystischer Innenschau, die dem geblendeten Intellekt einen Blick in die Natur des inneren Selbst gewährt, kann deshalb weder als Luxus, Hobby oder Einbildung angesehen werden, sondern ist eine unumgängliche Notwendigkeit für das Überleben einer gesunden und besonnenen Menschheit. Es ist unglaublich, daß die Entwicklung, auf die der mystische Impuls hinzielt, selbst in gelehrten Auseinandersetzungen nicht erkannt wurde im Vergleich zu den Erklärungen, die primitiv Denkende für die geheimnisvollen Naturphänomene parat hatten. Die hinreißende Wirkung von Licht und Farbe, von Edelsteinen, wunderbar getöntem Glas, von herrlicher Malerei, Bildhauerei und Musik wird verdächtig, wenn sie als Hilfe für halluzinatorische Erfahrung, für einen Ausflug zu den »Antipoden des Geistes« betrachtet wird. Im Gegenteil, diese Gegenstände dienen dazu, dem Ichbewußtsein die unfaßbare Verwandlung in Erinnerung zu bringen, die sich in seinen Tiefen vollzieht, den stufenweise sich entwickelnden wunderbaren Seinszustand, der in der Innenschau glanzvoll wie eine »Insel von Edelsteinen«, glühend wie ein »Berg von glühendem Gold«, ungeheuer weit wie das Meer, verlockender für unser Sehen, Fühlen, Hören, Schmekken, Riechen als die zauberhaftesten Werke der Kunst, Musik und alle köstlichen Düfte, Delikatessen und körperlichen Empfindungen zusammen. Seiner Bestimmung nach erhebt sich jedes Glied der Menschheit im Innern zu einem Zustand des Glanzes, der Harmonie und des Friedens, der nicht seinesgleichen in dem Universum hat, das unserer Beobachtung zugänglich ist. Die Meditation über göttliche Gegenstände, das Gebet, herrliche Kultstätten, die feierliche Atmosphäre in den Heiligtümern, die bewegende Lebensgeschichte von Propheten und Heiligen, die tiefgründigen Äußerungen von Weisen und Sehern verzücken uns, weil sie den Entwicklungsinstinkt im Menschen ansprechen. Dieser Instinkt hebt ihn zu einer höheren Dimension des Bewußtseins empor, zu einem glanzvollen inneren Universum, wo seine lauteren Ambitionen, Sehnsüchte und Ideale Erfüllung finden werden.

Kann es einen Zweifel darüber geben, daß diese Beispiele einen Zustand innerer Verwandlung wiedergeben? Das Ichbewußtsein, das nunmehr im Kontakt steht mit dem Universum des Lebens, dem Meer, von dem es nur ein kleiner Tropfen ist, fühlt sich eins mit ihm und ist doch so überwältigt von seiner Majestät, daß es ihm wie etwas Jenseitiges, ihm Überlegenes erscheint. Sogar im normalen Zustand ist die Natur der uns wahrnehmbaren Welt zutiefst geheimnisvoll. Sie ist ein Bild, das Sinne und Intellekt uns darbieten. Jeder Fisch, jedes Reptil, jeder Vogel und andere Tiere nehmen eine andere, wenn auch nicht völlig unterschiedliche Welt wahr. Die geheimnisvollen Sinne von Ameisen, Bienen, Fledermäusen, Hunden, Zugvögeln und ähnlichen Tieren sind uns unverständlich, weil sich die Welt einem jeden in anderer Weise darstellt, so daß wichtige Dinge, die ganz außerhalb des Bereiches unserer Erkenntnis liegen, normale Formen ihrer Wahrnehmung sind. Wir sehen und wissen, was unser Bewußtsein uns zu sehen und zu wissen erlaubt. Dieses aber ist bedingt durch die Leistungsfähigkeit des Gehirns. Fragen nach Leben und Tod oder nach Ursprung und Zweck des Universums belasten das Tier nicht. Auch im menschlichen Bereich haben diese Probleme unterschiedlichen Wert und verschiedene Dringlichkeit. Die moderne Psychologie hat bisher nicht erkannt, daß verschiedene Menschen sich auf verschiedenen Stufen der Entwicklung befinden und das menschliche Gehirn noch in einem Zustand des Übergangs steht. Solange diese entscheidende Tatsache nicht anerkannt wird, ist kein systematisches Studium des Bewußtseins möglich.

Fragen nach Leben und Tod, nach dem Diesseits und Jenseits sind von größerer Dringlichkeit für die geistig Orientierten. Bei einigen nehmen sie bestimmenden Einfluß auf die Gestaltung ihres Lebens. Menschen, die von diesem Durst erfüllt sind, gehen nicht selten von einem Lehrsystem zum anderen und lesen begierig ein Buch nach dem anderen, um diesen Durst zu stillen, doch ohne Erfolg. Die Enttäuschungen, denen Menschen dieser Art häufig auf ihrer Suche begegnen, lassen sich sehr wohl begründen. Der Durst weist auf eine bestimmte Erfüllung hin und ist der Leitstern, der das Bewußtsein zu einem veränderten Zustand führt, in dem das Problem, das niemals im Tier auftaucht, den Menschen aber bei jedem Schritt quälend verfolgt, eine vollständige Antwort findet und seinen Druck lockert. Das Problem erhebt sich im menschlichen Bewußtsein, weil der Intellekt so beschaffen ist. Solange er nicht einer Erkenntnisweise begegnet, die der seinen überlegen ist, kann er sich niemals zufrieden geben und Ruhe finden. Wenn keine Degeneration vorliegt, wird das Problem mit wachsendem Verstand nur größer. Genau dies geschieht in unserer Zeit. Erst wenn der Erkennende im Menschen über Sinne und Intellekt hinausgeht und seine Bedeutung und Machtstellung der erstaunlichen mächtigen Welt gegenüber behauptet, kann der menschliche Geist zur Ruhe kommen. Aus diesem Grund empfinden die nach Selbsterkenntnis Dürstenden schmerzlich Enttäuschungen und Versagen. Denn ehe der Übergang nicht vollendet ist und der Intellekt in der Schau Frieden findet, wird sich der Geist weiter quälen.

Alles, was wir sind und was wir wissen, wird von der Fähigkeit des Erkennenden in uns umfaßt. Die Welt erscheint gigantisch und ungeheuerlich, weil wir uns völlig mit dem Körper identifizieren und die Welt des Universums mit dem körperlichen Maß bemessen. Wenn er einen Standpunkt außerhalb des Körpers einnimmt, der nicht bedingt ist durch Bewußtsein und Intellekt, überschreitet der Wissende das Gewußte, das niemals die Verständniskraft des Wissenden überschreiten kann und ihr immer unterlegen bleiben muß. Im Augenblick der Transzendenz verliert das objektive Universum seine Wichtigkeit wie seine Größe. Jacob Boehme spricht davon, allerdings in theistischen Begriffen, wenn er schreibt, daß er das Sein aller Dinge in kürzester Zeit erblickte, die äußere und innere Welt, und die ganze Schöpfung betrachtete: »Da fand ich denn in allen Dingen Gutes und Böses, Liebe und Zorn ... dazu betrachtete ich den kleinen Funken des Menschen, was er doch diesem großen Werke des Himmels und der Erde gegenüber von Gott geachtet sein möchte ... Nach etlichen harten Stürmen ist mein Geist bis in die innerste Geburt der Gottheit durchgedrungen. Was da für ein Triumphieren in dem Geiste gewesen, das kann ich nicht schreiben noch reden, es läßt sich auch mit nichts vergleichen, nur mit dem, wo mitten im Tode das Leben geboren wird.« (Aurora oder die Morgenröte im Aufgang.)

Die Idee der Transzendenz wird in der Rig-Veda (X. 90. 1–3) mit den folgenden Worten ausgedrückt: »Es ist das alles durchdringende Sein, das sich als alle Dinge manifestiert. Es hat unzählige Köpfe, Augen und Füße. Es umfaßt das ganze Universum und ist auch wieder das, was dieses überschreitet... Das Sein ist dieser ganze Kosmos, alles, was war und was sein wird. Es manifestiert sich in der Form des Universums. Es ist der Herr und Spender der Unsterblichkeit ... Seine Herrlichkeit ist so umfassend, aber das universale Sein ist noch größer als dies alles. Die manifestierte Welt bildet nur einen kleinen Teil seines Wesens: In der Hauptsache ist es nicht manifestiert und ist unsterblich.« Taittiriya-Aranyaka (X.11) stellt die gleiche Ansicht mit den Worten dar: »Er überschreitet die ganze Welt und manifestiert sich zugleich als die gesamte Welt. Er ist das ewige Sein, Erhalter von allem und vertreibt das Böse. Von ihm hängt die gesamte Existenz des Universums ab. Er ist Herr der Welt, das höchste Selbst, das ewige, bleibende Gute, das Unwandelbare, das kosmische Sein, das große Ziel der Erkenntnis, das Selbst des Universums und die höchste Zuflucht ...« Das verwandelte Bewußtsein, das nun seiner unendlichen Natur bewußt und unermeßlich überlegen dem mit den Sinnen wahrgenommenen Universum ist, das weiter in seiner endlichen Form bleibt, übersteigt und überschattet dieses. Das beruhigt die Unrast des Intellekts, der jetzt überzeugt und jenseits des letzten Schattens eines Zweifels ist, daß der alles durchdringende Wissende und nicht das bedingt Gewußte die Grundlage des Universums bildet.

Durch göttliche Fügung und zu einem bestimmten Zweck, den nur die Zukunft enthüllen kann, vermag dieses zerbrechliche Geschöpf mit seiner begrenzten Lebensspanne, die einige Vögel, Fische und andere niedere Geschöpfe übertreffen, mit einem so zarten Körper, den schon ein einziger Schlag auf eine verwundbare Stelle töten kann, und mit einem so beschränkten Bewußtsein und Gedächtnis, die nur den kleinsten Teil des Kosmos erfassen können, zu einem Seinszustand sich aufzuschwingen, in dem die erbarmungslose, riesige Welt ein flüchtiger Schatten und der Mensch die strahlende Sonne ist. Dies gewährt die Gunst des Schicksals durch eine ganz kleine Veränderung der Lebensenergie, die das Gehirn ernährt und die Sinneswahrnehmungen übersteigt. Tod und Angst verlieren ihre Macht. Denn was kann dem Meer des ewigwährenden Lebens Schaden zufügen, das jenseits des weitesten Zugriffs eines weltlich-materiellen Einflusses liegt? Durch Erlangen eines solchen Bewußtseinszustandes, dessen Merkmale Unsterblichkeit und Unendlichkeit sind, vermag der vollendete *sadhaka*, wie es in den alten Werken über Kundalini-Yoga berichtet wird, die Welt zu erschaffen, zu erhalten und zu zerstören. Der grundlegende Gedanke besagt, daß in dem transzendenten Zustand, den der *sadhaka* in voller Klarheit erlangt, das Weltbild, das zuerst sein unwirkliches, an die Sinne gebundenes Bewußtsein beherrschte, zur Bedeutungslosigkeit reduziert wird.

Transzendenz ist so weit entfernt von den halluzinatorischen Zuständen des Bewußtseins, die durch Drogen, Selbsthypnose, Selbstberauschung und Veränderungen im chemischen Haushalt des Körpers herbeigeführt werden wie das Bewußtsein absoluter Macht und unvergleichlicher Würde eines gesalbten Königs von dem Wahn eines Geisteskranken, der verwirrt und chaotisch mit lauter Stimme von seinem Königreich und Hofstaat phantasiert. Die allgemeine Unwissenheit der Menschen, einschließlich der Gelehrten, über den wahren Zustand der Seligkeit liegt der gegenwärtigen Verwirrung zugrunde, die zu einer Vergeudung von kostbarem Leben derer führt, die dem Wahn zur Beute fallen, daß Drogen und andere künstliche Methoden zu dem erhabenen Zustand führen können, in dem der Mensch zum erstenmal die starren Grenzen des sterblichen Bewußtseins überschreitet. Weder eine Veränderung im Farbenglanz der erschauten Gegenstände noch eine Verwandlung oder Zerstörung ihrer Formen, auch nicht die Enthüllung einer neuen Bedeutung oder eine vorübergehende neue Erkenntnis sind entscheidend für die Echtheit einer mystischen Erfahrung, sondern die Wandlung im Sein der Persönlichkeit oder – mit anderen Worten – im Wissenden. Dies ist das unterscheidende Merkmal des Phänomens. Der Wissende erfährt eine vollkommene Umwandlung: Aus einem Tropfen wird er zu einem Meer, aus einem Bewußtseinspunkt zu einem unendlichen Kreis von höchstem Bewußtsein.

Sankaracarya drückt in Vivekacudamani (389, 394) den Zustand der Transzendenz mit diesen Worten aus: »Das Selbst ist im Inneren, das Selbst ist im Außen; das Selbst ist vorn und das Selbst ist hinten, das Selbst ist im Süden und das Selbst ist im Norden; das Selbst ist gleicherweise oben wie unten ... Warum sollte man bei diesem Thema verweilen? Der *jiva* (das verkörperte Bewußtsein) ist nichts anderes als *brahman* (universales Bewußtsein), dieses ganze ausgebreitete Universum ist *brahman* selbst. In den *shruti* wird besonders betont: *brahman ohne Zweites.* Die Tatsache kann nicht bezweifelt werden, daß Erleuchtete, die ihre Identität mit *brahman* kennen und ihre Verbindung mit der objektiven Welt aufgegeben haben, mit *brahman* als ewiger Erkenntnis und Glückseligkeit fühlbar zusammenleben.« Der Wissende, der das materielle Universum ebenso wie die Welt der Gedanken überschritten hat oder – anders ausgedrückt – den Vorgang des Wissens und des Gewußten in sich selbst hineinversenkt, nimmt einen Aspekt an, den keine Worte ausdrücken und keine Intelligenz erfassen kann. »Du kannst nicht den Seher des Sehens sehen«, heißt es in der Brhadaranyaka-Upanishad (3.4.2). »Du kannst nicht den Hörer des Hörens hören, nicht den Denker des Gedankens denken. Du kannst nicht den Erkennenden der Erkenntnis kennen. Es ist dein Selbst, das in allem ist. Alles andere ist vergänglich.« Der Gedanke von der Unverständlichkeit des ewigen, nicht bedingten Wissenden wird in der gleichen Upanishad (III. 8.1) weiter ausgedrückt: »Er wird niemals gesehen, ist aber der Seher; er wird niemals gehört, ist aber der Hörende. Er wird niemals gedacht, ist aber der Denker; er wird niemals erkannt, ist aber der Erkennende. Es gibt keinen anderen Seher als ihn, keinen anderen Hörer als ihn. Er wird niemals gedacht, ist aber der Denker. Er wird niemals erkannt, ist aber der Erkennende. Es gibt keinen anderen Seher als ihn, keinen anderen Hörenden als ihn, keinen anderen Denker als ihn, keinen anderen Erkennenden als ihn. Er ist der innere Lenker – dein eigenes Selbst – und ist unsterblich. Alles andere außer ihm ist vergänglich.«

Eine grundlegende Verwandlung in den Tiefen der menschlichen Persönlichkeit, wie dies bei einem vollendeten Yogi der Fall ist, bedeutet tatsächlich eine Verwandlung in der Natur des Erkennenden, der nunmehr in der Lage ist, sowohl die inneren wie die äußeren Welten wahrzunehmen. Eine solche Veränderung kann nicht auftreten ohne Wandlung der gesamten Denkstruktur des Menschen. Und genau das möchte dieses Buch herausarbeiten und beweisen. Die Tatsache, daß die Menschen im allgemeinen nicht genügend unterrichtet sind über die wahre Natur der Verwandlung durch Yoga, liegt der heutigen Flut von falscher Literatur über dieses Thema zugrunde. Denn den Autoren fehlt völlig die Erfahrung des mystischen Zustandes. Dieser Mangel hat schweren Schaden angerichtet – und dies geschieht auch heute noch – durch das Verbreiten von falscher, manchmal sogar gefährlicher Information über einen Vorgang, der fachkundiger Führung und äußerster Sorgfalt bei jedem Schritt bedarf. Das andere Übel, das sich aus dieser Unwissenheit ergibt, ist das Auftreten falscher Propheten und unechter Gurus, die überall den Schauplatz beherrschen, besonders im Westen, und dieses ehrwürdige System geistiger Disziplin zu einer Farce erniedrigen und damit einen schlechten Dienst einer Sache leisten, die in der gegenwärtigen kritischen Situation der Welt von größter Bedeutung ist.

Die alten Autoren, vor allem über Kundalini-Yoga, haben die göttlichen Attribute (*vibhutis*) und wunderbaren Kräfte (*siddhis*) nicht verheimlicht, die sich von selbst in einem vollendeten Yogi entwickeln. Patanjali hat in seinen Yoga-Sutras ein ganzes Kapitel der Erörterung übernatürlicher Kräfte (*siddhis*) gewidmet. Es gibt noch einen anderen, wesentlicheren und faszinierenderen Aspekt, der hier unbedingt behandelt werden muß. Wenn wir mit gesundem Menschenverstand ernsthaft die Verwandlung des Bewußtseins betrachten, von einer menschlichen zu einer übermenschlichen Ebene hin, wäre es dann nicht vernünftig, eine solche grundlegende Veränderung als echt und nicht nur als Täuschung anzunehmen, wenn sie von anderen Eigenschaften im Bewußtsein und Intellekt begleitet wird, die nicht als normale Merkmale im Menschen auftreten? Es wäre nicht richtig, würde man behaupten, daß ein Mensch, der mit einer Quelle unendlicher Intelligenz in seinen Ekstasen und Visionen in Berührung kommt, nach dieser Erfahrung die gleiche geistige Verfassung behielte wie zuvor. Seine Bewußtseinsfähigkeit und sein intellektuelles Format müssen eine gewaltige Steigerung aufweisen und in gewisser Hinsicht die Intelligentesten seiner Zeit übertreffen. Ursprünglich waren es Ausdruckskraft und intellektuelle Begabung, die Propheten und Seher der Vergangenheit turmhoch über ihre Zeitgenossen erhoben und ihnen dadurch Achtung und Bewunderung der Menge verschafften, die ihre Lehren annahmen.

Während die alten Meister mit gebührender Aufmerksamkeit diesen Aspekt des Yoga behandelten und in ihren Schriften deutlich zu erkennen gaben, daß Erfolg auf diesem Gebiet mit einer bewundernswerten Zunahme an Intelligenz und Entfaltung literarischer Talente und Begabungen Hand in Hand ging, haben die neuzeitlichen Autoren ein unverantwortliches Schweigen über diese bedeutsame Tatsache bewahrt. Die meisten von ihnen haben sich in aller Breite über die höheren Bewußtseinszustände und wunderbaren Kräfte geäußert, aber eine bedeutsame Errungenschaft, die Entwicklung des Genies, haben sie aus irgendeinem Grunde völlig ignoriert. Ein Grund hierfür mag sein, daß sie den wiederholten Behauptungen der alten Werke überhaupt keine Bedeutung beimaßen und sie nur als Erscheinungen behandelten; ein anderer, daß dieser Gedanke ihrem Bewußtsein so fern lag, daß sie die Bedeutung dieser Feststellungen gar nicht erfaßten, trotzdem sie im Verlauf ihrer Studien wiederholt darauf stoßen mußten. Diese Nachlässigkeit erscheint unglaublich in Anbetracht der Betonung dieser Entwicklung durch die Autoren der Vergangenheit. Dem heutigen Gelehrten muß eine Entwicklung höherer Intelligenzkräfte und genialer Befähigungen unmöglich erscheinen bei einem Menschen, der mit diesen nicht schon von Geburt an begabt ist, da die Erbfaktoren von der Natur der Gene abhängig sind. An dieser Stelle möge die Äußerung genügen, daß gerade in diesem Aspekt des Yoga die Möglichkeit einer objektiven Darstellung in treffendster Art enthalten ist.

Offenkundig (vgl. auch den Anhang) bestand seit den Zeiten der Veden durch das Zeitalter der Upanishaden bis fast auf den heutigen Tag immer der starke Glaube, daß ein gewöhnlicher Mensch durch die Erweckung der im natürlichen Zustand schlafenden göttlichen Energie in ihm in ein Wunder an Intelligenz verwandelt werden kann, in einen unbesiegbaren Riesen des Streitgesprächs, einen höchst eloquenten Redner und einen Dichter, dessen »beiläufige Reden sogar die Form eines Gedichtes annehmen«. Selbst wenn bei aller Übertreibung nur ein Bruchteil der Behauptungen früherer Autoren als richtig angenommen wird, enthüllt sich eine ungeheure Möglichkeit, die im Yoga verborgen ist und von der nicht nur die Menge, sondern selbst die Gelehrten im Augenblick noch absolut nichts wissen. Betrachtet man den Zug äußerster Hingabe und Unterwerfung unter die göttliche *shakti* (Kundalini) in den alten Abhandlungen über dieses Thema, besonders in Versen, dann ist es sehr wahrscheinlich, daß viele Autoren selbst dieser Gunst teilhaftig wurden und in sich selbst die wunderbare Verwandlung bestätigen konnten. Es gibt fast keinen bekannten Yoga-Heiligen in Indien, der nicht das kostbare Vermächtnis eines unschätzbaren geistigen Dokumentes in wunderbaren Versen hinterlassen hat.

Dem Schüler, der Yoga übt, um visionäre Erfahrungen zu machen oder psychische Talente zu entwickeln, scheint dieser Aspekt des Yoga von keinem besonderen Wert gewesen zu sein, aber von einem pragmatischen Gesichtspunkt aus ist nichts so nützlich für die Erleuchtung des Suchenden und so wertvoll für eine wissenschaftliche Untersuchung der darin latenten Möglichkeiten wie dieser.

Wenn echte mystische Erfahrung, sei es durch Yoga oder irgendeine andere Form religiöser Schulung, eine wirkliche Entfaltung des Geistes oder eine Schau Gottes bedeutet, muß sie auch begleitet sein von einem Aufblühen der mentalen Fähigkeiten des einzelnen. Fehlt dies, und der Mystiker genießt nur seine verzückenden Visionen ohne die Fähigkeit, seine Erfahrung weiterzugeben, um sie mit der Welt zu teilen, dann ist das alles nur eine Phantasie oder ein Tagtraum. Wie angenehm diese für den Träumenden auch sein mögen, sie haben keine Bedeutung für andere. Geistige Ideale und zur Institution gewordene Religionen besitzen Bedeutung und Wert für die Menschheit, weil die begabten einzelnen, die sie verbreiteten oder begründeten, weitgehend das Talent besaßen, ihre Gedanken und Erfahrungen in einer Weise auszudrücken, die das Herz berührte und sich auch an den Intellekt ihrer Mitmenschen wendete. Die allgemeine Vorstellung der Frommen, daß ihre Religion offenbart und von Gott eingesetzt wurde, ist von großer Bedeutung für dieses Thema. Daß die heiligen Schriften von Gott, der Urquelle aller Erkenntnis und Weisheit ausgingen, zollt indirekt dem Intellekt derer, die der Verbreitung der offenbarten Lehren als Vermittler dienten, das größte Lob. Von welchem Aspekt wir auch ausgehen, es drängt sich der Schluß auf, daß die Ausstrahlung des Intellekts von spiritueller Bereicherung nicht zu trennen ist und daß es so sein soll.

Die enge Verbindung zwischen diesen beiden höchsten Ausdrucksformen des menschlichen Geistes ist ihrerseits von tiefer Bedeutung für die augenblickliche explosive Lage der Welt. Intellektueller Fortschritt muß das geistige Wachstum begleiten. Findet er ohne geistige Entwicklung statt, ist dies ein Zeichen eines einseitigen und deshalb anomalen Wachstums und eines grundlegenden Fehlers in der Gesellschaft, eine Warnung, daß Gefahr droht, wenn die Harmonie nicht wiederhergestellt wird. Spirituelle Vollendung läßt die Manifestation einer höheren menschlichen Persönlichkeit erkennen, die die Grenze überschritten hat, vor der die üblichen Sterblichen anhalten müssen. Deshalb umfaßt sie unerläßlicherweise eine allseitige Entwicklung der Denkfähigkeit des vollendeten Menschen. Es wäre unnatürlich, wenn die spirituell Hochentwickelten in ihrer Intelligenz weiter Zwerge blieben. Die Autoren der Vergangenheit drücken deshalb eine sehr klare Wahrheit aus, wenn sie höchste Entwicklung des Intellekts mit spiritueller Vollendung verbinden. Während bei den Alten diese gleichzeitige Entwicklung von beidem den Vorstellungen ihrer Zeit nicht widersprach, ist die heutige Lage für den modernen Intellektuellen nicht ebenso günstig. Der Übergang von einem Zustand der Mittelmäßigkeit zu einer Position intellektueller Größe ist für den Durchschnittsmenschen angesichts der heute üblichen Überzeugung eine Unmöglichkeit, und die Vorstellung, daß Yoga oder irgendeine andere geistige Disziplin einen sicheren Weg zur Vollendung weist, wird aller Wahrscheinlichkeit nach mit Mißtrauen betrachtet, sogar für lächerlich gehalten.

Gerade weil dieser Gedanke dem modernen Gelehrten so unannehmbar erscheint, der in den materialistischen Tendenzen unserer Zeit befangen ist, hat dieser Aspekt von Yoga eine tiefe Bedeutung für unser Zeitalter. Die Möglichkeit, es könne jemand sich durch gewisse psychophysische Schulung zu einem Samkara, einem Michelangelo, Hafiz, Newton, Vyasa, Plato oder Einstein entfalten, ist in diesem wissenschaftlichen Zeitalter so ungewohnt und voll von ungeahnten Möglichkeiten, daß ihre Bedeutung alle anderen heutigen Vorstellungen an Gewicht und verborgener Verheißung übertrifft. Aber selbst wenn diese Möglichkeit zugelassen wird, besteht wenig Gelegenheit für eine umfassende Verbesserung der Welt. Das Phänomen tritt so selten auf, und die Möglichkeiten einer erfolgreichen Beendigung der Schulung liegen so fern, und doch ist die grundlegende Verwandlung, die in der gesamten Menschheit von einigen wenigen genialen Menschen in dieser Geschichtsperiode vollzogen wird, eine genügende Garantie, daß selbst einige wenige verwandelte Meister in diesem oder einem künftigen Zeitalter für die Menschheit von höchstem Wert sein können. Dies ist nicht alles. Es besteht jede Aussicht, daß, sobald die Möglichkeit empirisch dargestellt ist und das Gesetz feststeht, der große Fortschritt heute in Psychologie, Therapie und Physiologie sich ungemein fördernd auf die einzelnen Disziplinen und eine Verringerung der Gefahren auswirkt. Wenn erst einmal die biologischen Schwierigkeiten erkannt wurden, die mit dem Erwachen der Kundalini verbunden sind, ist der Tag nicht fern, an dem dieses göttliche Unternehmen die umstrittenste und am meisten gesuchte Trophäe den Erleuchteten jener Zeit darbieten wird.

Wir leben in einem Zeitalter der Überraschungen. Zur gleichen Zeit erfahren wir den Schrecken der von Menschen verursachten Katastrophen. Keine Überraschung aber kann jener gleichen, die stattfinden wird, wenn dieses Gesetz empirisch nachgewiesen wird, und kein Unheil mag jemals so verherrend gewesen sein wie das jetzt bevorstehende, wenn im gegenwärtigen Zustand der technologischen Entwicklung das Gesetz noch immer ignoriert wird. Die Entwicklung des menschlichen Gehirns und Intellekts ist eine unvermeidbare Folge der Evolution, aber ohne geistige Schulung und Erleuchtung können die Ergebnisse nicht nur ungesund sein, sondern als verhängnisvolles Gift wirken. Der Umfang dieses Buches erlaubt uns nicht, bei dem *kali*-Aspekt der Kundalini zu verweilen, der Phase der Züchtigung, wenn sie zum Zweck der Zerstörung in einer bösartigen Gestalt von Geburt an in einem Demagogen oder Diktator erwacht ist. Wir haben uns hier bemüht, die wichtigen Fragen zu behandeln, die eine Untersuchung von Kundalini aufwirft, und die dringende

Notwendigkeit, im gegenwärtigen Zeitalter den Genius unter Kontrolle zu stellen. »Wurzelaufwärts und zweigeabwärts sprechen sie vom ewigen Feigenbaum«, heißt es in der Bhagavad-Gita (XV. 1), »dessen Blätter die Veden sind. Wer diesen kennt, der kennt den Veda.« Der Feigenbaum (*asvattha*) ist die sich entwickelnde Welt der Erscheinungen. Der Impuls zur Evolution entstammt der Wurzel, das heißt der nicht manifestierten ewigen Intelligenz, die durch das kosmische *prana* wirkt. Doch ist für seine rechte Übertragung und Lebensanpassung – im individuellen wie kollektiven Bereich – an die Bedürfnisse dieses Impulses, Kenntnis des Veda, das heißt zeitliches wie göttliches Wissen notwendig. Anders ausgedrückt: Es ist wesentlich für einen reibungslosen Fortschritt und für die Sicherheit auf dem gefährlichen Pfad der Evolution, daß der Mensch nicht nur von zeitlichem Wissen beherrscht wird, sondern auch die Gesetze kennt, die sein geistiges Wachstum lenken. Darum heißt es, daß *gayatri mantra* (das Wissen von Kundalini) der Wesenskern der Veden ist.

Wie dürftig das geläufige Bild der erhabenen Wissenschaft des Yoga besonders im Westen ist, läßt sich an der Tatsache erkennen, daß jemand, der sich in einer besonderen Weise kleidet oder einige Minuten auf dem Kopf stehen kann, oder jemand, der bei Berührung einen bestimmten Duft verbreitet oder der ruhig und schweigend in einer gewissen Stellung für längere Zeit verharrt, als Yogi angesehen wird. Man fragt nicht danach, auf welche Weise ein solcher Mensch den normalen Zustand der Intelligenz überschritten hat. Ist die Grenzlinie nicht transzendiert worden, dann bedeutet dies, daß Yoga nicht vollendet wurde, und der Betreffende ist noch so weit von der Verwirklichung des Yoga entfernt wie jeder andere Durchschnittsmensch, auch wenn er noch so gelehrt, ruhig, selbstbeherrscht, körperlich gesund oder gewandt sein mag. Sogar das Erwachen der Kundalini, das nicht von einer Verwandlung des Bewußtseins begleitet ist, die zur Transzendenz führt, läßt die übersinnlichen Bereiche nicht erkennen. Wohl kann ein Mensch, der solches Erwachen erlebt, geistige Gaben entfalten; in anderer Hinsicht aber erhebt er sich nicht höher empor als gewöhnliche Medien und Sensitive. Zu einer wahren Verwandlung oder zur Verwirklichung des Yoga muß man zu höheren Seinsebenen Beziehung und Zugang haben zur erhabenen Weisheit, die dem wahrhaft Erleuchteten entströmt wie der Duft einer blühenden Rose.

Das Bild eines vollendeten Yogi, das die frühen Autoren darstellten, hat, wenn es auch hier und da übertrieben und verzerrt ist, einen festen Wahrheitskern, der für den einzelnen wie für die ganze Menschheit so anziehend und kostbar ist, daß kein anderes menschliches Unternehmen damit vergleichbar ist. Im Augenblick der Transzendenz erblüht der Schüler zu einem Genius höchsten Ranges. Gleichzeitig öffnen sich andere Fenster des Geistes, und er findet sich zu seiner grenzenlosen Verwunderung und Freude im Besitz von Kommunikationswegen, die unabhängig von den Sinnen arbeiten und ihm die Kenntnis von Ereignissen vermitteln können, die sich in weiter Entfernung abspielen, oder auch von Visionen der Vergangenheit und Zukunft. Seine Äußerungen können prophetisch (*vaksiddhi*) sein, und er kann durch seine Berührung heilen.

Die eine bedeutende Lektion, die Yoga erteilt und die vor allem für unsere Zeit aufschlußreich ist, enthüllt, daß dieses gewaltige Universum, in dem wir leben, nur eine Abteilung in einem riesigen Gebäude ist, dessen andere Abteilungen unseren Sinnen verschlossen sind. Diese anderen können so weiträumig oder noch weiter sein als die eine uns erkennbare, die sich bis zu den weitesten räumlichen Grenzen ausdehnt, und sie können sich gegenseitig durchdringen oder übereinander liegen, ohne daß die Bewohner der einen Abteilung die Nähe der anderen gewahr werden. Ebenso wie einige Bilder das Gesicht einer Person von der einen Seite und das einer zweiten von der anderen Seite und einer dritten von vorn zeigen, so kann in gleicher Weise das unseren Sinnen wahrnehmbare Universum vielgesichtig sein. Das heißt, es kann zahllose Facetten haben, die sozusagen jeder gesonderten Ebene des Bewußtseins eine verschiedene Form geben, die dem normalen Bewußtsein als objektive Wirklichkeit erscheint, im Zustand von *turiya* aber als ein schwindender Traum. Möglicherweise bestehen auch unzählige andere Lebensformen auf verschiedenen Bewußtseinsebenen, die mit verschieden gearteten Sinneswahrnehmungen arbeiten. Auf der höchsten Stufe des Yoga verlagern wir uns einfach von einer Bewußtseinsebene auf die andere.

Wenn dies eintritt, verliert die Welt, die uns normalerweise sichtbar ist, ihren Einfluß auf unseren Geist. In diesem Sinn vergleichen die Upanishaden die Welt mit einem Traum oder einem Seil, das man für eine Schlange hält, oder mit einer Luftspiegelung, die man irrtümlicherweise mit einer Oase verwechselt. Tatsache ist, daß die Welt nicht ein Mythus ist oder eine reine Illusion, aber sie wird trotz ihrer Wirklichkeit in einer Dimension des Bewußtseins zum Schatten oder schwindet vollkommen in der anderen Dimension. Die Einteilung des menschlichen Bewußtseins in drei Zustände – Wachen, Träumen und traumlosen Schlaf –, die von den alten indischen Sehern aufgestellt wurde, soll die vierte Stufe, *turiya,* ins Licht rücken, in der alle drei eingeschlossen sind, und die dennoch über und jenseits von diesen liegt oder, anders ausgedrückt, eine andere Dimension des Bewußtseins darstellt, in der die materielle Welt ihre Objektivität für den Yogi verliert, der nunmehr in unmittelbarem Kontakt mit anderen Seinsebenen sich befindet. Zu Beginn seines Kommentars über die Mandukya-Upanishad drückt Sankaracarya diese Verschiedenheiten im Bewußtsein mit folgenden Worten aus: »Ich beuge mich vor dem *brahman,* das nach dem Genuß (im Wachzustand) aller grobstofflichen Objekte im gesamten Universum, die es mit den allgegenwärtigen Strahlen seines unveränderlichen Bewußtseins durchdrungen hat und nach Umfassung aller Verschiedenheit der beweglichen und unbeweglichen Gegenstände, Seligkeit im tiefen Schlaf genießt und uns durch *maya* diese Seligkeit erfahren läßt. Dies geschieht nach der sogenannten Aufnahme – d. h. nach der inneren Erfahrung (im Traumzustand) – der gesamten Verschiedenheiten von Gegenständen, die durch Verlangen hervorgerufen und vom Geist ins Sein gebracht wurden. *Brahman* wird im weiteren im Sinne von *maya* als vierter Zustand (*turiya*) bezeichnet und ist das Höchste, Unsterbliche und Unwandelbare.

Eintritt in *turiya* ist Eintritt in eine Dimension des Bewußtseins, die über der normalen menschlichen Ebene liegt. Hierdurch wird die Welt, die auf der menschlichen Ebene wahrgenommen wird, nicht im geringsten unwirklich und trügerisch. Eine solche Behauptung würde auch die Wirklichkeit von *turiya* leugnen. Denn nur von dem menschlichen Aspekt aus gesehen kann die Bezeichnung *turiya* verstanden werden. Gäbe es keine menschliche Bewußtseinsebene, dann wäre auch *turiya* nicht vorhanden. Deshalb ist es falsch anzunehmen, daß die Welt für denjenigen, der die Wahrheit des *brahman* im *turiya* erlangt hat, an Wert oder Bedeutung verlieren sollte. Tatsächlich wäre eine entgegengesetzte Ansicht vernünftiger und zutreffender. Da unsere Körper und Gedanken in der Welt ihre Nahrung finden, und da wiederum um der Welt willen der in *samadhi* oder *turiya* erfahrene Bewußtseinszustand erlangt wird, fällt natürlich demjenigen, der die höchste Glückseligkeit dieses unbeschreiblichen Zustandes gekostet hat, die Pflicht zu, sich aufs äußerste zu bemühen, andere zur gleichen Höhe zu führen. Auf diese Weise zahlt er die Schuld an die Welt und die zahllosen Menschen in der Welt zurück, deren Arbeit unmittelbar oder mittelbar auf vielfache Weise beitrug zu seiner Existenz, Erhaltung und schließlich zu der Verwirklichung, die ihm solche Herrlichkeit und Freude brachte. Es ist einleuchtend, daß in einer an Gesetze gebundenen Schöpfung diese höchste Ebene des Bewußtseins nicht eine Belohnung ist, die wenigen vorbehalten bleibt. Aber bisher haben wir nicht erkannt, daß es die Bestimmung jedes Menschen ist, eines Tages einen solchen Gipfel zu erreichen. Pioniere, die ihn zuerst erklimmen, müssen andere den steilen Aufstieg führen, bis die ganze Gefolgschaft auf der Spitze angekommen ist.

Es gab eine Zeit, da wurde die Erde als Mittelpunkt des Universums betrachtet, um den sich Sonne, Mond und die Sterne gehorsam drehten. Die Forschung hat ein völlig anderes Bild des Kosmos entworfen, und die Erde, weit davon entfernt, Mittelpunkt der Schöpfung zu sein, nimmt, wie wir jetzt wissen, eine sehr unbedeutende Rolle in einer gigantischen Fülle von Planeten ein. Unvernünftig wäre die Annahme, daß auch für die innere Welt zutrifft, was für das äußere Weltall gilt, und daß die Vorstellung von *turiya* als höchstem Seinszustand und oberstem Gipfel des Bewußtseins ebenso Täuschung sei wie die Ansicht, daß die Erde das ursprüngliche Zentrum allen Seins sei. Diese falsche Vorstellung würde auf der ebenso irrtümlichen Idee gründen, daß der Mensch das Kostbarste aller Schöpfung sei, ein eindeutiges Symptom der Arroganz und Selbstgefälligkeit, die dem Hochmut der frühen Könige gleicht, die göttlichen Ursprung für sich beanspruchten. Die Annahme, daß der Mensch aufgrund des erlangten Überbewußtseins den Anspruch erheben könne, identisch mit dem Schöpfer oder *brahman* zu sein, ist gleichbedeutend mit der Erniedrigung der allmächtigen ersten Ursache auf die Ebene eines unbedeutenden Menschen oder mit der Erhebung dieses zerbrechlichen Geschöpfes zur Größe des allmächtigen Lenkers des Kosmos. Beides verrät Selbstherrlichkeit und Stolz. Wir waren bisher noch nicht fähig, alle Menschen von der Wirklichkeit transzendenter Bewußtseinszustände zu überzeugen, und die Berichte derer, die diese angeblich erreicht haben, sind so verschieden und widersprüchlich, daß es nicht überraschend ist, wenn sich Zweifel an der Gültigkeit des ganzen Phänomens erheben. Diese echten Zweifel als reine Verblendung abzutun, ist unvernünftig seitens derer, die an ihre Wirklichkeit glauben, und wenn einer, der die Ebene des Übersinnlichen erreicht hat, eine solche Haltung einnimmt, dann herrscht in seinem erleuchteten Geist noch immer der Stolz als eigensinnigste Verfehlung des Menschen.

In der Bhagavad-Gita (III. 25 f.) steht: »Die Toren hängen an der Tat, die sie vollführen. Der Weise tut sie ohne Hang, sich mühend um des Menschen Wohl. Nicht mache irr' die Toren er, die an den Tagen hängen fest. Gern tu' der Weise jede Tat, andächtig stets sie führend aus.«

Beim gegenwärtigen Stand unseres Wissens, in dem die Transzendenz noch immer ein unbewiesenes, umstrittenes Phänomen ist und dieser Bereich dem normalen Denken so fremd ist wie die Landschaft eines unentdeckten Planeten, wäre es wohl anmaßend, wenn ein Mensch, der eine höhere Bewußtseinsebene betreten hat, vorschnell über das Höchste urteilen würde, wobei er selbst noch nicht sicher ist, ob er den Gipfel menschlicher Entwicklung berührt hat und ob es nicht einen höheren gebe als den von ihm erreichten. Nichts ist geeigneter, einen intelligenten Menschen Demut zu lehren und ihm den Stolz auszutreiben, als die Betrachtung des Sternenhimmels bei Nacht und die Erkenntnis der eigenen unbedeutenden Stellung in der zahllosen Fülle der gewaltigen Sonnen, die er wahrnimmt. In ähnlicher Weise gibt es nichts, was den Stolz eines Erwachten mehr demütigen könnte, als die unendlich größeren Dimensionen des Universums des Bewußtseins, die er in seinem Inneren flüchtig erblickt. Für den Intellektuellen wie den Schauenden ist es beim gegenwärtigen Stand unseres Wissens das Vernünftigste, Gedanken auszutauschen, um die Grundbedingungen zu identifizieren, die an der Wurzel aller geistigen Erfahrung liegen, und dann Methoden zu entwickeln, um die Gültigkeit des Phänomens über jeden Zweifel zu erheben.

Die Untersuchung muß in aller Bescheidenheit ausgeführt werden. Denn bei der Annäherung an das Übersinnliche kommt der Mensch zum erstenmal in Kontakt mit Kräften der Intelligenz, die der menschlichen Kontrolle nicht unterworfen sind. Wer sich auf diese Forschung einläßt, muß sich beständig vor Augen halten, daß seine eigene Existenz, über die er fast nichts weiß, fast völlig abhängig ist von dem Wohlwollen dieser Kräfte. Günstig gesinnt, vermag Kundalini einen bescheidenen Durchschnittsmenschen in einen Seher, Propheten, einen gigantischen Intellekt oder in einen Weltlehrer mit ungewöhnlichen Talenten und übernatürlichen Begabungen umzuformen. Doch wenn man sich hochmütig und mit unreinen Motiven der gleichen Energie nähert, kann diese, bösartig gestimmt, den intelligentesten Menschen in einen faselnden Narren verwandeln, der in einem so schrecklichen Zustand der Selbstquälerei lebt, daß Sterben im Vergleich dazu eine Barmherzigkeit wäre. Während der letzten etwa hundert Jahre war trotz wiederholter Versuche durch fachkundige Forscher, einschließlich bedeutender Wissenschaftler, den übernatürlichen Erscheinungen eine wissenschaftliche Grundlage zu geben, der erzielte Erfolg unerheblich, und die Welt ist noch immer zerrissen von Zweifeln über dieses bedeutsame Phänomen, das jedem Menschen am Herzen liegt. Grund hierfür ist, daß der Zugang zur Göttlichkeit um der Erleuchtung willen in einer anderen geistigen Verfassung und auf andere Weise unternommen werden muß, als dies für physikalische Erscheinungen zutrifft. Der Bereich des Geistes wurde von der Natur sorgfältig vor den spionierenden Augen der Neugierigen geschützt, und nur die wenigen, die die Prüfung der kosmischen Kräfte bestehen, die den Zugang zu den höheren Bewußtseinsebenen bewachen, dürfen hindurchschreiten. Diese Schutzvorrichtungen liegen im menschlichen Gehirn und werden von dem kosmischen *prana* ebenso beeinflußt wie die Gene. Da der Zugang zum Reich des Geistigen so stark bewacht ist, vermochten die Untersuchungen der psychischen Phänomene in den vergangenen Jahrzehnten nicht, das Rätsel zu lösen oder auch nur diese oder jene Schlüsse zu ziehen. Die Gläubigen sind weiter gläubig, aber die Skeptiker sind noch nicht überzeugt von der unabhängigen und unsterblichen Natur des Geistes.

Mit ihrem Intellekt haben die führenden Denker der Menschheit die Schwelle des Göttlichen fast berührt. Für den Zugang aber ist ein hoher Grad an Vollendung auf allen drei Ebenen der Persönlichkeit – der mentalen, moralischen und physischen – notwendig, bevor sich die Tore öffnen. Zur Unterstützung unserer Behauptung genüge der Hinweis, daß in jedem Yoga-System die Entwicklung aller drei Aspekte der Persönlichkeit unveränderlich im Auge behalten wird. »Das Selbst wird nicht von einem Kraftlosen erlangt«, heißt es in der Mundaka-Upanishad (III. 2,4), »auch nicht durch Täuschung oder Kasteiung, die außerhalb der Lehre sind. Das Selbst des Wissenden, der sich durch diese Wege hindurchkämpft, tritt in die Behausung, das heißt in *brahman* ein.« Das gewaltige Problem von Leben und Tod ist der Köder, mit dem die Natur das Bewußtsein lockt, um den Menschen zu einem höheren Bewußtseinszustand emporzuführen. Diejenigen, die dieses Problem an erste Stelle setzen, haben Yoga oder andere Formen geistiger Disziplin oder die monastische Lebensweise gewählt. Daß der Intellekt sich immer wieder mit den Existenzproblemen beschäftigt, daß der Geist des Menschen unablässig am Geheimnis der Schöpfung und unseres Seins herumrätselt, geht auf ein und dieselbe Wurzel zurück: Kundalini. Wenn wir bedenken, daß sowohl geistiges Wissen wie hohe Intelligenz sich mit der Vollendung in Yoga und dem Aufstieg der Kundalini entwickeln, müssen offensichtlich alle Männer und Frauen, die von Geburt an geistig fortgeschritten oder hervorragend intelligent sind, eine verhältnismäßig aktive Kundalini besitzen, die einen kleinen Fluß ihres mächtigen *prana* schon von Anfang an dem Gehirn zuführt. Dieser bewirkt die Entwicklung eines höheren Denkorgans und einer Steigerung dieser oder jener Fähigkeit.

Stimmen wir darin überein, daß intellektuelle Überlegenheit die geistige Erleuchtung begleiten muß, da die Verbindung beider stets bei allen großen Sehern und Propheten anzutreffen ist, dann müssen wir, auch die Skeptiker, ebenso selbstverständlich annehmen, daß Menschen von überragender Intelligenz der geistigen Erleuchtung sehr nahe sind. Der Vorgang der Evolution, der die Menschheit zu einem höheren Bewußtseinszustand führt, kann verständlicherweise nicht zwischen diesem und jenem Menschen unterscheiden. Das Gesetz muß sich einheitlich auswirken. Bei Unstimmigkeit oder Mißverhältnis in der Entwicklung mag der Grund in der Erbmasse, der fehlerhaften Lebensweise, in einer übermäßigen Betonung von einem der beiden Aspekte oder in einigen Schäden des Organismus oder der Umwelt liegen.

Von diesem Gesichtspunkt aus kann mit Gewißheit angenommen werden, daß der eindeutige Fortschritt des Intellekts in diesem Zeitalter nicht isoliert auftreten konnte ohne eine entsprechende geistige Entwicklung. Daß dies aber bei den meisten Menschen nicht der Fall war, muß an einem oder mehreren Faktoren liegen, die für das Mißverhältnis im Wachstum beider verantwortlich sind. Mit Sicherheit ist auch anzunehmen, daß viele der Intelligentesten am Rande mystischer Erfahrung zurückschauern und diese aufgrund einer feindlichen Umwelt oder falschen Lebensweise sich niemals verwirklicht. Es muß auch Millionen über Millionen Männer und Frauen anderer Rangordnung geben, bei denen sich eine entwickelnde Geistigkeit im Hunger nach mystischer Erfahrung, in der Beschäftigung mit dem Übernatürlichen, der Suche nach Meistern auf dem Weg, in brennendem Interesse für Yoga, Spiritismus, Astrologie, psychische Erscheinungen, Handdeutung, Alchemie und ähnlichem ausdrückt. Es muß auch Millionen geben, deren spirituelle Neigungen durch disharmonische Umstände keinen gesunden Ausdruck finden und sich in Hysterie, Neurosen, sogar in Psychosen Ausweg schaffen.

Kundalini, weil sie den Evolutionsinstinkt und den Kräftemechanismus im Menschen darstellt, zu einem göttlichen Zweck, erstreckt sich auf die verschiedenen Bereiche des menschlichen Lebens. In der gegenwärtigen kritischen Situation der Welt ist kein anderer Wissenszweig so aufschlußreich wie dieser, um die Richtung der menschlichen Evolution und Sinn und Ziel des menschlichen Lebens zu bestimmen. Was zuerst psychische Forschung und jetzt die Parapsychologie nicht bestätigen konnten, kann mit Leichtigkeit und fehlerlos bis in die letzten Einzelheiten hinein durch die Erweckung der Kundalini bestimmt werden. Wir haben noch nicht die Zusicherungen und Möglichkeiten für den Aufbau und die Erhöhung des Menschen besprochen, die sich befruchtet. Transzendenz, Genius und psychische Begabungen sind nur ein Teil der unvergleichlichen Wohltaten, die mit ihrer Hilfe erfahren werden können. Verlängerung des Lebens, strahlende Gesundheit, Erhaltung jugendlicher Kraft von Körper und Geist bis zum Ende eines langen Lebens, erotische Ausstrahlung, persönlicher Magnetismus, Beherrschung des Eros und ähnliches, über die die alten Meister immer wieder geschrieben haben, sind die anderen begehrten Pfänder von Kundalini. Sie alle gehören zur evolutionären Vollendung, zu der der Mensch, wenn auch äußerst langsam, fortschreitet. Kundalini schenkt sowohl Yoga (Vereinigung mit dem Göttlichen) wie *bhoga* (Freude). Dies aber ist nicht das ungesunde Vergnügen eines Zügellosen noch der krankhafte sinnliche Genuß eines Hedonisten, auch nicht die unheilige Zufriedenheit eines Machthungrigen. Es ist vielmehr die unvergleichliche Glückseligkeit, die aus der Quelle des inneren ewigen Lebens hervorströmt, unverletzbar und immerwährend, und die Freude, die durch ein ehrenhaftes, gutes, hingabevolles Leben entsteht, das edlen Zielen gewidmet ist und mit großer Mäßigung und Einsicht teilhat an allen Ekstasen und Freuden des Lebens, die der Himmel den Menschen zur Ergötzung sendet.

Man sollte im Bewußtsein bewahren, daß der Impuls zur Evolution der Menschheit aufwärts führt zu einem Leben voll Herrlichkeit, Erhabenheit und Freude mit allen geistigen Fähigkeiten, allen gesunden Wünschen und Leidenschaften, die notwendig sind für das Überleben sowohl im gegenwärtigen Zustand wie in dem höheren, zu dem er bestimmt ist. Der Übermensch der Zukunft wird fast genauso leben, heranwachsen und zeugen wie wir. Der Unterschied wird nur darin bestehen, daß alle seine Handlungen und Wünsche, die einem unbezwingbaren Willen gehorchen, wohlüberlegt, ausgeglichen und gezügelt sind, und er wird äußerlich ein friedvolles Paradies erbaut haben, frei von jeder Spur der Gewaltsamkeit, des Krieges, der Not und der Krankheit. Es wird eine viel harmonischere und für alle Menschen gleiche soziale Ordnung geben, die jedem Einzelnen ermöglicht, ungestört im glückseligen Paradies seines eigenen Inneren zu leben. Kundalini ist die göttliche Kraft – individuell und kollektiv –, die als Lenkerin der Evolution den Menschen von einem Stückchen Protoplasma langsam umformt zu einem Gottmenschen inmitten aller Tumulte und Unruhen, die unsere Zeit charakterisieren, und ihn mit inneren Fähigkeiten begabt und mit ungeahnter Herrlichkeit in den kommenden Jahrtausenden krönt.

Anhang

Im Sat-Cakra-Nirupan, den Arthur Avalon in sein Buch »Die Schlangenkraft« (O. W. Barth Verlag) eingefügt hat, sind insgesamt 55 Verse enthalten, von denen nicht weniger als zehn sich klar und ausdrücklich mit der Entwicklung der ungewöhnlichen intellektuellen Kräfte und geistigen Talente eines Yogi beschäftigen, der erfolgreich Kundalini erweckt. Da dieses Thema von äußerster Bedeutung ist, werden neun dieser Verse hier wiedergegeben:

Vers 3: »Sie ist schön wie eine Kette von Blitzen, zart wie eine (Lotos) Faser und strahlt im Geist der Weisen. Sie ist äußerst subtil; ist die Erweckerin der reinen Erkenntnis; ist die Verkörperung aller Wonnen, deren wahre Naturbeschaffenheit reine Bewußtheit ist. *Brahma-dvara* leuchtet an ihrer Mündung. Diese Stelle ist der Zugang zu der mit Ambrosia übersprühten Sphäre, und man nennt sie den Knoten oder auch den Mund der *susumna*.«

Vers 7: »Hier weilt die mit dem Namen *dakini* bezeichnete *devi*; ihre vier Arme erstrahlen in Schönheit, und ihre Augen funkeln rot. Sie leuchtet wie die Pracht vieler gleichzeitig aufgehender Sonnen. *Sie gilt als die Überbringerin der Offenbarung von der ewig reinen Einsicht.*«

Vers 10 u. 11: »Über ihm leuchtet die schlafende Kundalini. Sie ist fein wie ein Lotosstiel. Sie gilt als die Weltverwirrerin; friedlich-zahm bedeckt sie mit ihrem Mund die *brahman-dvara* Mündung. Wie die Spirale einer Muschelschale windet sich ihr leuchtender schlangenförmiger Leib dreieinhalbmal um Shiva, und ihr Glanz ist so heftig wie das große Aufzucken eines frischen gewaltigen Blitzes. Ihr lieblich raunendes Geflüster klingt wie das unbestimmbare Summen eines liebestrunkenen Bienenschwarms. *In samskrta, prakrta und anderen Sprachen erzeugt sie wohlklingende Poesie, bandha und alle anderen Werke in Prosa oder Versform, in Stufenfolge oder sonstwie.* Sie erhält am Leben alle Wesen der Welt vermittels des Ein- und Aushauchs und leuchtet in der Höhle des Wurzel-(*mula-*)Lotos wie eine Kette funkelnder Lichter.«

Vers 13: »Wenn ein Mensch über die im Inneren des *mula*-Chakras mit zehnmillionenfachem Sonnenglanz Leuchtende in dieser Weise meditiert, wird er zum Sprachbeherrscher, zum königlichen Menschen und Meister in allen Wissenschaften. Er befreit sich für immer von allem krankhaften Übel, und seine innerste Geistseele frohlockt in übergroßer Freude. Fleckenlos im Gemüt steht er *den höchsten devas mit seinen tiefsinnigen und wohlklingenden Worten zu Diensten.*«

Vers 18: »Wer über diesen fleckenlosen Lotos mit Namen *svadhisthana* meditiert, wird von allen seinen Feinden, beispielsweise vom Charakterfehler *ahamkara* usw. augenblicklich befreit. Er wird zum Herrn unter den Yogis, *und wie die erleuchtende Sonne vertreibt er die undurchdringliche Finsternis der Unwissenheit. In wohldurchdachtem Redestrom fließen seine nektargleichen Worte in Prosa und Vers.*«

Vers 21: »Hier wohnt *lakini*, die Wohltäterin für alles. Vierarmig ist sie, hat einen strahlenden Körper, ist tiefdunkel (an Körperfarbe), gelbgewandet, mit verschiedenen Ornamenten verziert und vom Trinken des Ambrosia in gehobener Stimmung. Wenn man über diesen Nabel-Lotos meditiert, erwirbt man die Fähigkeit, (die Welt) zu zerstören und zu erschaffen. *Vani (die Göttin der Rede), weilt stets mit allem Erkenntnis-Reichtum in seinem Antlitz-Lotos.*«

Vers 27: »Als Rangerster unter den Yogis ist er immer wieder zärtlicher als der Liebste den Frauen gegenüber; er ist *im höchsten Maße weise* und von edlem Tatendrang erfüllt. Die Sinne hat er vollständig in seiner Gewalt. In äußerster Konzentration ist seine Geistseele mit Betrachtungen über *brahman* ganz in Anspruch genommen. *Seine inspirierte Sprache fließt wie ein Strom (klaren) Wassers.* Er gleicht dem *de-*

vata, dem Geliebten der *Lakshmi*, und durch einen Willensakt kann er in den Körper eines anderen übertreten.«

Vers 31: »Wer das vollständige Wissen um den *atma* (*brahman*) erlangt hat, wird kraft seiner ständigen geistigen Konzentration (*citta*) auf diesen Lotos ein berühmter Weiser, wird beredsam und klug und erfreut sich eines ununterbrochenen Geistesfriedens. Er sieht die drei Zeitperioden, wird zum Wohltäter aller, wird von Krankheit und Sorge frei, wird langlebig und wie *hamsa* zum Zerstörer endloser Gefahren.«

Seit undenklichen Zeiten sind Offenbarung und Inspiration stets mit geistiger Vollendung verbunden worden. Die frühen Schriftsteller, die über Kundalini schrieben, geben uns einen wertvollen Anhaltspunkt, wenn sie Inspiration, erhöhten Scharfsinn des Intellekts und literarische Talente mit einem erfolgreichen Erwachen der Schlangenkraft verbünden. In Anbetracht der Tatsache, daß Offenbarung von alters her ein Vorrecht der Erleuchteten war, muß man unbedingt darauf schließen, daß in allen solchen Fällen die Ursache dieser außergewöhnlichen Ergebnisse Kundalini war. Wird diese Möglichkeit eingeräumt, und es gibt keine andere vernünftige Erklärung für dieses Phänomen als die besondere Gnade Gottes, was nicht zulässig ist, dann liegt darin ein wichtiger Grund für die Annahme der anderen Möglichkeiten, die, wenn auch nicht in vollem Ausmaß, so doch zumindest in einem vernünftigen Umfang dieser göttlichen Kraft zugeschrieben werden.

Gayatri, der Wesenskern der Veden, ist Kundalini. Die drei Stränge des heiligen Fadens (*gayatri*), die die Hindus tragen, repräsentieren die drei Kanäle der Nervenenergie, *ida*, *pingala* und *susumna*. Der als *brahma-granthi* bekannte Knoten ist der schwer zu durchbohrende, der den Durchgang der Kundalini am Eingang des *ajna*-Chakra blockiert. Nachdem dieser Knoten durchbohrt ist, entstehen erstaunliche Veränderungen im Bewußtsein des *sadhaka*. *Gayatri* (Kundalini) ist *Saraswati*, die Göttin der Gelehrsamkeit und *Vagesvari*, *Isvara* der Rede. Im Atharva-Veda (19.71.1) heißt es, daß *Gayatri* Langlebigkeit verleiht; *prana* Kraft, Ruhm, Reichtum und Brahma

Weisheit. »Wer *Gayatri* kennt, wird in allem Wissen erfahren sein«, sagt Yogi Yajnavalkya. »Ebenso wie Honig der Extrakt der Blüten und Butter der Extrakt der Milch ist, ist *Gayatri* der Wesenskern aller Veden«, heißt es bei Vyasa. Vollendung in *Gayatri* ist *kamadhenu* gleich (der Kuh Indras, die jeden Wunsch erfüllt). Die Tugenden, die ihr in den Veden, Upanishaden, Puranas und Epen zugeschrieben werden, sind offensichtlich die gleichen wie die in den Tantras und in anderen Büchern der Kundalini beigemessenen.

Das frühe Werk Pancastavi bezieht sich an mehreren bemerkenswerten Stellen auf dieses Aufblühen der geistigen Fähigkeiten eines *sadhaka.* Wir wollen nur eine zitieren (1.8): »O Saraswati (Kundalini als Göttin der Gelehrsamkeit), aus den Lotosmunden der Frommen, die deinen einströmenden Glanz betrachten, der fleckenlos wie weiße Lotosblumen das Gehirn erleuchtet und in der Stirn verweilt, einem Strom von Ambrosia gleich, geht ein ununterbrochener Fluß von klaren, tiefgründigen Worten hervor, ähnlich dem schimmernden und wogenden Glanz der Milchstraße.«

Ananda-Lahari (Woge der Glückseligkeit), das dem berühmten Philosophen Sankaracarya zugeschrieben wird und eine der herrlichsten Hymnen an die göttliche Shakti ist, besteht aus 41 Versen. Davon beziehen sich nicht weniger als sechs in klaren Worten auf Kundalini, die Wissen, überlegene Intelligenz und dichterisches Talent vermittelt. Besonders wichtig ist die Tatsache, daß Ananda-Lahari oder das gesamte Werk Saundarya-Lahari, zu dem dieser Teil gehört, auf der persönlichen Erfahrung seines großen Autors und Gurus Gaudpadacarya gründet. Sankara soll selbst Kundalini zu *sahasrara* geführt haben. Er war ein Wunder an Intellekt, ein Genius der Dichtkunst und einer der größten geistig Erleuchteten, die Indien jemals hervorgebracht hat. »Du bist die Sonne, die die innere Dunkelheit des Unwissenden erhellt. Du bist der Kanal, der den Honig des Bewußtseins dem Unwissenden zuführt ...«, heißt es im dritten Vers von Ananda-Lahari.

Karpuradi-Stotra (Hymne an Kali) enthält nur 22 Verse, unter denen sich acht mit diesem Aspekt der Kundalini beschäftigen.

Yoga soll nicht nur Frieden des Geistes dem Schüler bringen oder Gottesschau und psychische Begabungen, sondern sein Ziel ist, den Menschen zu einem Wunder an Intelligenz zu erheben, der mit *vaikhari* gesegnet ist, d. h. mit einem spontanen Strom von Worten in Poesie oder Prosa, voller Weisheit und Wert. Können, unparteiisch betrachtet, psychische Gaben und wunderbare Kräfte mit Genialität verglichen werden? Brauchen wir ein stärkeres Zeugnis, um den unbezahlbaren Wert des richtig gelenkten Intellekts zu beweisen, als die gewaltige Umwandlung, die sich in der Welt ereignet hat? Kann es in unserer Zeit irgendeinen anderen Wissenszweig geben, der ernsthaftere Aufmerksamkeit verdiente als jenen, der den Weg zur Pflege der einen höchst kostbaren Zierde des menschlichen Geistes weist? Dennoch ist die Macht der Gewohnheit so stark, daß selbst der Gelehrte und Intelligente trotz seines Wissens um diese Möglichkeit und alles authentische Material, das zu ihrer Bestätigung angeführt wurde, von Zweifeln geplagt wird und sich weigert, daran zu glauben, bevor nicht die Wahrheit dieser großen Entdeckung der Weisen aus der indischen Vergangenheit empirisch nachgewiesen wurde.